谨以此书献给

复旦大学上海医学院创建95周年

复旦大学附属眼耳鼻喉科医院建院70周年

主　编　钱　飚　周行涛
副主编　吴岳军　周丽静
　　　　徐格致　莫晓芬

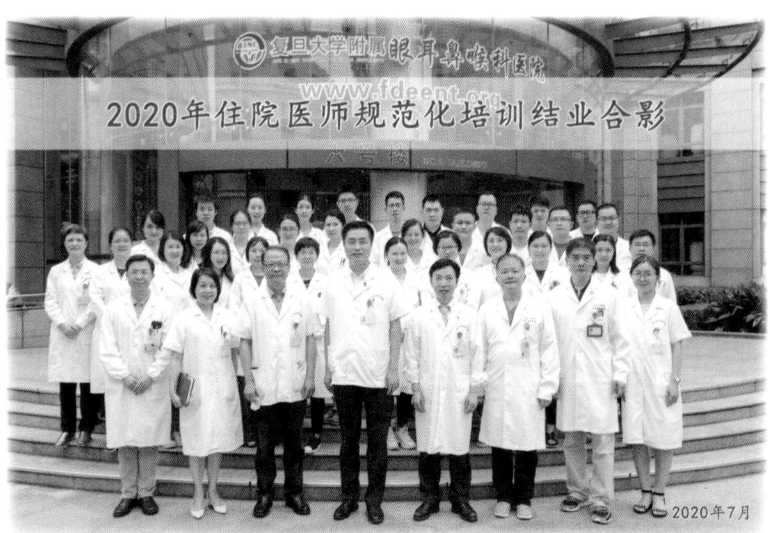

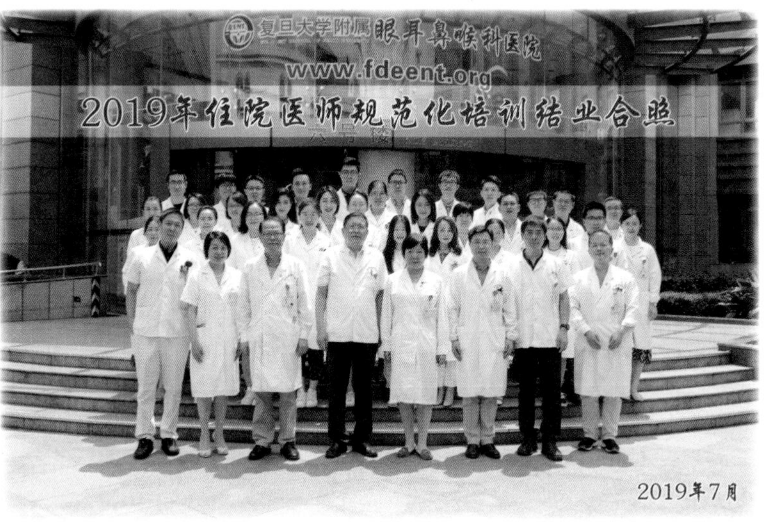

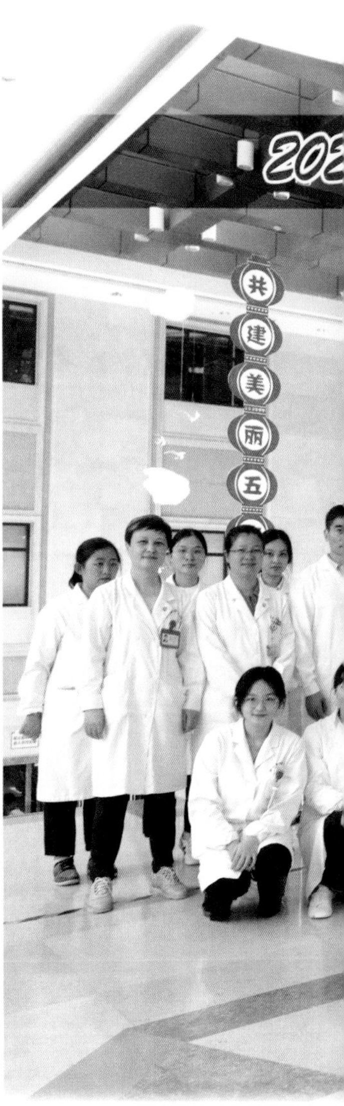

大器始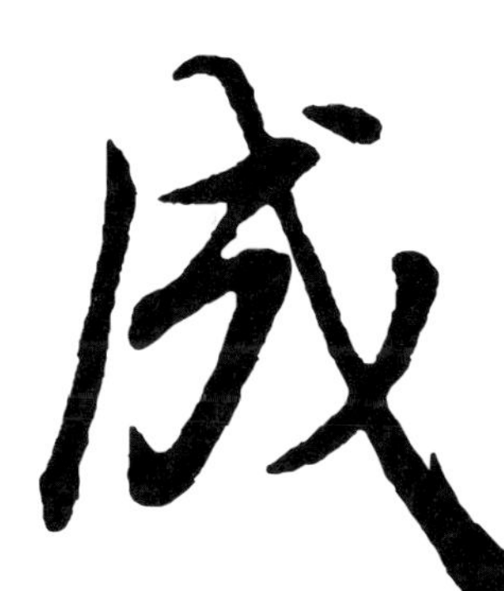

有一段人生叫住院医

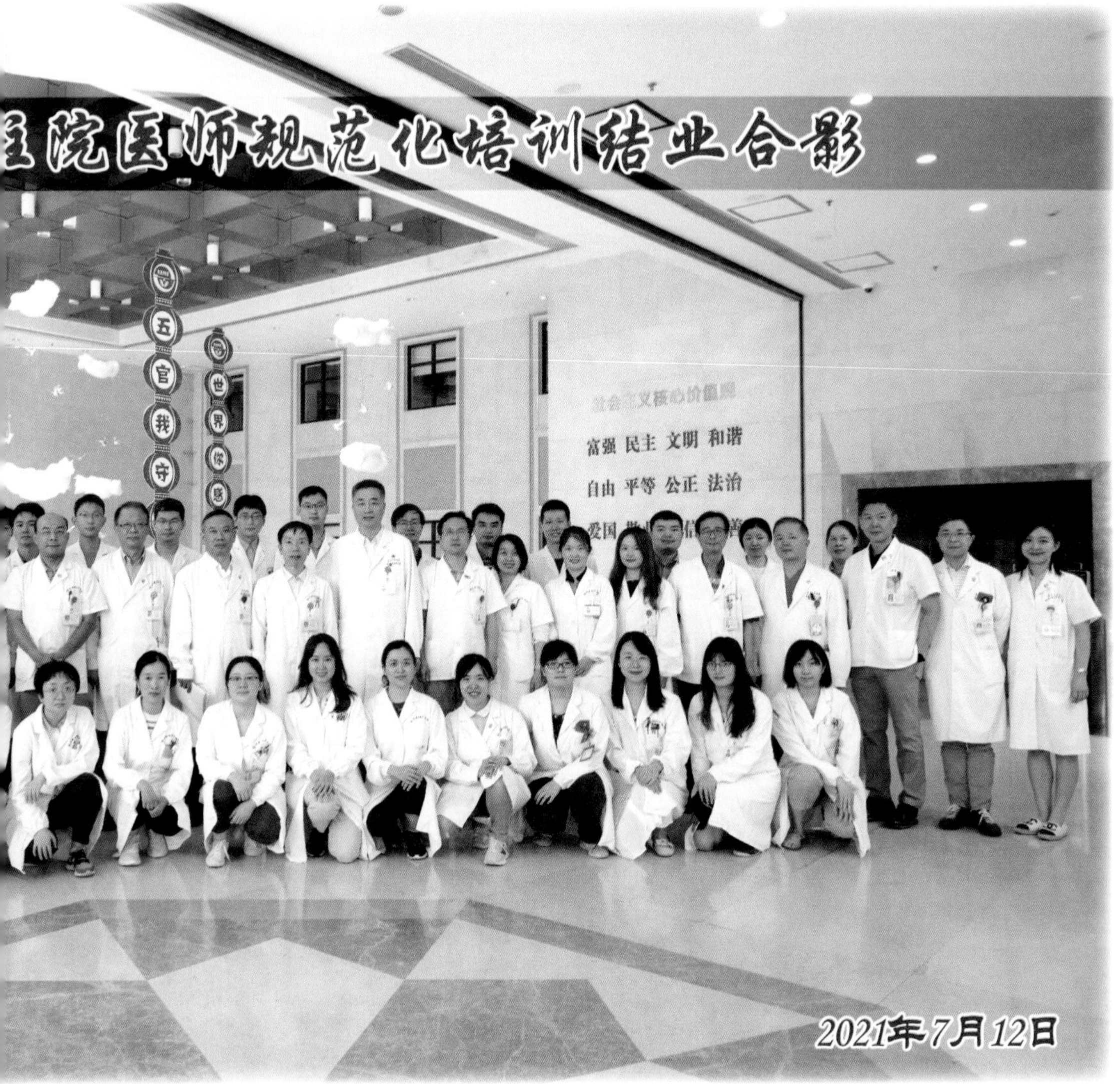

《大器始成——有一段人生叫住院医》编委会

顾　问　王正敏　朱铭玮　张重华　关　湧
高解春　孙兴怀　李　华　汪志明

主　编　钱　飚　周行涛

副主编　吴岳军　周丽静
徐格致　莫晓芬

编　委（以姓氏笔画为序）

王胜资　王德辉　王　澜　韦雯漪
卢　奕　李华伟　李维益　李琪婷
何培杰　余洪猛　余晓波　张圣海
张朝然　张　强　迟放鲁　邵　骏
罗　怡　周　梁　郑　克　胡　静
赵　晨　袁清滢　陶　磊　舒易来

序 一

1952 年，在汾阳路 83 号犹太医院的旧址上，诞生了新中国第一家眼耳鼻喉科专科医院。医院是由我国医学大家、国家一级教授、耳鼻喉科学奠基人胡懋廉和眼科学奠基人郭秉宽两位先生一起创办的，创办时名为上海医学院眼耳鼻喉科学院。2000 年，复旦大学与上海医科大学两校合并后，更为现名复旦大学附属眼耳鼻喉科医院。目前医院是国家卫生健康委员会所属、复旦大学直属的唯一一所集医疗、教学、科研为一体的三级甲等眼耳鼻喉专科医院。建院初期，医院仅有床位 40 张，年门诊量 8.28 万人次，工作人员 149 人。今天已经发展成为拥有 894 张床位，年门急诊量 254 万人次，工作人员 1 500 余人的国内外知名的三甲专科医院。时光荏苒，岁月沧桑，许多老百姓还是习惯地称医院为五官科医院。时不时再加个路名：汾阳路五官科医院。

回望建院近 70 年的历史，我院每一步的发展，都离不开医生们的精湛医术和全心投入。每一位名医的诞生，都离不开住院医师阶段的悉心培养和艰苦训练。住院医师规范化培训制度作为当代毕业后医学教育的核心组成部分，最早可以追溯至 19 世纪末的德国医学生培养制度，随后该制度由约翰·霍普金斯医院引入美国，并在全美医学院中得到广泛效仿。受美国传播和推行的影响，住院医师培训制度获得全球医学界的普遍认可，各国制度筹建工作纷纷开展，英国、法国、日本均于 20 世纪建立了具有本国特色的住院医师规范化培训制度。

相比之下，我国住院医师规范化培训制度的起步和建立时间较晚。2013 年国家七部委颁发《关于建立住院医师规范化培训制度的指导意见》，标志着我国从此有了相对成熟且统一的制度体系。

住院医师规范化培训制度作为现代医学教育体系中承上启下的中间环节，能够从根本上提高医疗卫生服务质量和医学人才职业水平。虽然国家层面上的住院医师规范化培训制度正式建立较晚，但是医院对于住院医师实质上的培训，

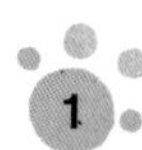

建院至今从未间断。本书收入了复旦大学附属眼耳鼻喉科医院历届住院医师在培养期间的人生经历、成长轨迹、职业感想、学习心得、人生感悟，并结合新冠肺炎疫情期间年轻住院医师坚守岗位的亲身体验，国内外住院医师生涯的异同体验，以及院庆 70 周年特别系列活动“青年之光”学术论坛精华等文章。

俗话说，成大器者，慎终如始，则无败事。《大器始成——有一段人生叫住院医》一书的书名即源于此，但又不止于此。此书同时也是建院 60 周年出版的《大医风采——汾阳苑里的故事》和建院 65 周年出版的《大爱无疆——复旦大学附属眼耳鼻喉科医院医疗援助纪实》两本书的一脉延续。医院有“大医”和“大爱”，必成“大器”，这就是医学的温度。

谨以此书献给复旦大学附属眼耳鼻喉科医院 70 华诞。

是为序。

复旦大学附属眼耳鼻喉科医院党委书记 钱飚

2022 年 6 月

序 二

我接到为《大器始成——有一段人生叫住院医》写序的任务，既振奋又惶惶然。仰望70年来"五官"上空璀璨群星，莫不经历住院医师阶段磨砺，锲而不舍，持之以恒，终成一代一代眼、耳、鼻、喉等专业领域的学术大家，成为老百姓口口相传的诊疗圣手名家。

我深深感受到"五官"守护的真谛，就是正其谊不谋其利，明其道不计其功。自郭秉宽教授、胡懋廉教授等老一辈艰苦创业之始，医院发展就走上矢志拼搏、服务奉献、追求卓越的道路。

我院风雨兼程70年，始终牢记"为人群服务、为强国奋斗"使命。踏上新征程的新一代，必将继续奋发图强，做好文化传承，强化学术引领，进一步凝心聚力，展开新的华章。

我学习《大医风采》《大爱无疆》以及组稿中的《大器始成》中的篇篇文稿，心中涌起无限感动，千言万语无法凝练落笔。在此，以之前所写的"星辰记"和"银杏树语"代为序。

一、星辰记

我很幸运跟过嵇训传教授三天，或许，我是非青光眼专业的学生中，跟他上手术台的最后一位年轻医生。我本不认识嵇老师，我来五官科医院读博士时，他已退休并移居澳大利亚。那年他回国度假，每周抽出一点时间看特需门诊。有一位25岁的青年患者，确诊青光眼时已属晚期，患者请嵇老师做手术，我正好是床位医生，写病史、上手术台、复查病情……嵇老师既严肃又和蔼可亲，让我记忆犹新。

患者一周前因双眼"眼胀不适"在当地医院诊治，发现眼压高达50mmHg，更要命的是，被发现"视神经苍白"，已属晚期青光眼。患者的父亲早逝，其母亲很有个性，决断力强，知道儿子病情痛哭一场后，下决心找最好的医院治疗，当天就叫车至我院会诊。她说，这近二百公里路，花了她800元，但她不在乎钱，一定要把儿子眼睛看好。

那时的800元不是一个小数目，患者本人也觉得花钱多了一些，他说，她一定要包车来，有点浪费，其实眼睛还可以的，根本就不会瞎，这么折腾，没必要。我看出这对母子关系并不融洽，母亲爱孩子爱得强势，叛逆的儿子却非常反感。

快下班时嵇老师来查房，我把写好的病史呈上，他边翻看边说，你认为最合适的诊断是什么，请分析一下病情。我回答，诊断为青少年型青光眼，他的发病在30岁以前，他几乎没有症状，那么隐匿，如果不是查眼底看到视神经萎缩就可能漏诊，错过最佳治疗时机，连做手术也来不及了。

嵇老师继续问我，青少年型青光眼是发育性青光眼的一种类型，这个患者的诊断依据是什么。我一下子答不上来。嵇老师说，不是看过房角镜了吗？有看到什么吗？我回答，我跟了一天的手术，刚刚下来看患者，匆匆忙忙写的病史。“不要紧，走，一起去看房角镜。”嵇老师挥挥手。

嵇老师说：“看，这是梳状韧带，发育性青光眼常见解剖异常有前房角异常、小梁网发育异常等，看到这个梳状韧带了吗？可以诊断为发育性青光眼……”嵇老师边转房角镜边指导我。他接着告知患者，一只眼睛接近失明边缘，已呈管状视野，要做小梁网切除术，还要使用降眼压眼药水，手术后要好好休息，定期随访。

过一会儿患者母亲进来，呵斥患者不懂事，一点也不保护视力，整天整夜出门去玩，打游戏，打牌，说着说着，她流泪了，“医生，我的眼睛都愿意给他，只要他学好。”我看到患者睁着大大的眼睛，好像翻了一下白眼。嵇老师安慰患者的母亲，说青光眼最重要的是开心和放松，调理好了，视力是有望保住的，明天手术有风险，但也要有信心。嵇老师又对患者说，术后保养是较长的过程，记得遵从医嘱，眼睛是自己的，不是医生的，三分治疗七分养，青光眼更是如此。最后，嵇老师说，每个人都会生病，是避免不了的，全家人同心支持、互相谅解也是最好的药物。嵇老师强调，不要赌气，不要争吵，否则眼压也会升高。

嵇老师的手术行云流水，术后患者就说感觉很轻松，下午连纱布也不想盖了。嵇老师听了我的汇报后说，这个患者要看着一点，不要有什么闪失。次日早上复查，结膜充血也不明显，前房反应特别轻，眼压正常。患者轻快地说：“可以活动吗？可以在医院里走走吗？昨晚去花园里走过了，你们医院的花园很适合散步啊。"

嵇老师一早来查房，很好。下班前晚查房，也很好。嵇老师说，明天出院吧。我赶紧说，上午已开出明天的出院医嘱，眼药水也已配好。出乎意料的是，第二天早上患者双眼通红，滤过泡很高，但眼压也高，且有前房反应，看来当日是不能出院了。我问遍可能的诱因，都不存在。嵇老师对我说，太奇怪了，一定有什么原因的，再找找看。好在调整用药之后，患者症状改善，眼压控制住了。患者出院之后，每过一段时间来复测眼压，有时在宾馆先住一宿，第二天一早来复诊。患者没有再找嵇老师，嵇老师假期结束，已回澳洲。

大约一年半之后，患者又来了，术后各项指标很稳定。他说眼压控制得那么好，以后是否可在当地复查。他告诉我，那次出院，他还是包车回家的，不料车子经过半途，出了车祸，他万幸没有大碍。他又说，手术第二天情况是很好，但下午与家人闹得不开心，晚上他的女友来，他跑到医院旁边的宾馆去看她，她卡勒过他的脖子，当时就觉得眼睛不适。他说他当时没告诉我，是觉得自己的眼睛病痛，或是命运安排，也不再抱怨他人。他说，他连谢还没谢过，嵇教授绝对是大专家中的大专家，非常感激他手到病除，感激住院期间的心理疏导。

嵇训传老教授昨日在澳洲乘鹤而去，从此，再也看不到他的身影！我想起上述这个病例，以及这个手术，嵇老师给我的生动一课历历在目。全球疫情肆虐的当下，不能飞越万里去送行，只能在云上愿前辈一路走好！

我院痛失的老前辈还有黄鹤年教授，他曾主编《现代耳鼻咽喉头颈外科学》，他的"针刺麻醉下全喉切除术和气管代喉术"在 1980 年获得过卫生部甲级科学技术成果奖，他首创的"新喉再造术"为喉癌患者带去福音，获得过国家奖。黄鹤年教授妙手仁心，数十年如一日辛勤洒汗水，坚持把"一切为了患者"作为最高准则。他 90 多岁还在医院转，有一次他看到我，握住我的手，连说辛苦和谢谢，我一时不知怎么说才好！老前辈们是榜样，最值得我院全体员工致敬和致谢。

今年 3 月，梁教授捎给我一本书，是丘明生教授送的《无花果》，我才惊觉二三十年快得像二三天，前辈们正在老去。一些老教授们已经多年没有出现在医院，有的在国外，比如嵇老师在澳洲，有的去美国，有的去英国又回国，有的移居到国内其他城市。丘明生教授当年援藏，在医疗上也取得非常大的成绩。他退休后去深圳，继续发挥光与热，在深圳多次被评为"优秀党员""最美志愿者"等。他对耳鼻喉科的拳拳之心，那份深沉的爱，凝集在他的散文集子里，令我敬佩不已。没过 2 个月，丘老仙逝，《无花果》还在我书桌上。

还有一位传奇的袁守隅教授，也是开创青光眼科的元老之一，在眼科领域很有造诣，原本可望取得更大学术成就，但国家利益至上，他肩负特殊使命离开上海。袁老在澳门行医很多年，再回沪时已是七八十岁。有一年春节团拜，90 多岁的袁老谈吐慷慨，精神矍铄，对医院的殷殷期望让后辈感动。去年袁老离世，我都没赶上他的追悼会，但他的奉献精神，一直激励着我们。

前辈君子乘云去，留下正谊明道、为人群服务、为强国奋斗的传统，有的以奉献为己任，有的以创新为使命，有的以关爱患者为至高无上的追求。人类最珍贵的是生命，除了生命，最珍贵的是心灵之窗，最渴望的是耳聪目明一直到老。小眼睛，大视野，小五官，大世界，五官科医院的初心就是守护感官健康，竭尽全力守望好罹患五官疾苦的人，老人，孩子，男人，女人，任何人，任何患者。

偶尔也到院中花园，在这弹丸之地，风雨兼程 70 年，居然顽强地保留住一个百年花园，一百五十年的银杏树，一百二十年的广玉兰树……在茂盛的树枝间竟然还有跳跃隐现的松鼠，在芜杂的城市森林中，看到的若不是精灵，又是什么呢？

夜空升起了熠熠繁星，花园里清辉四溢。夏夜有炽烈的沉思，看见那些闪烁的星星了吗？五官科医院鞠躬尽瘁的良医名家，中西医结合大家蔡松年教授，袁守隅教授，黄鹤年教授，丘明生教授，嵇训传教授……他们是传承者心中之星。人世间的身影消逝了，未曾消失的，是前辈们闪耀于“五官”之巅的恒久光芒。

二、银杏树语

我 20 年前才来到我院，偶然到 10 号楼的顶楼眺望，看到庭院里两株高大挺拔的银杏，在芜杂的草木中遗世独立，澹然超逸。那时银杏树已一百一十多岁，婆娑的树冠轻轻散开，有淡淡的金色叶子，在细雨中悠悠飘落。满地叶片已被雨水浸染，明润繁叠，只待冬雪早来掩埋，来年化作春泥。

天地有义，草木有情，树也有树语。我敬佩古老银杏顽强的生命力，震撼于银杏的极致大美，出神之际，似乎听得见院子里满树清音在细密地诉说。刚毅沉默的银杏，承载风霜雨雪，见证医院坎坷长路，从无到有，从小到大。是谁轻轻栽下？是谁默默传承？

百多年前汾阳路这一片定然是茂密的树林，有莺歌燕舞的大家庭，妻贤子孝，其乐融融。江南宅主大多有着公孙树的执念，秋天白果满园。半个世纪恍如一瞬，银杏树长高长大，金黄的叶子一年又一年飘落，大家族慢慢被湮没。

新迁的犹太商人建造崭新的砖石房子，改造欧式庭院，修葺繁茂的园林，保留下几株银杏树。树更高了，树冠在风中如华盖一样，庇荫烈日下劳作的园丁。那也是风雨如晦的年代，教会就在近旁，救济所紧挨着，贫病和蒙难的人络绎不绝，夹杂着不同的方言，甚至不同母国的口音。

冬天到了，银杏迎接重重的雪，昂扬的树枝，巍然无瑕。春来了，改天换地，就在这里，得益于教会物业捐助，加上犹太商宅，这所眼耳鼻喉专科医院蹒跚而立。来自中山和华山医院的医生，包括创始人郭秉宽教授和胡懋廉教授，从此在这里与银杏树相望，教书育人，救死扶伤，洒下一生的心血和汗水。

银杏树旁的楼里，有郭秉宽教授与胡懋廉教授们传道解惑的身影，有更年轻的前辈们虚心求教的专注眼神，有他或她背过的教科书，他或她画过的手术演绎图，每一页，每一步，每一针，让患者看见光，让患者听见音。

深深庭院缤纷落叶，每一片都在风中穿行。在风急雨骤的年代，迷茫异化的年代，抑或磨砺前行的年代，银杏树旁的楼里，不仅有郭秉宽教授他们，还有医学生和进修医生的辛勤身影，不计其数的匆匆身影，不论来自哪里，不论时间长短，将精湛医术，更将奉献精神和淳厚的学风，传播到更远。

我并没有见过郭老本尊，但知道郭老曾在维也纳大学医学院获得博士学位，1948 年就在《美国眼科杂志》(*American Journal of Ophthalmology*)上发表有关角膜移植实验的文章，他还主编了中国第一本中文眼科学教材。2011 年维也纳欧洲白内障屈光手术年会，我随身带的书本中夹了三片银杏叶，我很想去维也纳大学看看，很可惜时间不够。晚上我在维也纳城郊吃饭，那是一个小餐馆，但院子里有棵高大的树。我当时试写下一首小诗，摘录其中两段：

看到维也纳的月光
我推开窗/皎洁的月光/在/云辇
我迎着月/凝望深邃夜空/那/是你的视线
我远望你/1934 年/皎洁月光/照亮维也纳的夜晚
……
月光
凝在
你的视线上
你的光
比皎洁的月光
更亮

我夹着银杏叶的书是我们自己写的《飞秒激光、LASEK/Epi-LASIK 及 ICL 手术》，想送给美国的 Jack Holladay 医生（我曾在 2007 年感恩节后去休斯顿的 Jack Holladay LASIK Institute 学习），他是欧洲白内障与屈光外科医师学会（ESCRS）每年必到的讲课专家。我选了我院的银杏叶，有些朴素的想法在里边，银杏唯中国才有，也是古树。抱憾的是，他由于抱恙在身，没有见到，而且这些年一直未再见到。

复旦大学附属眼耳鼻喉科医院院长 周行涛

2022 年 6 月

前 言

复旦大学附属眼耳鼻喉科医院坐落在静谧的汾阳路上，错落有致的欧式庭院在梧桐与银杏的交相辉映中历经七十载斗转星移，见证了一代又一代的青年才俊踔厉奋发，笃行不怠，终成栋梁，在我国眼耳鼻喉学科的发展史上写下浓墨重彩的一页。

自 1952 年耳鼻喉科学奠基人一级教授胡懋廉和眼科学奠基人一级教授郭秉宽创院以来，医院一直强调住院医师培训的重要性，后经一批批医学大家进一步的推动并吸取国内外先进经验，逐渐在我院形成了强基础、重实践的住院医师培训体系，形成了浓厚的临床学术氛围，并与教研相长。如今，医院已成为培养眼耳鼻喉科精英人才的摇篮，为祖国各地乃至海外输送了大批中坚专科力量。

2010 年，上海市作为全国首个住院医师规范化培训试点，全市开展住院医师规范化培训模式，并在我院建立了上海市规模最大、培训专业最全的眼科与耳鼻喉科规培与专培基地。大批高质量高学位学生进入基地接受三年系统的临床训练。为接轨国际先进水平，我院派出教师团队赴美国深研哈佛典范，结合国情，制定了规范化系统化的培养模式，旨在解决我国住院医师缺乏系统培养模式和水平参差不齐的难题。此举得到了中国医师协会、国家与上海市卫健委、复旦大学上海医学院等部门的高度肯定，广受培训生和用人单位欢迎，为推进上海乃至全国卫生健康事业发展作出了积极贡献。

2015 年 2 月至 11 月，我院宣传文明办主办的院刊《汾阳苑》推出《有一段人生叫住院医师》征文活动，得到了住院医师们的积极响应，纷纷撰文分享了自己初为医师时的好奇与紧张，学以致用后的自豪与满足，以及探索突破后的兴奋与成就。征文见刊后，更是引起了院内老中青三代医师的强烈共鸣，回眸青葱岁月不禁感慨万千。越来越多的医师主动投稿，讲述与患者与师生同事之间充满温情、相互信任、携手前行的点滴经历，演绎“仁心仁术”的动人篇章。各位前辈通

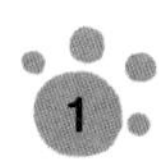

过访谈和回忆录的形式，回眸住院医师生涯，他们追求事业的脚步，为后人们指明了前行的方向。有的医师也分享了在异国他乡进行住院医师培训的特殊经历。在建院70周年之际，医院启动“青年之光”学术论坛，活动反响热烈，成为青年学术交流的新高地，本书也特别收录了论坛的精彩瞬间。

在此背景下，《大器始成——有一段人生叫住院医》收编上述精华作品，应运而生，而又遥相呼应，成为建院60周年出版的《大医风采》和建院65周年出版的《大爱无疆》两本书的延续。

2022年，恰逢复旦大学附属眼耳鼻喉科医院建院70周年，谨以此书，献礼复旦大学附属眼耳鼻喉科医院建院70周年华诞。

复旦大学附属眼耳鼻喉科医院副院长

2022年6月

目录

Contents

第一章　仁心仁术　医路相伴

第二章　上下求索　医路前行

第三章 杏林誉满 医路光大

第四章　青年之光　医路传承

第一章

仁心仁术 医路相伴

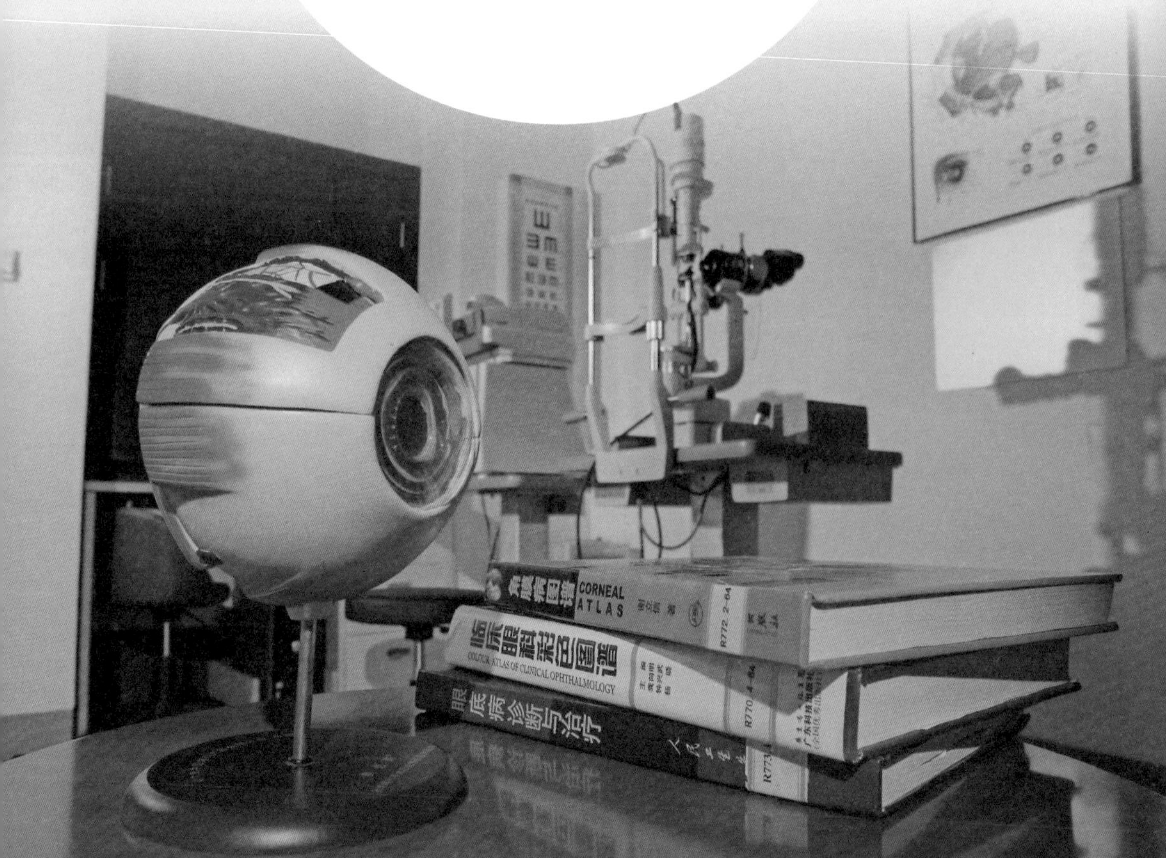

1. 相伴相生

程静怡　2013 级眼科基地住院医师

进入住院医师规范化培训第二年，在门诊，面对着数量庞大如春运般的患者，在病房，处理着形形色色的疑难杂症。在此过程中，有治病救人成功的喜悦，有连夜奋战付出的辛苦，有难以言喻受到的委屈，是什么让我们在临床工作中始终充满干劲，保持热情？是人与人之间的交流与信任，是作为医生，治病救人的成就感与满足感。

虽然已经从一个稚嫩的医学新人开始磨炼至今，但我始终记得，初上门诊，与患者互动并解决问题，初上手术，仔细紧密缝合的过程。

记得第一次上夜门诊，一个上海阿姨着急地告诉我，她眼睛前出现很多黑影子，鼻子这边看不到了。虽然刚进临床不久，但这典型的临床表现让我马上考虑到视网膜脱离，给她扩瞳 20 分钟后，果然证实属孔源性视网膜脱离，没有累及黄斑，需要尽快进行手术。第一次开入院单，斩钉截铁地写下诊断，写下“绿色通道”，并跟阿姨耐心解释病情、治疗及注意事项，虽然阿姨没有说什么话，但从她的表情上我看到了惊慌失措，同时她也没有因为我那么年轻而对我的诊断、处理有所质疑，她非常依从地去办理入院登记。第二天在住院登记处，我再次遇到了她，她在家人的陪同下登记入院，看到我时拉住了我，声音有些颤抖，眼神中还是有些害怕。她说今天带着病历本去找专家，已加了号登记手术了，虽然她还是很担心，但因为有我的及时诊断和处理，得到了最及时的治疗，也非常感谢我的耐心解释。此刻，我深深体会到，虽然我们还是年轻的医生，但我们的态度、我们的沟通交流，也可以让患者心理上得到安慰，同时，我也体会到这个医院的温暖，上级医生不单在临床工作中不断给予我们帮助，更关爱我们的工作与成长。

其实，在临床工作中，有很多小细节会让医患之间距离变得更近，细心了解

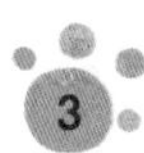

他们的心情，适当地解释病情，紧急的患者在其申请单上写一句“请尽快，谢谢”，合理地推荐专家等，都可以让患者感受到，虽然我们医生工作非常忙碌，但对每一个人都很用心，都在为他们设身处地着想。

在住院医师规范化培训的过程中，医院、上级医生给我们提供了最好的学习机会，每周的讲课、查房，让我们的临床知识掌握得更加全面，但也不能忘了另一群老师——患者，在他们身上，我们不断积累临床经验，更不断学习如何交流沟通，使我们成为一个具备仁心仁术的好医生。

本文作于2015年5月

（程静怡，医学博士，现为复旦大学附属眼耳鼻喉科医院眼科主治医师）

2. 医者仁心仁术

樊琪　2014 级眼科基地住院医师

2014 年 8 月，还未摆脱学生稚气的我懵懵懂懂地开始了眼科住院医师规范化培训。时间飞快，转眼间 9 个月已经过去。在这段住院医师规范化培训期间，我在工作能力、专业技术水平等方面均取得较大的进步，也逐渐完成了从医学生向临床医生的角色转变。虽然 9 个月的时间不长，但足以让我深刻地认识到医生的职责，也体会到帮助患者带来的快乐。

培训期间，我在住院病房轮转过，也在门诊坐诊过，这些都使我可以近距离接触患者，提高自己的临床水平，做到理论与实践相结合。病房轮转期间，作为床位医生，有充足的时间分析每个病例，思考其诊断思路及治疗措施，同时通过早晚查房、聆听各位专家教授的学术讲座及查看专业书籍，不断开阔了自己的视野，扩大了知识面，丰富了知识理论体系；在门诊期间，我一丝不苟地对待每一位患者，将理论运用于实践中，不断提高自身的业务水平，尽自己所能解除患者的痛苦。

医者，应当仁心仁术。自己踏入临床工作才短短的不足一年光景，觉得离“仁术”还相差甚远，对很多患者的病情处理，自己缺乏经验和把握能力。我想，我现在首先能为患者做的就是“仁心”，尽自己最大所能帮助他们。以下分享我遇见的一个案例。

我们医院很多患者都是慕名而来，希望解决眼病所带来的痛苦。这也带来另一个问题，门诊就诊的患者很多，难免存在检查预约、看病排队等待的问题。还记得我接诊的一位阿婆，已经 79 岁高龄。由于子女工作忙，没法陪她看病，她只能自己一人迈着缓慢不稳的步履就诊。到我的诊室，她已经是第二次就诊，因为上次就诊时开了许多眼部检查，这次是过来了解检查结果的。我看了她的检查报告，发现虽然她双眼眼压在正常范围，但右眼眼压较左眼偏高，且右眼出现了轻微的视神经损伤改变，而左眼眼底黄斑有视网膜色素上皮(RPE)下的出血渗出，怀疑有黄斑部的新生血管。如需确诊，右眼仍需进行相关的青光眼检查，左眼仍需进行血管造影检查。于是我建议她一方面去看青光眼专科门诊以确诊右眼的问题，另一方面去看眼底病专科门诊，确诊左眼的问题。她拿着检查报告，无意识地和我说她家离医院比较远，早上 6 点就出家门了，而看到我的门诊已经是下午 1 点了。我看着她蹒跚的步履于心不忍，于是建议她多等一会，等到下午 1 点 30 分的专家门诊开始，我查一下有没有青光眼和眼底病方面专家可以直接转诊，这样她就会省去许多的不便，看病方向也会更明确一些。阿婆很开心地赞同。下午 1 点 30 分后，正好青光眼专家门诊余晓波老师出诊。余老师听我介绍大概情况后，二话没说替阿婆看了眼睛，阿婆需做 24 小时眼压检查和眼底血管造影后再确诊。虽然阿婆还需再来我医院就诊，也许看病仍需排队等待，但阿婆有了明确方向，不会因为再次就诊而迷茫烦恼。这时，我想起一句话：医者，有时治愈，常常帮助，总是安慰。如果现阶段我们不能治愈患者，那么可以做的就是常常帮助，站在患者的角度考虑问题，也许你会发现医患之间的沟通不再那么困难。

住院医师培训才刚刚开始，相信随着培训的进一步深入，我所得所学将会越来越多，也将更好地为患者服务。

本文作于 2015 年 5 月

（樊琪，医学博士，现为复旦大学附属眼耳鼻喉科医院眼科副主任医师）

3. 医路无悔

舒敏　2014级耳鼻喉科基地住院医师

披星戴月，每天5:30，挣扎着起床，风雨无阻准时到达医院，换上一袭神圣的白衣，唤醒镜子里睡眼惺忪的自己，换药，交班，查房……紧张兴奋中，又开始了一日的繁忙。

春天，披着柔媚的春光，一阵疾走，望一眼门口蜿蜒、回转数十米的挂号长龙，看着患者因被病痛折磨的痛苦，早起前来就诊的疲惫，因来到这里，对解除痛苦的期待，形形色色各式各样的目光中，作为医生，会不自主地加快步伐。大步踏入更衣室，自信自豪地换上最纯白的衣服，整理好口袋里的钢笔，放空大脑，思绪、情感、生活琐事，所有的一切，全部放空。迅速穿过病房，坐进换药室，带上额镜，打开灯，7:00整，此刻，我是上海市五官科医院的一名住院医师。

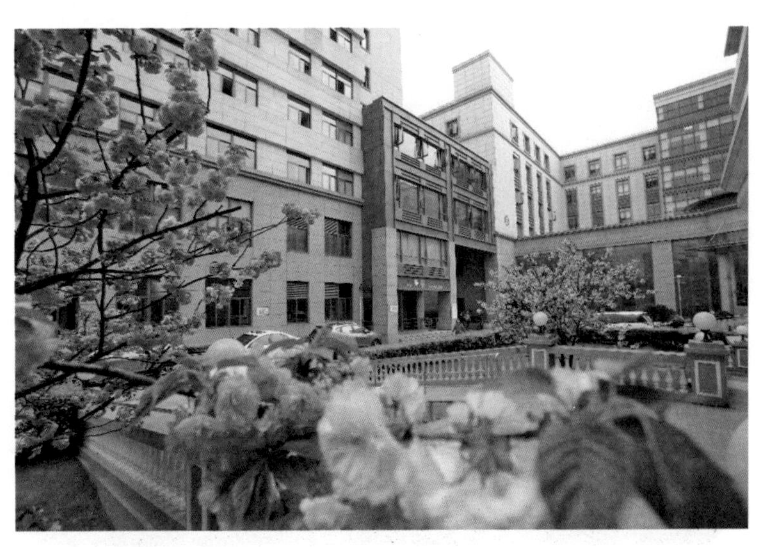

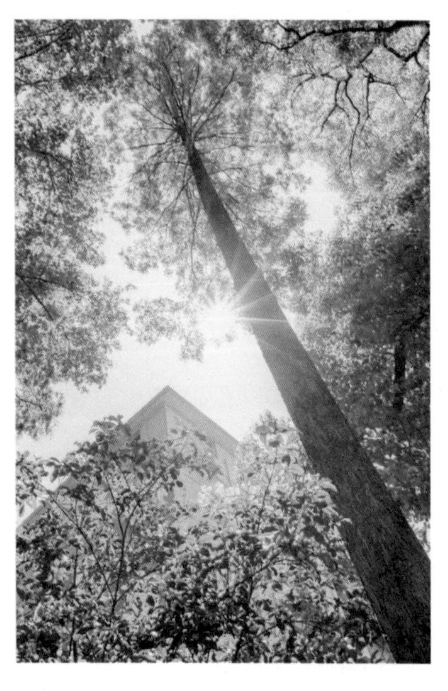

夏天，午后的风吹不透诊室里的闷热，梧桐的叶子也挡不住刺穿它经脉的骄阳。屋外沸沸扬扬，屋内吵吵嚷嚷。问诊的方式一直是最神秘的科学，真的希望可以得到清楚、明确的患者信息，然后清晰、明了地反馈给患者，以达到双方的高效和谐。然而，反复、反复、反复，所问与所答之间，仍是患者与我们看似俩小无猜的无辜与无奈。都说医患有矛盾，然而矛盾在哪里？我们有共同的敌人：疾病。我们甚至比患者更希望治愈疾病，我们的一生都在与疾病战斗，不论是长达十数年的学习，还是直至年老退休的工作，都只有一个主题：治病。所有的努力和坚持，只为更好地完成这个主题。“下一个进来！”点开电子病历，灌一口冰凉的可乐，不需要原因，我们只要结果，“你好，我，是上海五官科医院医生，有什么我能帮你的么？”

秋天，一片干黄的梧桐叶在天空旋转，旋转，飘、飘、飘得好像整个世界就只有它是有灵性的，而我们，都只是来陪伴它降落的。注视窗外的片刻，手术室的灯光完美地照亮了一个无影的视野。外行人看来，外科医生总应该是手起刀落、干净利索地行善除恶，然而，在此之前，不断地修改方案，设想，预案，不断地纠结

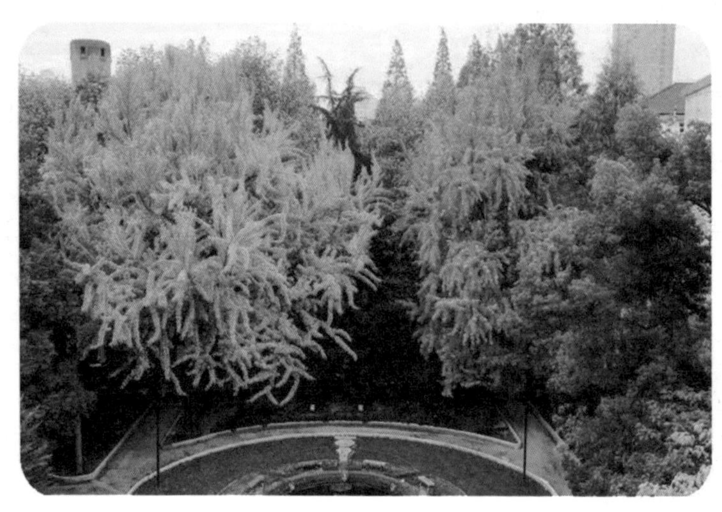

取舍，不断完善，不断改良，查资料，查文献，每天感受着高年资医生们尽善尽美、精益求精的业务气质，自己递上去的止血钳也觉得神圣了。我想，每个年轻的住院医师都希望有一天可以拥有这样的笃定吧……十多年前举手宣读的希波克拉底誓言，其实不过几十秒，然而，实践，传承，却需要后面的几十年。此刻，黄叶稳稳地落在了路边，患者也稳稳地睁开双眼，又是一个落叶缤纷的秋天，风也轻轻，云也轻轻……“手术结束了，看看我，我，是上海五官科医院住院医师。”

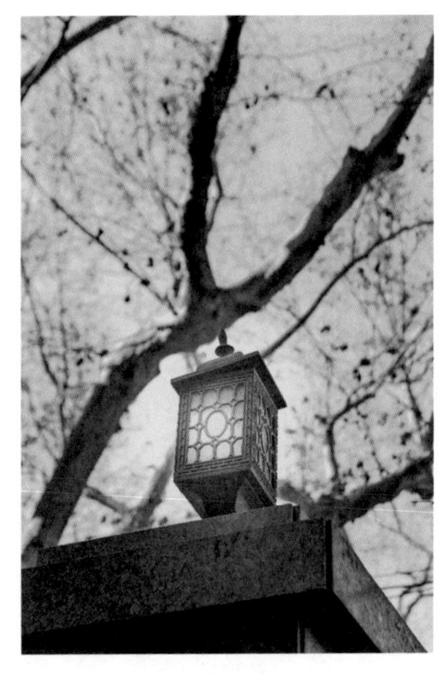

冬天，虽然夜凉如水，月亮却格外亮，抛出一抹没有温度的光。合上厚厚的病史，脑海里却仍是满满的“病情”，护士铃此起彼伏地响着，还有夜不能寐的患者来回踱步。每每经过走廊，都会陷入拷问式的自问自答中，到底还有没有其他更好的办法？到底还有没有错过漏掉的蛛丝马迹？到底还有没有更简单直接的方式？到底还能不能再减轻一些患者的痛苦？每天问诊一百多遍后在大脑皮质上留下的深深沟回，会让人无法从这样的思维定式中跳脱出来，而这样的自问自答也让回到家后的锅碗瓢盆显得无比干瘪。最了解患者病情的，是医生，不了解，怎么治疗？最了解疾病本身的，是医生，不了解，怎么解除？家里书架上，各种医学书籍教材还有图谱占领了半壁江山，人生一世，找到一个可以钻研一生的职业，也真的好幸福。点开新发表的文献，拿起笔，“我，是上海市五官科医院的一名住院医师”。

5 年，60 个月，1 800 多个日日夜夜，院子里的梧桐黄了又绿，高了又高，屋子里的儿子吃了又睡，吵了又吵，唯有这每日的工作，以虔诚的心夜以继日的执行宗教式严格的流程，外人看似一成不变，但，只是我们波澜不惊，每个患者来时，我们都会告诉他们，不用担心，有我们在，我们，是努力在医疗工作第一线的普通年轻住院医生。

本文作于 2019 年 11 月

（舒敏，医学博士，现为复旦大学附属眼耳鼻喉科医院耳鼻喉科主治医师）

4. 德术并举

史乐　2020 级耳鼻喉科基地住院医师

住院医师，是一名合格医生成长经历中不可或缺、至关重要的阶段。这段经历，这份角色，让我们从青涩的医学生转变为能够从事临床实践的真正临床医生。

我，是临床型研究生一年级的学生，对于刚刚开启的医学之路激动、期待而又忐忑，期待医途之路中的所有好与坏，忐忑自己肩头的那份“健康所系，性命相托”的责任，但更多的，是一份信念与信心。刚刚进入临床的我，还有很多很多需要改进和学习的地方，有幸与我的导师——郑春泉老师聊起他的那段住院医师时光。

在病房第一年，一位小朋友扁桃体摘除术后出血，当时上级医生恰好都在手术室，病房里只有郑老师一人。老师回忆道，当时处理经验少、器械也不多，只能采用棉球压迫止血方式止血，一直坚持到上级医生来。整个过程自己感觉压力很大，深深感觉到自己肩上那份责任，与平时积累经验多练习的重要性。作为医生要冷静，细致，“智”胜病情，而不是用蛮力，但所有的技巧、经验、临床素养，都离不开扎实的基本功以及专业知识。曾经有一例鼻出血患者，情况紧急，病房却只有郑老师一人值班，无人可依靠，只能自己一人做了人生中第一例前后鼻孔填塞。如若没有平时的知识积累，面对情况只能慌乱束手无策，对患者造成伤害。人非圣贤，每个人都会有失误，但作为一名医生，必须严格要求自己，尽自己最大的可能去避免。裘法祖曾说：“德不近佛者不可为医，才不近仙者不可为医。”这既是对医生的极大肯定，也是鞭策。天道酬勤，唯有多学、多练、多听、多观察。

另外，老师还提到，诊疗过程中主体其实有三，医生、病情、患者。看病，与看患者是不同的概念。面对病情，我们武装强大的自己，但孤立患者谈各种病理过程，只是纸上谈兵。患者与医生一样，也是能够主导病情发展变化的人，甚至更甚于医生。所以，我们也应该学习与另一位“医生”——患者的相处之道。医生要学习如何去说，同样的目的但因表达不同，结果可能大相径庭。很多医患矛盾其实可以通过有效地沟通加以避免。医生不能觉得自己说了，就等于患者听了，往往现实不是如此。医生说了，还要确定患者懂了，这才是真正有效的沟通。同时，要避免专业傲娇，我们要尽可能用通俗的语言跟患者解释，让患者明白你们共同面对的敌情是怎样，你们需要如何协同配合，去赢得胜利。既然是同一战壕，就不能对患者挑三拣四。在住院医师期间，曾经有一位患者，CT 显示蝶窦炎症可能，需要手术治疗，在与患者家属交流过程中，郑老师告诉患者：片子提示蝶窦有炎症可能性大，需要手术去除病灶，目前来看可能保守治疗效果有限。而患者在最后总结的理解是“有蝶窦肿瘤，良性恶性不确定，所以需要手术”。由此见得，说者与听者还真的是两岸之人，然而要把两岸之人牵入同一战壕，最大主导者莫过于医生。

医途路漫漫，跟老师的交流让我对“医”又有了新的认识，“医者，德术并举”。最后，借用一位前辈的话：“非大智者，不能明察于毫厘，非大勇者，不能决策于俄顷，而仁尤为救人生之根本精神，是医道虽细，非大智大仁大勇者莫能精。其难能可贵盖复如此。”我何其幸运在踏入医途之始即有老师的切身指导和医院学习机会，我期待着住院医师生活的挑战与自己的蜕变，向自己和所有奋斗在一线的医生说一声加油！

本文作于 2015 年 1 月

（史乐，医学博士，现为复旦大学附属眼耳鼻喉科医院耳鼻喉科住院医师规培基地医师）

5. 总是安慰

冯超逸　2014 级眼科基地住院医师

初入临床时，曾在神经内科做住院医生。

一日入院一位 70 多岁的老先生，因晨起散步时突然晕厥，怀疑脑血管病入院。

老先生看上去精神不错，沟通起来也条理清晰，与陪同前来的老伴皆心境平和，耐心听我解释，配合检查。但不过两日，老先生就出现辞不达意、逻辑混乱的表现，甚至出现了幻觉。

患者的儿子前来守夜，30 多岁，看上去满眼担忧。

老先生的病情恶化迅速，渐渐地连老伴和儿子也不认识了，几天之内就出现了谵妄、嗜睡等意识障碍症状，遂转入重症监护病房治疗，每日只有半小时的家

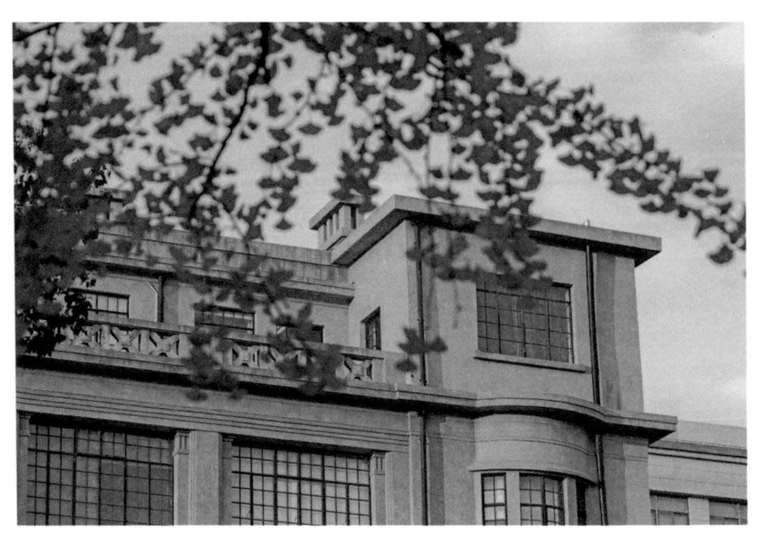

属探视时间。

患者的儿子每天 24 小时守在病房外的走廊里，随时等待医生谈话、陪同检查。探视的时候，他总是坐在床边，拉着老先生的手，轻声叫着爸爸。尽管多数的时候患者并无回应。

老先生逐渐进入昏迷状态，检查结果显示，他所患并非脑血管疾病，而是肺癌，并且已扩散至大脑。上级医生告诉家属，目前已无手术或放化疗的指征，希望家属做好心理准备，让老先生能平静度过最后的时光。

这种时候，我能做的非常少。每日与患者儿子沟通，看着他仅存的希望一点点破灭，双眼逐渐布满血丝。他说连日来守在医院夜不能寐，疲惫之外更多的是悲痛，母亲在家已伤心欲绝，父亲恐怕连一句临终的话都不能留下了。我总在试图找话安慰他，他红着眼睛说谢谢。

正如特鲁多所说，医生所做的，“有时治愈，常常帮助，总是安慰”。住院医师与患者及其家属接触最近也最久，他们的各种情绪、诉求均在第一时间反馈给我们。在医学治疗之外，如果能多一点情绪照顾，多一点换位思考，多一点人文关怀，也许就能给患者及其家属带来莫大的精神支持，让医患关系和谐发展。

本文作于 2015 年 4 月

（冯超逸，医学博士，现为复旦大学附属眼耳鼻喉科医院眼科检查中心主治医师）

6. 医者医心

符之瑄　2014 级眼科基地住院医师

2015 羊年春节，是我作为眼科住院医师的第一次春节假期值班，恰逢大年初二，完成与辛苦了一夜的年初一值班医生的交接班后，得知病房里刚收了一名被鞭炮炸伤眼睛的 8 岁小女孩，已经完成术前准备等待全麻手术。这时，一个长相稚嫩的小伙走进医生办公室，我还没有开口询问他便直接下跪在我面前，放声痛哭。把他扶起详细询问后才得知他正是小女孩的父亲，因为在老家忙着张罗过年的大小事务，疏于照看孩子，才导致孩子玩爆竹时不慎炸伤眼球。虽然我再次向他解释了病情，并告知医生都会尽力挽救孩子的眼睛，可能是伤心过度，亦或是他还很年轻没有经历过如此意外，他仍然语无伦次地央求我们将他自己的眼睛挖出来给孩子安上。我经过多次耐心劝解才勉强使他冷静下来，等待手术。

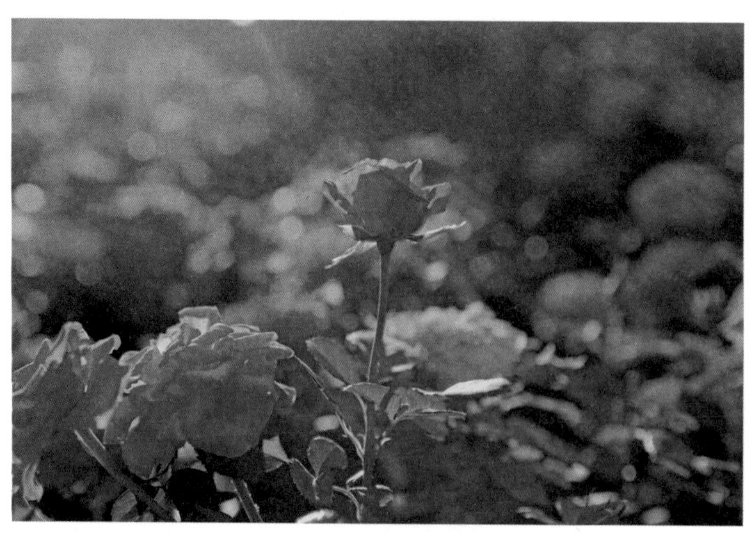

进入手术室后我才发现,可能是受到父母惊慌失措的情绪影响,小女孩躺在床上一声不吭,麻醉医生给她打针时才会僵硬得颤抖。最终,小女孩角膜穿孔伤的修补手术成功,也没有发现眼内感染、眼内异物的迹象。术后我告知家属手术情况,安慰他们尽管孩子伤得很重,但是手术和进一步的治疗不会使病情进一步恶化。但年轻的父母仍然显得惶恐慌乱,从全麻中苏醒的孩子也仍然一言不发。于是我把小女孩的父亲叫到一旁,告诉他孩子的预后恢复取决于孩子对检查和治疗的配合程度,家长越是慌乱孩子就会更加害怕检查和治疗,虽然我能够理解你们焦虑的心情,但还是希望能够给予孩子更多的正能量,缓解其紧张情绪,鼓励配合治疗,早日康复。孩子的父亲连连点头,表示愿意配合医生鼓励孩子配合诊治。第二天换药查房时,我发现小女孩的床边多了许多卡通玩具,母亲边给孩子梳头边讲故事,我也第一次看到了女孩在病床上露出笑脸,活泼地与邻床的大哥哥交流着。之后小女孩也很配合地在裂隙灯下让我完成了眼部检查。过年假期结束后,她还成功接受了玻璃体手术,术后与家长心情愉悦地出院回家。

在临床工作中,往往会遇到患儿的诊疗,对于患儿来说心理治疗的重要性与疾病治疗是同等重要的。患儿的恐惧、悲观情绪对临床的检查、治疗、随访等都是极其不利的因素。而家长的情绪相比医生对患儿的影响更大、更直接。所以在接诊时不但应该向家长解释病情和治疗方案,更重要的是让家长了解舒缓患儿紧张情绪,鼓励其配合治疗,对于预后康复与随访具有很重要的意义。

本文作于 2015 年 5 月

(符之瑄,医学硕士,现为普陀区中心医院眼科主治医师)

7. 以人为本

蒋婷婷　2014级眼科基地住院医师

转眼间，进入住院医师培训已经近一年了，这一年中我逐渐完成了从一名医学生到一名临床医生的转变。还记得第一次独立看门诊时忐忑的心情，第一次值夜班时的惴惴不安以及刚入病房处理各项繁杂事物时的手忙脚乱……回顾这段岁月，在医疗实践中，我不仅提高了自己的操作技能，同时也感悟到很多，成长了很多。

令我感触最深的就是自己逐渐学会了如何与患者交流与沟通。记得曾在病房接待过一位眼内恶性肿瘤患者，是位年轻女性，正值青春年华，父母都在国外生活。孤身一人在上海就医的她听闻自己的病情，情绪十分低落，趁无人时在病房忍不住低声哭泣。看到这一幕，我不禁一阵心酸，作为同龄人，能充分体会到

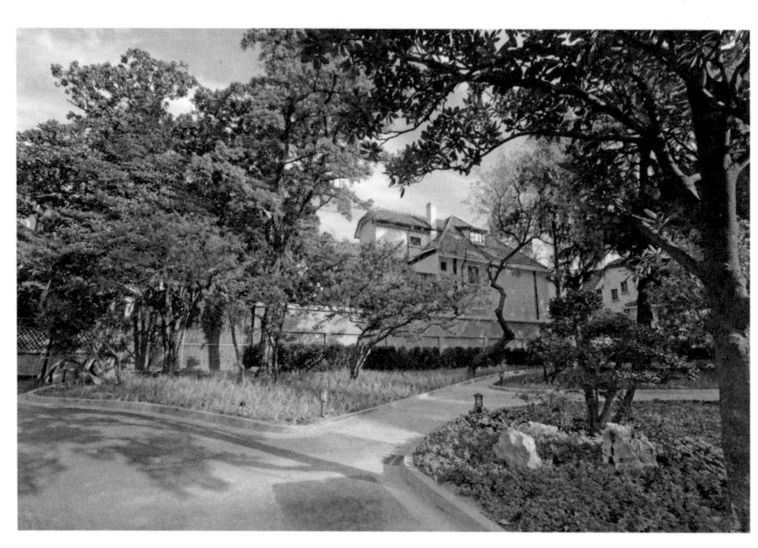

她的心境。因此在术前谈话时，除了谈及常规的手术风险及疾病严重程度以外，我用一个朋友的口吻去鼓励她、劝解她，同时耐心细致地解答她提出的每一个细节问题。谈话结束后，她握着我的手说，谢谢医生，感谢你的耐心，和你谈完后，我觉得心情好多了，我应该积极面对。看到她再次露出笑容，我真是由衷的喜悦，这种成就感是做其他任何事情获得的快感所无法比拟的。

自此以后，即使工作再繁忙，我也会耐心、细致地完成术前谈话的工作，给患者深入浅出地解释病情，阐述手术治疗的目的，并交代术后注意事项及可能出现的问题。我感受到这种沟通可以拉近医生和患者的距离，让患者感受到医生是关心自己的，是尽职尽责的。每次听到他们说，医生，“听完你的解释后，我对我的情况比较明白了，心里敞亮多了”，也算是有种小小的成就感吧。我现在深刻体会到医生的言语对于患者是那么的重要，可以解除他们的焦虑和恐惧，给他们带来信心和希望。由于工作繁忙，我们往往会忽视与患者耐心的解释沟通，术前谈话也是能快就快，而且语气一般也是不加注意，急匆匆的，若患者多问几句，就会缺少耐心。其实这是非常不妥的。病房的住院周转率很快，术前谈话可能是我们床位医生与患者充分沟通交流的唯一机会。若未充分沟通，患者不充分理解病情及手术情况，一方面是对患者不负责任，另一方面也容易造成医患矛盾。

以上是我在近一年的医疗工作中最深的体会。虽然住院医师的工作强度很大，但能切实帮助到每一位患者，以己之力尽可能解决他们的问题，这种愉悦或许只有从事医生这一职业才能充分体会到。我的住院医师之路还将继续，我会努力前行，这一路上的酸甜苦辣都将是我一生的财富，也将是我难以忘怀的记忆。

本文作于 2015 年 7 月

（蒋婷婷，医学博士，现为复旦大学附属眼耳鼻喉科医院眼科主治医师）

8. 小医生的纪事

田丽佳　2013级眼科基地住院医师

许久没有写过这种类型的文章，叙事抒情的记叙文、形散神不散的散文、抑或是不破不立的论文，大概都只能追溯到10年前的高中时代。自从选择了医学，书写最多的文章类型应该是实验报告、病史以及病例讨论。当我越来越了解人体的结构、医学的精妙，书写却变得越来越谨慎，也越来越少记录下自己的生活或是表达自己的内心。住院医师生涯，每一位医生的必经之路，的确应该写点什么。

就讲一讲昨天遇到的一位患者吧。中年男性，半侧脸遮着一块纱布，没有家属陪同，也没有什么行李包裹，他的外观告诉我可能不是一个普通的患者。从最寻常的问诊开始，他向我讲述了他曲折的就医经历：去年上半年，因为右侧泪囊炎在外院进行了第一次手术，术后恢复欠佳，出现了反复感染的情况；去年下半年，因为右侧鼻窦炎又在外院进行了第二次手术，术后效果依然不让他满意，伤口反复愈合不良，皮肤破溃，甚至出现右侧眼睑及颜面部肿胀，右侧视力减退甚至丧失。他辗转来到我院就诊，门诊病历本上写着右侧眼眶占位，恶性淋巴瘤可能，尽快入院、活检。我不知道患者是否能看懂门诊医生的记录，是否了解这可能是何种疾病。他就这样用唯一的眼睛直直地看着我，似乎在看着唯一的希望。入院体检，在检查室里我看到了他用纱布遮挡的那半张脸，肿胀发红的皮肤，破溃结痂，拨开眼睑看到瞳孔散大固定、没有光感的患眼。结束详细的专科检查后，我让他回到病房，嘱托他不要离开房间，需要帮他安排明天的手术，并且签署各项医疗文书。待我处理好所有的文书工作再来到他的病房，他却不见了。在整个病区找来找去，都不见他的踪影，同房的病友也不知他的去向。最后在医院的庭院中，我找到了他，他拿着一张病理活检报告单，上面的结果和我们的预期一致，淋巴瘤(NK/T 细胞来源)。原来，他看过眼科专家门诊后，又去看了耳鼻喉科的专家门诊，耳鼻喉科医生在鼻窥镜下取下了鼻腔的一部分组织做了病理检查。既然病理的结果已经出来，那么他已经没有入院手术活检的必要了。汇报上级医生后，我来到他的病床前，告知他可以出院了。他手里攥着那张病理报告单，还是那样直直地盯着我看，问我："医生啊，还有救么？如果没有救了，我就回家了。"他的眼里不再有希望，而满是落寞与绝望。"有的，有的，"我连忙说，"你可以去看放疗科，请医生帮你制定局部的放疗方案，也可以到肿瘤医院就诊，请医生帮你制定全身的治疗方案。我们让你出院，不是不救你，也不是不能救了，而是你现在没有活检手术的必要了。你还是有希望的。""真的么？"他急切地问。那一刻我迟疑了。淋巴瘤属于恶性肿瘤，来源于 NK/T 细胞的淋巴瘤恶性程度高且伴有一定红热肿痛的炎症反应，预后欠佳。我该怎么说、我该怎么做？"别放弃，先去肿瘤科看看，现在已经确诊了，再请专科医生评估下病情再制定完整的治疗方案，希望总是有的。"我努力地安慰他。他点了点头，同意出院了。我不知道他最终的决定如何，但我真的希望他别放弃，别放弃自己的生命。

住院医生，医院里级别最低的正式医生，可能也是患者面对的第一位医生。这段时期的工作繁重又琐碎，既要提升自己的医疗技能，又要学习如何与患者沟通。"很少去治愈，经常去关心，总是去安慰"，学习治愈患者固然重要，但对于住院医生而言，学会如何安慰、关心患者同样非常重要。

本文作于 2015 年 5 月

(田丽佳，医学博士，现为复旦大学附属眼耳鼻喉科医院眼科检查中心医师)

9. 临床无小事

王鑫　2014 级眼科基地住院医师

参加住院医师培训半年左右，当我们取得两证(医生资格证书和医生执业证书)后，医院就逐步安排我们看门诊，从夜门诊、周末门诊看起。由于以前没有独立出诊过，心中自然有些忐忑。刚开始看门诊的速度很慢，我常常是门诊最后一个才离开的。我想患者的安全是第一位的，对疾病感性认识的学习，需要慢慢积累。

有一次周末门诊，一位老年男性，因“自觉铁纱溅入右眼 2 周”就诊，我翻开他的门诊病史，发现我院眼科专家已经看过了，该做的常规检查，如眼眶异物片、眼 B 超都已做过，结果均为阴性。我对他的眼睛也进行了初步的眼科专科检查，并没发现有什么异常，再加上专家都看过说眼睛内没什么东西，就打算放他走。

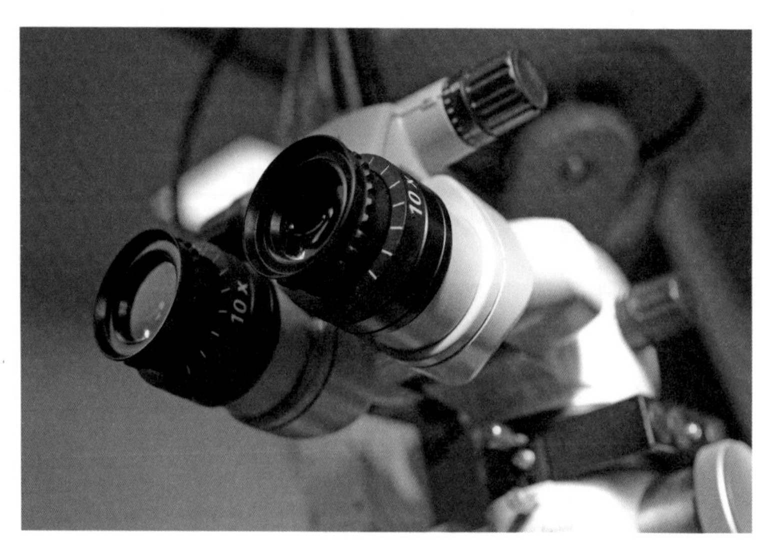

但是他说，看了好几个医生都说没东西，但他始终坚信眼睛里面有东西，非常难受。看了他那焦急的眼神，我又重新仔细检查了一下他的结膜囊，果真发现在下方结膜囊的小角落有一个很细小的异物，于是让他去治疗室把异物挑出来。临走前，他给我竖起了大拇指，说：我都看过好几个医生，都说没东西，你是第一个看出来的，厉害！

我想当时之所以能做到这一点，主要出于责任心吧。我们导师曾说过，临床工作必须有高度的责任心，临床无小事。还有一点，就是不能迷信“权威”，有时要相信自己的判断。

事后我还想起一句话，患者是最好的老师。以前读研究生以科研为主，虽然陆续接触了一些临床，总感觉自己还没有真正入门，导师在平时的教诲中也反复强调临床感性认识的重要性，或许现在才是医生执业生涯的真正开始。

住院医生培训期间，除了繁忙的临床工作之外，还有很多培训项目和课程，为了安排时间参加这些培训，就会经常加班。虽然住院医师的日子过得有点艰苦，但也挺充实的，这可能是一名合格医生成长的必经之路。

今后还会面对各种各样的困难与挑战，既然选择了从医，便只顾风雨兼程。回首往事，这段人生就叫住院医师。

本文作于 2015 年 5 月

（王鑫，医学博士，现为复旦大学附属眼耳鼻喉科医院眼科主治医师）

10. 床位、病史和患者

陈文文　2019 级眼科基地住院医师

毕业后的一年里，从科研学习到临床工作的转换逐渐完成，我的身份也从学生转换成了一名住院医师。从紧张陌生、手忙脚乱，到轻车熟路、从容不迫，在这段时光里我迅速成长，收获颇多。临床知识和技能的积累随着时间慢慢沉淀，而这一年给我最大的收获则是对医生这一职业有了更深刻的认识。

仍记得初入临床时的窘迫。由于没有跟班实习的安排，在提早几天来病房进行了初步学习后，就像赶鸭子上架一样匆匆开始了住院医师的生活。第一天收患者，拿着蓝色的病历夹子穿梭于病房、检查室和医生办公室之间，步履不停。总是发生病史写了又改、改了又写，术前谈话磕磕巴巴遗漏频出，面对患者的问题内心慌乱、不知道该如何回答的情况。至于用于记录的小笔记本和笔总是被

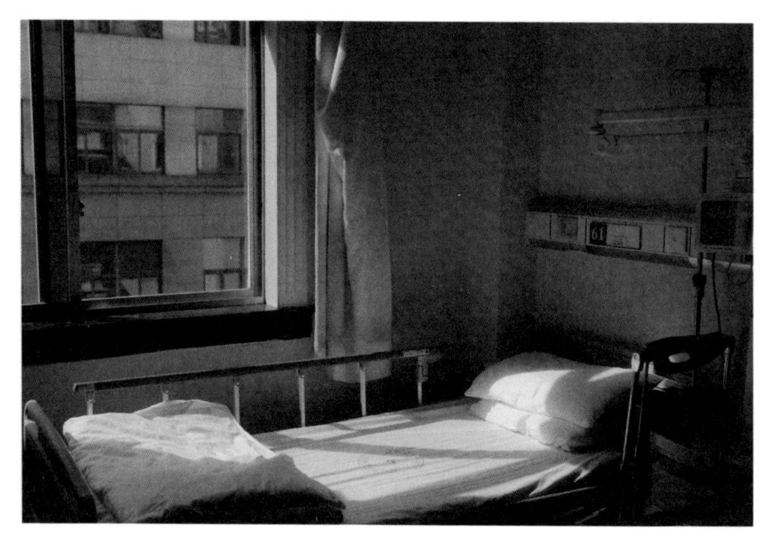

遗忘在某个角落，病史中的细节问题总在写到最后才发现又要重头开始改等等，一一道来能将自己讲的“声泪俱下”。以至于完成一天的收患者工作，办公室早已空无一人，夜班护士开始上班，患者也早已安然入睡。此时最让人“窘迫”的莫过于发现还有患者还没有进行术前谈话，不得不把他从睡梦中拉起来谈话签字。

临床工作无疑是繁忙的，而令人欣喜的是，经过规培的训练，同样的工作量，下班的时间越来越早，早上也能在家中多安睡几分钟时间。临床检查越来越熟练，面对患者也比原来更自信，这种“上手”的感觉让我在病房工作中仿佛如鱼得水，偶尔还能抽出时间完成一些自己的事情。然而我却逐渐陷入了另一种迷茫中。

我们习惯性用床位号来称呼患者，我们不记患者的姓名，甚至对不上患者的姓名和脸。这仿佛是一种约定俗成，当患者来询问时，我们第一句回答总是反问，你是几床？然后开始翻笔记本快速回忆患者的情况。我们会解释：由于眼科科室的特殊性，床位患者更替的快速远快于其他临床科室，相对的，和患者接触的过程中总是非常短暂，要记住患者的个人信息和疾病情况似乎有点不太现实。可我却深知这不是一个站得住脚理由。在成为床位医生的前 2 个月中，我对床位患者的信息“如数家珍”，能叫出患者姓名，查房时可以不用借助笔记向老师汇报情况。而随着时间的推移，我也渐渐失去了这个“技能”，为了加快速度，我记住了病史中需要重点检查的点，用最快的速度和患者进行了“信息交换”，让他们在谈话单上签上了字。这似乎也没什么问题。直到一次在手术台上，主刀医生问起了患者的情况，我一时语塞，只能让巡回护士拿来病历夹翻找。这次的经历让我不得不重新反思，床位医生真正的责任是什么。只是让患者顺利的走完入院、手术、出院的流程吗？患者是流动的，床位则是固定的那么几张，很多时候我们对自己的床位越来越熟悉、却对患者越来越陌生，对疾病的认识越来越深、却对每个患者的不同点越来越不关注，对病史中的扣分点越来越清楚、却对患者的紧张忧虑和疑惑越来越不在意。高效，的确是一个临床工作的重点，然而什么叫真的高效呢？

这个问题最终我在老师们那里找到了答案。我想起在每一次询问主刀老师意见时，他们总是先问姓名；在听老师分析病例时，他们总能从患者初来就诊时细细讲起；他们总是用姓名称呼患者，也总能在见到患者时便快速回忆起患者信息。我曾经感叹，主任们的记性都这么好吗？后来才发现，是我们在临床中逐渐束缚于文书工作，对患者的关注越来越少，如果用心对待患者，这并不是个难题。医生不该是高高在上的，记住患者的姓名和病情，不仅是我们的责任，也是我们对患者最基本的尊重，就像我们也总希望患者可以对我们有相同的尊重。

临床工作中最重要的无疑是仔细谨慎，眼科患者出入院周转非常快，一切有条不紊地进行归功于各级医生、护士的认真负责、默契配合、逐级核对，而床位医生则是这个过程中最重要的一环。这一年工作中心态的变化让我对医生这份职业有了更深刻的认识，也让我在面对患者时有了全新的感受，他们不再只是一个个重复的床位号或者一份份待完成的病史，而是真正来寻求帮助的、对医生充满期待的患者和家庭。这份新的感悟让我真正感受到自己肩上沉甸甸的责任。

从上个月开始，我拥有了可以开医嘱的工号，我签字不再需要上级医生“戴帽”，也经历了第一次的独立门诊和值班，这意味着我已经成为一名真正的住院医师。这是一种认可和荣誉，也是一种压力和责任。我希望自己可以带着初为医师这一年的收获，带着对待患者的“初心”，成长为一名受患者信任的好医生。

本文作于2019年11月

（陈文文，医学博士，现为复旦大学附属眼耳鼻喉科医院眼科住院医师规培基地医师，入选上海市青年科技英才扬帆计划）

11. 爱，滋养着每个人

杨宇婧　2014 级眼科基地住院医师

眼科，虽然远离了那些“命悬一线”的惊心动魄，远离了那些“生离死别”的煎熬和沉重，但仍有许多瞬间会让我难以忘怀。

记得有一次病房来了一家三口，爸爸带着女儿和儿子来住院，提着大包小包，风尘仆仆，一看就知道是从老远的地方赶过来的。这 3 人全都眯着眼睛，眼神有些飘忽不定，我第一感觉这可能是某种家族遗传病的患者。爸爸皮肤黝黑，衣服很旧，路途奔波让他的额头上渗满了细密的汗珠。他牵着 4 岁的小儿子办理各种手续，17 岁的女儿跟在他身后，秀气而乖巧样子。详细询问病史后得知，这一家子都患有先天性白内障，伴有斜视和眼球震颤，是一类遗传性眼球发育不良性疾病，对视觉的影响极大。爸爸这次领着孩子来，是凑齐了钱要给他们做手术的。主任在旁见此情景，询问他选什么价位的晶体，并告诉他有些价格便宜点的可以考虑，但是爸爸坚决地说：“给孩子们要最好的、最贵的！他们还小，以后眼睛不好像我一样是要吃亏的……女儿和儿子一人先做一只眼睛，等我攒够钱了再做另一只……”说这些话的时候，小男孩一直怯生生地躲在爸爸身边，他只有 4 岁，很安静，不像好多同龄的男孩那么闹腾。我蹲下来牵着他的手，瘦瘦小小的，他微微仰着天真的小脸看着我，我看着他长长的睫毛，黑黑的眼珠里却是致密的白色反光，那一瞬间我鼻子一酸，突然觉得好心疼。见过很多先天性白内障的小孩，爸爸妈妈爷爷奶奶拥着护着来看病，可是一家人都这样还是头一次见。这难免会让人感慨和唏嘘命运的不公平。后来，主任谈到他们，说这个爸爸是个老病号，早就该做手术了，可是家境不富裕，不舍得花钱一直拒绝手术治疗。这些年为了攒钱给孩子们治病，一直在外努力打工挣钱，眼睛不好让他吃了不少苦头，但他从来没有放弃希望。

我回想起这位父亲得知还有手术机会时满脸的殷切，回想起给小姑娘做眼部检查时她浅浅甜甜的笑容，突然感受到一股力量，倔强而顽强地生长在这个看似不幸的家庭，滋养着每一个人，给他们勇气和坚定，不惧命运的风雨。我想，这样的力量便是爱吧。

其实，作为刚进入医院的青年医生，我的住院医生涯并不长，没有经历过什么"大场面"，但诸如此类正能量的片段却还有很多。

在眼底病学组轮转的时候，收治过一位患者，是名退伍军人，长相英俊，气宇不凡。他患糖尿病15年，并发症一大堆，与眼科相关的疾病下了6个诊断，一只眼几乎盲了，另一只眼只有手动视力。每次看到这类患者，心底便油然生出一种怜悯，总是想搀扶他一下，总是想亲自送他到病房，总怕他不小心摔一跤。但是，他嘴上一直说着"我可以，我可以"，坚持要求自己走不用扶，自己去做检查不需要陪护，这让我担心他的同时也不由得敬佩他。像他这样几近双目失明但仍坚持"独立自主"的患者很多，他们眼前的世界虽然变得黑暗模糊，但他们内心却仍保有一处阳光灿烂、色彩缤纷的花园。

每当遇到挫折，当因为一点小事而垂头丧气、斤斤计较的时候，我便会想到这群表面上看起来弱势但内心倔强坚强、不肯放弃希望的患者。疾病和伤痛没有压垮他们，反而激发了更强大的生存斗志和精神力量。他们是我的患者，同时也是我的榜样。生命总是脆弱而无常，我们无法改变生命的轨迹和长度，无法选择或拒绝命运的考验和打击，但至少我们可以决定自己对待生命的态度——怀抱希望和爱，珍惜当下，把每一分每一秒都活得精彩和充实。

本文作于2015年5月

（杨宇婧，医学博士，现为复旦大学附属眼耳鼻喉科医院眼科主治医师）

12. 起航·重生·坚守

林通　2017级眼科基地住院医师

2017年对于我来说是值得纪念的一年，7月博士毕业，在拿到学位证书的那一刻，内心除了喜悦，还有对过去5年研究生时光的不舍，虽然充满了各种挑战和迷茫，但回过头看，我依旧觉得自己是一个勇士，我的坚持换来了那一刻的喜悦。而同时另一种叫作“期待”的火苗在我内心滋生。是的，我成为了一名眼科住院医师，依旧在生活工作了5年的汾阳苑，熟悉的梧桐树，熟悉的砖红色墙面，却有一种新的气息。

起航

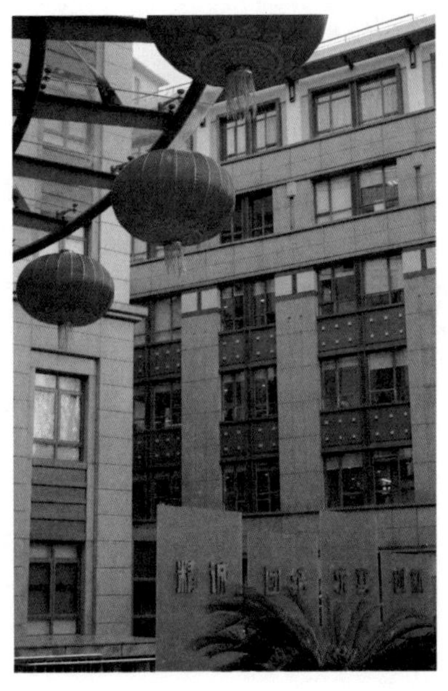

2017年8月1日，我怀着各种不确定和略微忐忑的心情来到了我规培轮转的第一站——玻切病房，第一次交班，如同患者家属探头脑袋观望我们交班的那种好奇心一样，我也是充满着好奇地站在有着仪式感的队伍中。交班之后自然就是查房，玻切的查房到现在仍让我不淡定，因为要面临各种“拷问”。说是“拷问”一点也不夸张，因为内心的不安和不自信。眼科作为一个外科专业，自然少不了要跟手术，问题来了，球后麻醉是我们要掌握的必备技能，要把5号针头准确地扎进患者的眼球后，再注入麻醉药。第一次扎的心情至今难忘，内心一直在问我：“真的可以扎吗?""万一扎坏了怎么办?"一旁指导的李师姐给了我一个肯定的眼神,就这样我在安慰患者放松一点的同时,紧张地扎了我人生的第一个球后麻醉针,成功了!在这之后还会有更多的第一次等着我,第一次值班、第一次看门诊、第一次缝外伤。这些画面都是如此清晰地略过脑海。慢慢地有了第二次、第三次……稚气逐渐褪去,有了一点点的积累,开始了另一种思考,我如何才能"修炼"成为每天带着我们查房的"得道高人"。在日复一日地完成病房床位管理的同时,开始积累每个患者疾病背后隐藏的"蛛丝马迹",抽丝剥茧地分析和理解主任们在每个治疗选择背后的原则和原因,就这样慢慢地成长,我似乎一点一滴地积累起能与老师探讨患者病情的"砝码"。我喜欢这种改变,至少我能体会到自己的成长。

重生

当我轮到眼库时,我深知那将会是全新的挑战,角膜供体标本的采集是一份充满使命感的工作。它的意义之大对于角膜病"出道"的我来说是毋庸置疑,甚至会厚着脸皮把自己和光明使者联系到一起。当然在这项充满意义的工作中首先要克服的是如何能够完好地从捐献者遗体中取下供体组织,因为这是一颗颗承载着爱与希望的种子。在3个月的时间里,我看见的是这繁杂世界里某一些人最后纯粹的爱与奉献。在上医遗体接收站,我见证了复旦老职工对自己工作了一辈子的地方最后的"馈赠";在一个已忘记名字的社区医院,我见证了一对兄弟对母亲最后遗愿的坚守;在仁济医院器官捐献的现场,我听到一位老党员在弥留之际为初心奉献一切;在外滩边一个病房,我看到一位抗美援朝老兵对国家献出的最后一份力……一份份沉甸甸的大爱、一个个鲜活的弥留故事,以一对对角膜承载着光明,去温暖另一段人生。面对供体,从一个开始觉得面前只是一张张冰冷的、静止的脸,到最后我看到的是一张张洋溢着"重生"的微笑的、温暖的脸……每次完成取材后,和家属道别,回望他们的脸上除了逝去亲人的悲伤外,还有一丝对于"重生"的期待。这是我一辈子都不会忘怀的一段岁月,也更加坚定了我要继续守护角膜——这扇心灵窗户的决心。

坚守

2012年初冬,因为硕士面试我第一次踏进汾阳苑,我怀着激动和紧张的心情,就如同和心爱的姑娘第一次约会一般。依稀记得我照本宣科地背完了精心准备的英文自我介绍，本以为老师们会问专业问题，但似乎和我预想的不同，在场的老师给人很愉快的氛围，有点和你聊家常的感觉，我有点意外，让我有种错觉，我一直神往的三大眼科中心之一的初印象是如此的“随性”。但后来当我真的和她慢慢了解和接触，她的“真面目”就暴露了，对于临床和科研的严谨性、疑难病讨论中的抽丝剥茧、大小会议中的“锦囊传授”，都让我深深觉得能在其中学习成长有一种由衷的幸运感。依稀记得某年支部活动中给她写的三行情诗：那年初见，我便钟情，慢慢的我习惯了你。这是我对汾阳苑的真心告白。我喜欢这里的人和事，我喜欢这里的氛围。儒雅的教授、一个个温暖而鼓舞人心的故事、百年银杏下屹立的两尊铜像、岁月的沉淀，那是梦开始的地方。如果可以，我想与你厮守到老。

本文作于 2019 年 11 月

（林通，医学博士，现为复旦大学附属眼耳鼻喉科医院眼科主治医师，入选上海市青年科技英才扬帆计划、上海市“医苑新星”青年医学人才）

13. 初心不改

陈慧　2012 级耳鼻喉科基地住院医师

时光荏苒，岁月如梭，不知不觉我的住院医生培训生活即将结束。这 3 年里，我从刚毕业时的青涩懵懂逐渐成长为一名成熟的住院医生。这段日子充满了艰辛，也令我体会到作为一名医生的成就感，点点滴滴都深深地印在脑海里，不会消逝。

情景一：我相信你们

这是一个炎热的夏天，我分管的床位收治了一名下咽癌患者，肿瘤侵犯的范围很大，还涉及颈段食管。这意味着如果手术治疗，将对医生和患者是个严峻的挑战。手术风险非常大，需要头颈外科和胸外科的密切合作，虽然这是我们能为

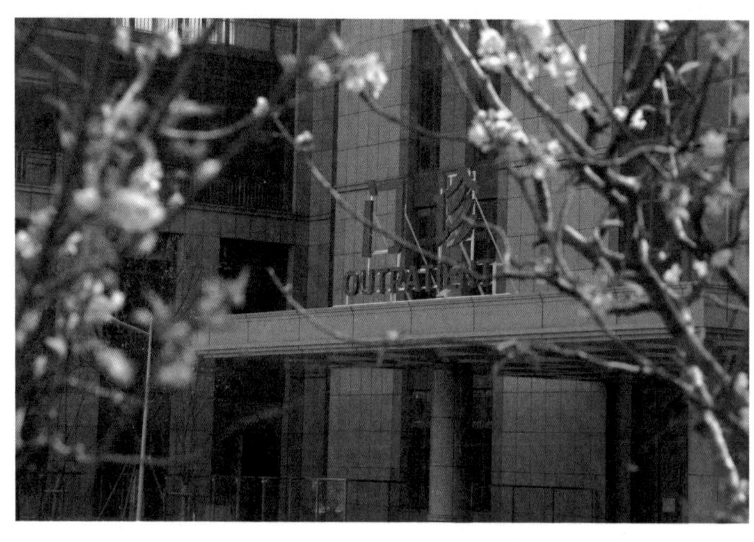

延长患者的生命做的最大努力，但是手术后患者的生活质量将会严重下降。患者无论从生理上还是心理上都将面临巨大的困难。上级医生经过详细研究和慎重考虑，决定给患者进行全喉全下咽切除和胃代食管的手术。由我负责与患者及其家属交代病情并进行术前谈话。当时的我心里一沉，这将是多么艰难的决定呀，一天之隔，整个人生就会天壤之别。我一遍遍地问自己如果是我将会如何选择？怀着沉重的心情和忐忑不安，我来到病房与患者及其家属开始了交谈。他告诉我他在美国完成了化学的博士学位，做了几年博士后工作后回到上海开启自己的事业。他说就算只有一丝希望，他也愿意尝试，只要活着，他就还能继续未完成的事业，哪怕困难重重，也要试试。他毫不犹豫地在手术谈话单上签下了自己的名字。当我问他手术中万一出现意想不到的情况需要更改治疗方案，委托谁帮他做决定时，他坚定地说："我相信你们，我委托你们为我做决定。"说完，他看了看他身边的太太，她握住了他的手，相互点了点头。她说："我支持他。你们是专业人士，我们充分信任你们的专业能力和职业道德，我唯一能做的就是为他祈祷。"听完他们的话，我内心充满了感动，更多的是感激。面对这样困难的手术，仍然对我们百分百的信任，这让我真切地感受到了"性命相托"的责任感。很高兴，手术一切顺利，他安全地回到了病房。他太太激动地拉着我的手说："真心感谢你们为他做出的努力，你们是天使，是英勇的战士。"我至今还清楚地记得他醒来后看我的眼神，充满了感激，更多的是信任，是患者对医生的信任，更是共同抗争病魔的战友般的信任。

情景二：医生姐姐谢谢你

那是一个周末的傍晚，我在等地铁。突然间有个小孩在慢慢向我靠近，我顿时心里一阵紧张，于是打起精神静观其变。我发现他其实也是小心翼翼的，看上去还有些胆怯的样子，努力试着挪过来。当他站到我身边时，我觉得很眼熟，但想不起来在哪儿见过，直到他说："医生姐姐好！"这时，我才突然想起来这是我上周看过的一个小患者。由于他的父母都是聋哑人，当时我只能用写字的方式来和他们交流。这个小朋友是经过人工耳蜗植入手术之后才有了交流的能力，虽然说话的速度比正常小朋友慢一点儿，发音也没有那么准确，但是这些都不影响他的正常交流。还记得当时为了他，用了将近给 5 位患者看诊的时间，然后，他告诉我他的鼻子已经好了，一点儿也没有堵塞的感觉了。"医生姐姐，谢谢你！"看着他清澈见底的大眼睛，我心里充满了正能量。这不就是我当初要做医生的理由吗？岁月已逝，初心不改。回家的路上我突然觉得整个人又恢复了当初的热情，原来它并没有被岁月磨灭，只是深深地藏在心底。我想这种信念会藏在每一位医生的心里，不管世界多么浮夸，不管我们受到商品经济诱惑有多大，这种信念永远不会改变。它不能用金钱来衡量，更不能用名利来取代，而是简单的发自内心的善良。

情景三：认真过好每一天

一个秋天的早晨，湛蓝的天空映照着窗外的红叶，我们相信今天的手术会很顺利。我对老太太说："别担心，老师们的技术都很好，我们一定会尽力。"这只是一台普通的甲状腺肿块切除术，而且从已有的辅助检查报告看起来并不太像恶性肿瘤。一个小时过后，肿块顺利切除，可随之而来的标本冷冻病理报告却提示恶性肿瘤。面对这样的结果，我很难过，一时间不知道该怎么和老太太说。当我沉重地、小心翼翼地把这个结果告诉术后的她时，她有些惊讶，但并没有表现出我想象中的那么激动。她平复了一下情绪，平静的对我说："生老病死，命中注定，我知道你们已经尽力了，我和老伴儿早就决定不管结果怎样，我们都要积极面对，认真过好每一天。"下班前路过那间病房，我看到老太太在给老爷爷喂蛋糕，那样温馨的场面，不需要语言，眼神里流露的都是款款的深情、满满的爱。正如老太太所说，他们真的没有太多时间用来悲伤，而是珍惜现在的时光。这一幕深深地印在我的脑海里，她教会我不要抱怨人生的挫折，不要感叹生不逢时，面对再大的困难，都要积极勇敢，我们没有太多青春用来浪费，只有认真过好每一天。

这样的故事每天都在上演，我们在学习临床知识、不断提高临床技能的同时，我们的心智也在逐渐成熟，更经得起考验。这是一段艰苦奋斗的人生，这是一段用勤劳和汗水铺就的人生，这也是一段与金钱名利无关的人生，但是一定是一段受益终身的人生。

本文作于 2015 年 5 月

（陈慧，医学博士，现为复旦大学附属眼耳鼻喉科医院耳鼻喉科主治医师）

14. 临危不惧，捍卫生命

纪海婷　2014 级耳鼻喉科基地住院医师

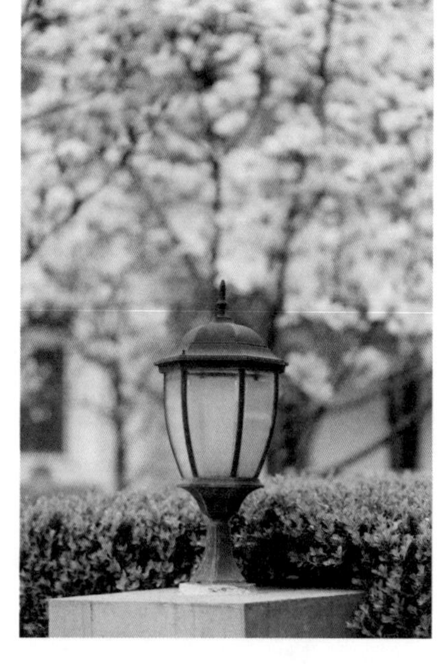

在博士毕业刚刚回国时，我一直认为自己之前太多的精力都用在了科研方面，而临床经验却少之又少。于是每每遇到不懂或者不确定的地方，总是会向各科同事和上级医生寻求指导和帮助。我的每一份成长和进步，都令内心充满着感激。同时，我要将这份感激转化为为患者解除病痛的动力，在未来的日子里去帮助更多需要帮助的人。

一次夜班，凌晨 2 点钟，正在办公室休息的我被寻呼机叫醒，我用最快的速度回了病房护士的电话后，知道有一个气道异物的患儿刚刚被收入院。

这个 2 岁的小朋友给我的第一印象就是要比同龄人看上去瘦小。他呼吸急促，手脚及面部发绀，明显的“三凹征”伴阵阵的呼吸困难。此时小朋友两肺呼吸音明显的不对称，血氧饱和度只有 40。当时我们做的第一个决定就是送到手术室抢救，和家属谈话签字、询问病史几乎在同一时间进行并完成。手术室的师傅用最快的速度将小朋友抱到手术室，麻醉师和器械护士也早已准备好。在询问病史的过程中得知，这是个患有先天性心脏病房间隔缺损的患者，这次来上海是做第二次心脏手术的，结果家长喂饭时将南瓜子呛进气管。来到医院时，已经出现一侧明显的肺不张，这次气道异物对本来就缺氧的身体状况无异于雪上加霜。很快耳鼻喉科和麻醉科的三值也赶到了现场，手术室里的气氛顿时又紧张了很多。经验丰富的麻醉师迅速将小朋友血氧饱和度提高，确保小朋友在安全的情况下可以尽快完成手术，同时，我们作为耳鼻喉科医生也用最快速度在损伤最小的情况下将气道中的异物取出来了。看着小朋友原本发绀的小手逐渐红润，以及逐渐上升的血氧饱和度指标，我们大家都渐渐露出欣慰和满意的笑容。此时已是早上6点钟，我们才意识到原来已经在工作中迎来了新的一天。

当把小朋友抱回给他的父母亲时，他们不知对我们说了多少声谢谢。我想这一夜的抢救让我明白了医生对于生命的价值意义所在，作为一个住院医生，今后的路还很长，还有那么多医学知识和临床经验等待我去学习，还有那么多有意义的事情等待我去经历，有那么多有困难的人等待我去帮助……

本文作于2015年5月

（纪海婷，医学博士，现为复旦大学附属眼耳鼻喉科医院耳鼻喉科主治医师）

15. 经常“中弹”的小医生

李晗　2012级耳鼻喉科基地住院医师

2012年7月，还未从学生角色正式转换过来的我就开始了住院医师的这段人生。告别了课堂，告别了实验，告别了论文，告别了脱产，临床工作被排得满满当当的。除了在我院各个科室进行轮转，还要去综合性医院的心内科和神经外科工作、学习。真正进入临床工作后我才发现，自己在硕士和博士阶段学到的医学知识只是冰山一角，堆成山一样的课本上学到的只是基础，还有大量的学识是要自己从外文书籍、文献和杂志上去汲取的。

医生是个与人打交道的职业，每天要接诊大量的患者，在目前医患关系紧张、医患矛盾重重下，我对待每一次看诊都小心谨慎。长期工作下来发现，其实绝大多数患者是非常善良和通情达理的。

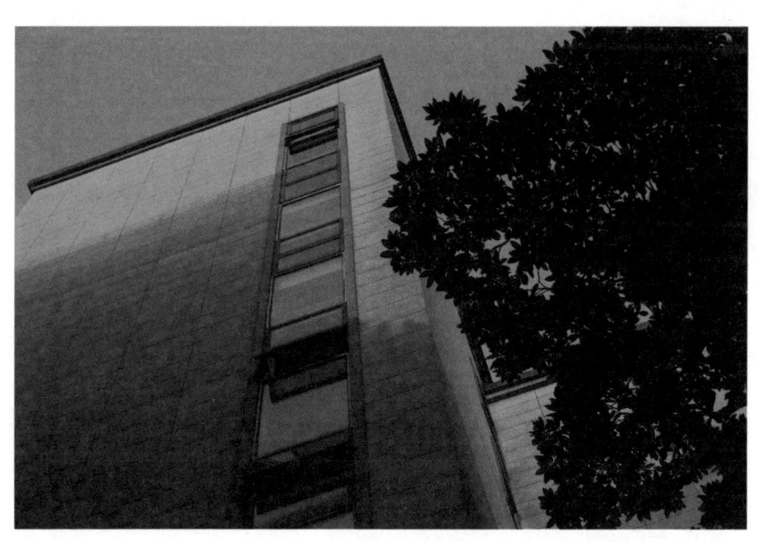

急诊是我们每个住院医师都必须过的一关。每天晚上 7 点钟，我们的急诊高峰就开始了。大多数患者是吃饭时不小心误吞鱼刺的。记得有一次，我接诊了一位 50 多岁的胖阿姨，她一张开嘴巴我就知道这次是个难啃的“硬骨头”，患者舌体很厚，咽腔狭小，咽反射敏感，稍稍用压舌板压下舌头就恶心作呕。我反复尝试，耐心教她如何放松，终于看到了位于喉咙深处的鱼刺。在拔下鱼刺的一瞬间，患者突然呕吐，大量呕吐物喷在我的白大衣和鞋子上，异味扑面而来，其实我已经习惯了，但患者阿姨很不安，一边不断说着“对不起，不好意思”，一边忙着找餐巾纸要帮我擦。我拍拍她的肩膀说：没关系，不用放在心上，常有的事。

作为鼻科专业的医生，鼻窥镜检查是一项必须掌握的技能。很多过敏性鼻炎的患者因为鼻甲过于肿大、鼻腔深处窥不见而需要做鼻窥镜检查。有一次我碰到这样一位小伙子，鼻腔黏膜肿得仅剩一条缝，我缓慢地、稳稳地将鼻窥镜向鼻内推进，突然他打了一个估计忍了很久最终还是没忍住的大喷嚏，鼻涕连同口水像喷泉一样喷到了我的脸上、口罩上、脖子里和白大衣上，他很不好意思，反复跟我道歉，直到最后我把报告单交给他的时候还在微微脸红地跟我说不好意思。看着这么可爱的患者，我拍拍他的肩膀说：没关系，不用放在心上，常有的事。

在头颈外科工作的时候，每天早上换药室里比菜场还热闹，挤满了喉癌术后换药的患者和医生。在给喉癌患者换药的时候，除了换药的手法技巧以外还有一个小技巧就是“躲避球”，要随时躲开患者从气管筒里喷射而出的老痰。刚开始因为经验不够，我经常“中弹”，大多数是在白大衣上，但有一次直接被喷到了我的口罩上，患者因为喉咙已经切除无法发声，但是从他的眼神和手势上看得出他很抱歉，我就习惯地拍他的肩膀说：没关系，不用放在心上，常有的事。

类似这样的事情很多很多。医生就是这样，不能怕脏也不能怕累，我们带着救死扶伤的使命感和满腔的热血走出校园，走进临床，虽然不断有伤医事件和医闹事件出现，但是这些并没有浇灭我们这群年轻住院医师心中的热情。我会继续走下去，带着最初的梦想、带着患者带给我的温暖，继续坚定地走下去。

本文作于 2015 年 5 月

（李晗，医学博士，现为复旦大学附属眼耳鼻喉科医院耳鼻喉科主治医师）

16. 社会·心理·生物·医学

徐彬彬　2017 级眼科基地住院医师

2019 年即将结束，不知不觉中，已经参加住院医师规范化培训项目近 30 个月。回顾这段时光，仿佛除了忙碌，没有时间思考工作之余的其他事情。时间的潇洒将往事风化，今日暂且停下手中的工作，趁它们还没有走远，回味咀嚼一番。

规培期间磕磕绊绊，但还算顺利的一路走来，首先由衷感谢我的导师和榜样——钱江教授，不仅在临床与科研方面是我的领路人，更在为人处事方面给了我很多宝贵的建议和启迪。"做人做事做学问"，学会如何正直为人，如何正确处事，是做好学问的基础。钱老师正直、儒雅、幽默和不卑不亢的人格，更是我学习的榜样。同样要感谢院里、科里各位老师对我的支持、关心与帮助，尤其在临床方面不遗余力、无私奉献地指导，使我的临床业务水平有了长足的进步，为今后工作的开展，奠定了坚实的基础。

在近 30 个月的临床工作中，让我领悟到，人的作用是相互的，如果真心付出，关心理解患者，那么将收获患者的信任和感激。印象深刻的是，曾经负责过一位右眼并发性白内障的患者，还没接触到患者，住院文秘和护士就已经和我打招呼说，患者态度很差，仿佛对我们医院有怨言。在接诊这位患者的时候，确实体会到了患者潜在的"敌意"，具体问诊后发现，原来在 4 年前，患者曾经因右眼视物模糊伴剧烈疼痛来我院就诊，但当时接诊医生仅仅开了几瓶滴眼液与一次甘露醇静脉注射后就没有其他交代，患者回家数日后症状再次发作，急诊至附近医院做了抗青光眼手术，但右眼视力一直很差，没有恢复到以前的水平。翻阅了 4 年前的病例，看到病例本上最后一条写明"请至青光眼专科就诊"。我相信患者不会对于这种严重症状的眼病毫不在乎，不遵医嘱；但我也相信我们医院医师的医疗水平与专业，如此结果必定是医患沟通不畅所致。因此，除了进行专业的查体外，在与患者沟通过程中，我换位思考，站在她的角度去叙说，同时以通俗易懂的语言解释病情，让患者明白自己的情况和我们的治疗策略，以及能达到的预期效果。最终患者解开了心结，手术顺利结束，患者满意出院。目前的医学已从单纯医学模式转变到社会—心理—生物—医学模式，这要求我们不仅能看到疾病本身，更要求看到“生病的人”。

在临床工作中，我深知业务水平是临床医师的立足之本。因此，在不同科室的轮转中，会提前学习相关理论知识，在实践中相互印证，认真研习每一个病例，比较该病例与典型病例之间的“同与不同”，分析原因，使我对疾病的理解更进一步。尤其注重系统性临床思维的培养，而非针对疾病进行经验性猜测。在工作中不断丰富自己的临床经验，时刻保持谦虚谨慎，遇到不懂的问题勇于向上级医师请教，努力提高自己综合分析问题和解决问题能力。严密观察病情，及时准确记录病情，对患者的处理得当，作为一名新医生，戒骄戒躁，精神饱满，不断学习。同时在工作过程中严格按照医疗操作常规进行，避免医疗事故及差错的发生。

本文作于 2019 年 12 月

（徐彬彬，医学博士，现为复旦大学附属眼耳鼻喉科医院眼科主治医师）

17. 住院医生札记

吴甦潜　2018 级眼科基地住院医师

时至今日，我依旧能想起几年前第一次去 6 楼会议室听住院医生小讲课的那个傍晚。那是巴掌大的院区靠外侧的一幢 6 层大楼，门诊时间刚结束，大理石纹路地砖传来吸尘器和抛光机轰轰声响，由于大楼顷刻间的人去楼空而显得格外清晰。北边的窗户正对着梧桐环抱的汾阳路，路上时不时能看见背着乐器和乐谱的少年们哒哒地走在缓慢爬行的汽车周围。朝着走向的一边是大名鼎鼎的上海音乐学院和“远东第一交响乐团”上海交响乐团，而另一边则连接着号称“上海最美马路”的东平路和桃江路。每到这个时候，暮色降临的窗外暖黄色的路灯亮起来，照着前去医院隔壁酒吧看体育比赛的年轻人，这种霭霭的气息，意料之外令正走进房间准备听课的我感觉整个会议室分外明亮，映照出主讲老师通常疲惫但炯炯有神的双眼，以及台下和我一样的住院医师慢慢上移的发际线。

“谁能说一下原发性急性闭角型青光眼的临床分期?”

台上的老师如是提问。事实上这个问题我在青光眼组轮转的 2 个月内已经在早查房、病房小讲课、病例分析等场合被不同的带教老师问了不下 5 遍。在这家顶级医院里工作的我们深知一个道理：很少有人愿意把同样的话重复 2 遍告诉你。假如同一个问题老师先后问了超过 2 遍，只能说明它非常重要，并且很可能带有一丝“你为什么回去没好好看书”的批评。假如同一个问题被不同的老师先后问了不下 5 遍，那很可能就是另一回事了——没过多久我便从科里的陈君毅主任那儿得知，目前通用的原发性急性闭角型青光眼的临床分期，是由我们医院眼科创始人郭秉宽教授最早提出的。

住院医师中女同事占有数量优势，她们每天往往在“用妆容粉饰前一天的疲惫”和“没精力好好化妆”之间徘徊，而能够暂时掩盖该矛盾的，可能只有前一晚认真看书后次日清晨上级医生查房提问时的对答如流。如果说这种长久的矛盾下有什么渔翁得利者，莫过于医院附近一家又一家的咖啡店；不出几个月，大家都成了咖啡重度依赖者。

每年年底的医院招聘是高年资住院医生最紧张的时候。过了年末，一批新的住院医师将在新年夏天离开培训基地，原来的归原来，往后的归往后。而我们低年资住院医师甚至没有机会跟每一位离开的学长、学姐好好告别。甚至就在2个月前，我才知道有一位我认识很久的同事已经离开医院4个多月了。

“汾阳院区这地方真小！”不只前来就诊的患者，我们也一直这样抱怨。医生办公室小得令人别扭、郁闷。不只住院医生，许多年资颇高的主任们甚至从未有过一张属于自己的办公桌，因而不少主任医生不得不挤在住院医生写病史的房间里围坐一团小憩。我至今依旧惊讶于医院这小小一溜地居然能挤出11幢楼、一座花园和一座水塔；同样令我惊讶的是，就是这样一簇小地方，诞生了如此多在业界大有作为的医生、学者，同时向业界输送了一批又一批的医学人才。

似乎是约定俗成的规矩，在住院医师眼里，医院里的医生共分为3个辈分：能够直呼其名、称呼师兄师姐的可笼统地为一辈，上一辈则可以统称为老师，再上一辈的我们尊称为“爷爷”“奶奶”。通常医院里的“爷爷”“奶奶”可谓灵魂前辈般存在，一般也有特指。譬如医院里的“王奶奶”有且只有两位，眼科、耳鼻喉科各1位。作为住院医生，听到“爷爷”“奶奶”要来给我们上课是我最兴奋的时候，因为所有人都知道，他们的课除了充满干货外还特别有趣生动，堪称行走的教科书和眼科学史。俗话说“家有一老，如有一宝”，在医院里更是如此——每每想到这点，我总觉得自己是如此幸运。

每天清晨，按掉床头的闹钟，睡眼惺忪地启程前往医院，开启又一个无法预知是否被铭记的一天。好生活和好医生之间似乎总存在某种古老的“敌意”。迄今为止，我依然难以想象为了成为好医生，一批又一批的前辈们究竟经历了什么样的艰苦。纵然如此，每每觉察到自己的进步和患者被治愈后的喜悦，也让我和那些优秀的老师、前辈之间有了一种隐隐的连结，尽管我依旧只是驮着一堆疑问前行的住院医师。

本文作于2019年11月

（吴甦潜，医学博士，现为复旦大学附属眼耳鼻喉科医院眼科医师，入选上海市青年科技英才扬帆计划）

18. 欲速则不达

刘全　2013级耳鼻喉科基地住院医师

2013年7月开始了住院医生的生涯，经过近2年的锻炼和学习，现在有必要做个总结，自己的住院医师生涯可以概括为一句话：累并快乐着。累是毋庸置疑的，每天远远超过8小时的高强度运转，经常不能按时吃饭，每天回到家满身的疲惫，身边也经常有同仁抱怨这样的生活什么时候才可以熬过去，虽然很累，但是我相信，绝大部分住院医师都很热爱这份工作，包括我在内。虽然每天工作都挺累，但是看到患者急需解除痛楚的渴望眼神，我的内心便迸发出作为医者的责任心和使命感。

在这2年的住院医师生涯中，除了学习临床理论和操作技能外，对医患交流有了一点感悟。记得一件发生在去年的事情，那天我在病房值班，病房护士告知

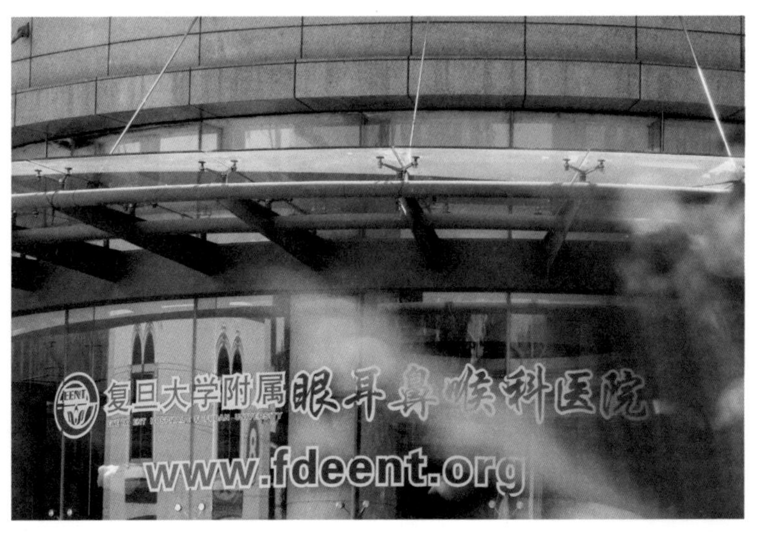

收了个鼻腔异物的 3 岁急诊患儿，在门诊取异物患儿不予配合，需要收入病房行全麻手术取鼻腔异物，在病房问病史时患儿母亲表现得非常紧张，担心手术风险，麻醉对孩子的影响等。我完全理解父母对子女的那种呵护和担心。当时观察那个小朋友并不是很调皮的性格，就试探性地和他交流。通过询问，发现小朋友还是很配合的，就问他能否配合医生叔叔把鼻孔里的异物取出来，刚开始小朋友有些抗拒，说怕痛，我就告诉他医生叔叔不会把你弄痛的，痛的话你告诉叔叔，我们就不取了。在取得小朋友的信任后，我把他带去检查室，首先进行鼻腔的检查和收敛，在操作中我小心翼翼，尽量避免触碰带来的疼痛，避免让他产生抗拒感。

鼻腔经过收敛后，在前鼻镜下可以看到右侧下鼻甲下缘与鼻底之间的异物，为稍硬的塑料异物，因为当时考虑到通过吸引的方法应该可以将异物取出，就试着用吸引器吸除异物，刚开始患儿还是有些抗拒吸引的，我就耐心的给他讲解，努力消除其对操作的恐惧，患儿果真比较配合，右侧鼻腔异物成功取出，并且无黏膜损伤，患儿父母当时表现出一种非常感激的态度。通过自己的努力解除了患儿的痛苦，体会到了一点点作为医生的自豪感。

面对这种情况，我们往往需要再多一份的耐心和理解。换位思考，对于医生而言，每天面临的是不同种疾病的累积，是 1 对多的模式；而对患者来说，他需要医生进行个性化的治疗，1 对 1 的模式。权衡两者的不同，努力寻找两者之间的交集，需要我们再多一份耐心和理解。

本文作于 2015 年 5 月

（刘全，医学博士，现为复旦大学附属眼耳鼻喉科医院耳鼻喉科副主任医师）

19. 混沌渐清晰，迷惘渐坚定

刘琢扶　2013 级耳鼻喉科基地住院医师

进入五官科医院住院医生规范化培训基地已有将近 2 年的时间，期间，从一个医学毕业生成为一位临床工作者是我人生中难以忘怀的一段宝贵经历。

医生，这个饱含着神圣色彩的职业名词，我在学医之初并没有太多的感悟。当医生并不是从小的梦想，高考填写志愿时，父母觉得女孩子做医生比较稳定才最终选择填报医学院。甚至在五年本科结束要选择哪个科室读研究生的时候，我也只是认为内科查房时间太长，站不了这么长时间，而大外科又不适合我这样的小个子，才选择了耳鼻喉科。

在踏入临床岗位的这段时间，我不仅学习着如何将书本知识和实际病情相结合，学习着各类诊疗常规，也学习着如何理解每一个真实的患者个体。经历得多了，才慢慢了解，医生的职责是治患者，而不是单单地治病。患者是以一个完整的人的身份来到我们面前，而不是以患病的器官来到我们面前，一切医疗诊治活动都应和每个独特的个体息息相关，和他们独特的需求、独特的人际关系相关。

曾经有位患者得了喉咽癌，准备住院手术，是一个 70 出头的老先生，但看上去头发稀疏、牙齿全部掉光，面相要老了十来岁，可见从前的生活是极其艰难的。肿瘤范围很大，颈部也有淋巴结转移。按照一般的情况，这样的患者需要做全喉切除术、颈部淋巴结清扫术，还需要做皮瓣移植，手术范围很大，风险也很大。术前谈话之前，老先生把我拉到一旁，轻轻地说："我的病情我清楚，小医生，你私下告诉我就可以了，我的太太胆子小，很依赖我的，待会病情不要讲得太重，我怕她受不了。"我心里不由得感叹这位老先生对他太太的爱，一般癌症患者我们都会和家属讲清楚病情和最坏的情况，在患者面前尽量给予鼓励和安慰，有些家属会要求医生在患者面前隐瞒病情。尽管在老先生太太在场时的谈话可以多给些安慰，但是如何手术，手术后会出现什么后果需要讲清楚。全喉切除的患者术后会失去正常发音功能，做皮瓣转移术的患者术后也有很长一段时间需要靠胃管进食，不能吃饭，而这时老先生的太太已经双手发抖、泪水都在眼睛里打转。谈话结束，老先生拉着老太太的手说，谢谢，我们清楚了。等老太太走后，老先生又和我说："医生啊，我们的孩子也不用来签字了，我们四十几岁结的婚，孩子是她和前夫的，孩子们都好，但是和我也不太亲，我太太真是苦啊，年轻时拉扯大这么多孩子，早点遇到我就好了。"过了几天，上级医生商量下来，觉得对于老先生来说行这么大的创伤手术风险很大，术后极有可能咽漏，感染伤口不能愈合，可以选择相对创伤小的颈部淋巴结清扫，而喉咽部的肿瘤则可以术后进行放化疗。虽然我心里有些犯嘀咕，因为在自己以往固有的概念中，手术一定要做得越大越彻底越好，但我还是遵照上级医生的指示再把这个方案和老先生老太太商量，没想到老太太竟然感动得眼泪夺眶而出，她说："谢谢你，医生，太好了，这样他就能说话了，这么大的伤口我真是害怕极了，真是怕他挺不过来，可我也不敢和医生你们说。这样太好了，手术之后我也能给他做饭，让他吃得好一点。"后来老先生顺利完成了手术，老太太拖着佝偻的身躯在病房里扶着老先生慢慢走着，看着他们的背影，我似乎也明白了：医生在应该做什么和需要做什么之间应该如何选择。

本文作于 2015 年 5 月

（刘琢扶，医学博士，现为复旦大学附属眼耳鼻喉科医院耳鼻喉科主治医师）

20. 为难中的希冀

竺珂　2019 级眼科基地住院医师

虽然成为住院医生只有短短 5 个月的时间，但在这 5 个月里，我领略到了前辈悬壶济世、仁心仁术的医德情怀，也体会到了虽高超技艺、妙手仁心也无法避免的医生之难。

分享两个小故事。

跟导师门诊时，来了一家人。爷爷拉着儿子的手，背着 3 岁大的孙女，奶奶牵着儿媳妇，背着 1 岁大的小孙子。此行来上海就诊的原因，是发现 3 岁的孙女看不见东西。爷爷说，他和奶奶眼睛都好，生了 7 个孩子，只有 2 个视力正常，另外 5 个都在小时候或青年时就看不见了，现在小儿子家的娃娃也看不见了，一定要来上海看看。孩子太小，无法配合医生检查，只能带去拍 Retcam（一种眼底照相）。在等待拍照的间隙，我详细追问了病史。爷爷和奶奶原先是一个村的，沾亲带故，子女各自婚嫁，生下的孩子也大多眼睛不好。这次来就诊的小儿子在外打工时，认识了同为盲人的儿媳妇，生下了 2 个孩子，也都看不见。这么一问，我们就大致知道了这个疾病的方向，即遗传性眼病八九不离十。2 个孩子的眼底照是典型的视网膜色素变性的表现，虽然基因检测报告未出，但基本可以支持诊断。事后，向孩子爸爸解释了：这是个遗传性疾病，根在他们的基因里，目前还没有很有效的治疗方式。爸爸表示理解，并说其实家里那么多人先天失明，也大致猜到了是遗传的原因，但为了孩子，哪怕还有一线希望，也要来上海看看。他们来自云南省保山市彝族自治州，是一个非常偏远的地区。把他们送到门口，爷爷又拉着儿子背着孙女，奶奶牵着儿媳背着孙子，一行人离开了医院。我目送着他们，望着奶奶背篓上“好宝宝一生平安”的布袋，陷入了沉思。且不论他们家族的其他亲属，就这 6 人中，仅爷爷和奶奶行动自如，而儿子、儿媳、孙子、孙女

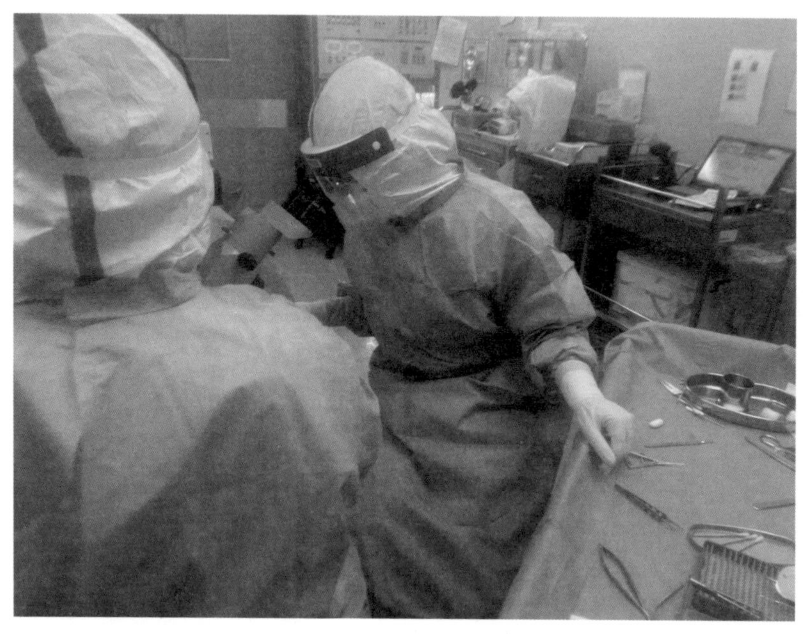

都丧失了视力，克服种种困难，千里迢迢求医，而我们却无法帮助到他们。医生很难，在和基因交手的时候，总是输得一败涂地。

在眼眶及眼肿瘤组轮转的时候，收治过一位患者。3个月前因为右眼眼睑红肿来我院就诊，诊断为右眼睑缘炎，予以抗生素滴眼治疗。用药一段时间后，患者症状并没有明显改善。再次复诊时，查体发现右眼结膜红肿，考虑右眼结膜炎，给予抗生素滴眼治疗。治疗一段时间后，患者症状仍没有明显改善。经过多位专家讨论，为明确病因，考虑行右眼结膜活检术。最终活检的病理结果十分出乎大家的意料，皮脂腺癌。皮脂腺癌是恶性程度非常高的肿瘤，但是这位患者主要临床表现为炎症，成功骗过了前期接诊的医生。在为患者行进一步治疗时，困难又出现了。此时的分歧主要来自临床诊断和病理诊断。主刀医生是一位非常有经验的眼眶及眼肿瘤专家，他认为这个肿瘤偏向交界性，而非恶性，而病理诊断为恶性肿瘤。于是，不同的诊断对应不同的治疗方案，摆在临床医生面前的有两条路，一条是相信经验，只做局部治疗，患者是一位40多岁的中年女性，保眼治疗会大大提高她的生活质量，但同时也冒着肿瘤扩散、转移，危及生命的风险；另一条是依据病理诊断，行眶内容物剜除术，在切除病变组织的同时，也开启了患者的“独眼”人生。最后，在充分解释和沟通下，患者及其家属还是决定以保住生命为先，选择眶内容物剜除术。术后，在为患者换药时，看着尚未长齐整的结膜伤口，不禁感叹，肿瘤真狡猾，在和肿瘤的斗争中，我们又处在了下风。

住院医师生涯虽然只有短短5个月，却常常让我感受到：其实医生能做的非常有限。在与疾病的斗争中，即使拼尽全力，也有很多遗憾和无奈，很难达到完美的结果。这仅仅是两个例子，此外还有更多无可奈何的时刻。前人常说，有时治愈，常常帮助，总是安慰。真正踏入了临床工作，才体会到此言不虚。无论如何，希望能治愈的多些，能帮助的多些，能安慰的多些。希望随着医疗技术的发展，可以帮助更多的人，让更少的人带着失望离开医院。

本文作于2019年12月

（竺珂，医学博士，现为复旦大学附属眼耳鼻喉科医院眼科住院医师规培基地医师，入选上海市青年科技英才扬帆计划）

21. 最美的笑脸

陈健　2015级耳鼻喉科博士研究生

小时候每次去医院看病，看到医生门诊安排时总是特别羡慕，就想着长大当一名医生也挺好，每周只要上2天班就可以了，而且看起来越厉害的医生上的班越少。进入实习后才知道，原来门诊只是医生工作内容中很少的一部分，病房才是医生们主要的工作战场。实习的时候轮转了好多科室，每次内科查房时无法压制的困意让我只考虑外科为主的科室，而在耳鼻喉科轮转是我最幸福的时光。"查房10分钟，手术半小时"，对耳鼻喉科最初的印象开始了我与这个科室的不解之缘。

然而，所有美好的幻想都在进入住院医师这个"魔鬼"阶段而一一破灭。住院医师是所有医生工作的起点，也是医师弃医转业的高峰阶段。医生是最受人

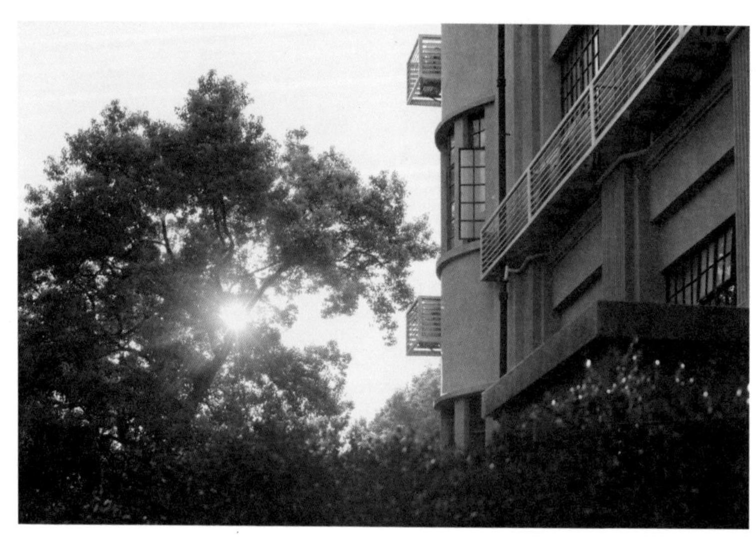

尊敬的职业之一，挺过深奥繁重、每月一考的医学生学业，却未必熬得过医疗事业的第一个阶段，住院医师阶段的压力可见一斑。

我仍清楚地记得自己第一天穿上白大褂昂首挺胸地穿梭在院区时，一路上面对着一张张咨询患者充满期待的脸庞却答不上来的尴尬。每当患者问你各种检查和治疗在哪个地方时，我就会觉得原本熟悉的院区竟变得如此陌生。于是那天后，我特地抽空脱了白大褂，跟在患者身后完整地过了一遍门诊和住院的流程，尽量去记住医院的每一个角落和功能。身在全国最好的耳鼻喉科专科医院，我们要面对的都是如山的病例和海量的手术。早上 7 点换药，7 点半交班查房，8 点匆匆上手术台，在手术间歇赶紧回病房收新患者、办出院，经常因为上手术而没去门诊还要被批评，下午门诊下班后再回病房收新患者，做术前谈话，晚上值了夜班第二天经常也是没有休息，如此机械的重复……生理上的疲惫可能会让我们变得慢慢对患者麻木。每当在工作中疲惫得想偷懒甚至想放弃的时候，总会有一张患者的笑脸浮现在我面前。

那是一个上颌窦癌术后放化疗后才几个月又复发的患者，肿瘤在术后短短数月复发并已经破出脸颊和侵犯到眶底了，同时肿瘤向下也有发展，导致他牙托也戴不进、讲话口齿不清。我在术前谈话的时候，他妻子和女儿现场就已泣不成声，但患者坚强地表示：脸被挖掉甚至眼睛也被挖掉都能接受，只要把肿瘤尽量切干净、尽量减少复发的可能性，并笑着安慰他的妻女。然而在妻女签完字离开之后，他又独自返回含着泪悄悄恳求我说：医生啊，话是这么说，但是我现在还是家庭的顶梁柱，我还是希望外观上尽量接近正常人，也很想跟正常人一样能口齿清晰地说话，并且还要去工作养家，您就帮帮我好吗？这一刻我突然意识到，我们平时每天匆匆面对的各个病患背后其实就是千千万万个家庭，每个患者的健康都直接关系着家庭的幸福。尽管心中万分不忍，但作为医生我只能客观地跟他说只能尽力，无法保证。幸运的是，上级医师在完整切除肿瘤之后还联系其他组的医生帮他做了皮瓣修复，尽量让他在外观和功能上接近正常人。因为担心皮瓣可能会发生坏死，我便每天上下班都会去摸一下皮瓣的温度。由于经常要到夜晚才下班，患者看到了一位住院医师的辛苦，对我感激不已。在月底换组的时候，我跟他说下个月会去浦江院区，接下去会有更好的医生接替我负责帮他换药。他紧握我的手迟迟不放，反复夸赞着我是他全家的大恩人。这一刻我发现，作为一个小小的住院医师，虽然在手术和治疗决策上为患者做得很少，但确是最能给患者带来温暖的人，哪怕只是每天两次的嘘寒问暖，都会给患者带来黑暗中久违的光明和希望。

本以为之后不会再见到这个患者了，没想到1个多月后在浦江分院的门诊居然再次见到了这个患者，一进诊室后他又紧紧握着我的手说我是他的大恩人。看到他皮瓣修复后不算美观的笑脸，我竟然看到了满满的阳光和自信。在和他拉了一些家常和病情之后，我便跟他说：我们真有缘，一来你就看到了我的门诊。这时他的妻子在旁边说，他是去住院部一层层楼问过来，问到我在门诊后才特地找来的，就是想找我并跟我说一声他恢复得很好。就是这一句话，突然触动到我，望着他那憨厚的不断点头的笑脸，竟半天无语凝噎……

患者的感恩之心就是这么纯粹和温暖，可以洗去我们一天所有的疲惫。在工作中我们难免会遇到许多难以沟通的患者，也会时常深陷不被信任、沟通不畅的窘境，但是每当觉得委屈不值的时候，总会浮现这张我心中的最美笑脸，它总能提醒我不忘初心，牢记自己的工作职责和使命。我相信所有的住院医师都见过这么一张笑脸，希望大家都能将其深埋心底，作为自己在职业生涯初级阶段永葆热情、坚持奋斗的不竭动力！

本文作于2019年11月

（陈健，医学博士，现为复旦大学附属眼耳鼻喉科医院耳鼻喉科主治医师）

22. “有我在，放心”

辛渊　2012 级耳鼻喉科基地住院医师

3 年的住院医师培训即将结束，从刚开始的反感到逐渐的适应，直到最后的感激，这 3 年所给予我的不仅仅是临床知识的丰富、技能的提高，更是眼界的开阔、价值观的改变。从一名埋首实验室的科研工作者直到成长为一名能在门诊、急诊、病房一线独当一面的临床医生，这其中离不开医院提供的各方面的帮助。医院在保证一定物质条件的同时，给予了我们充分的锻炼机会，庞大的门急诊量逼迫着自己对各种常见病、多发病的处理烂熟于心；各种各样不同期望的患者使自己的沟通技巧愈发成熟；身边接触到的专家教授又每每激励自己进一步钻研学习新的知识。

临床中大部分的日子是在平凡普通的重复中缓缓前行着的，有时会为见识一个罕见的疾病而暗喜，有时会为掌握一种新的手术而兴奋。但现在想来，最打动人心的却往往是那么几个瞬间。

那天，又一个病房值班的漫漫长夜，凌晨 2 点多，经过一整个白天忙碌工作刚刚躺下的我，被一阵急促的拷机声叫醒，拿起电话回拨，电话那头传来护士急促紧张的声音：医生快来，气道异物的小孩子不行了，氧饱和度只有七十几了！瞬间我整个人完全清醒，抓起白大褂飞奔而出。赶到病房的时候发现小朋友已经嘴唇发紫，意识模糊，氧饱和度只有六十多。当即我想到肯定是异物到声门下了，需立即送手术室！我让患者的父亲抱着小朋友，一起直奔手术室，联系上级医师和手术室的同时，心里计算着到达一楼手术室的最快捷径。我带着他们乘坐手术室电梯下到一楼手术室外，然后用门卡想打开手术室外的大门，却发现既没法刷开大门，里面也没有人接应开门！我狠命地敲了几下门，毫无反应。来不及细想，我抱起孩子顺着楼梯来到 3 楼手术室门口，刷开大门直接冲了进去，心里只有一个念头：千万要挺住啊。而当把小孩子抱上手术台时，小孩子已经大小便失禁。我心里顿时凉了半截。这时经验丰富的麻醉师麻利地摆好患者体位，进行正压通气，开放静脉通路。我在旁边一边紧紧地按住面罩，一边抚摸着小朋友的额头，弱弱地问道："会没事吗？"麻醉师坚定地看了我一眼，说道："有我在，放心。"最终经过上级医师、麻醉师和护士的共同努力，异物终于成功取出，小朋友也终于转危为安。当我把异物交给早已泣不成声的患者父母时，他们紧紧得握着我的手，几乎半跪着连声道着：谢谢，谢谢。走出手术室，乘着夜半的凉风，抬头望向天空，我发现那晚夜空的星星格外璀璨。

另一天，门诊忙碌的工作中，我有条不紊地接待着一个又一个患者。这时，一个 20 多岁的小姑娘坐了下来，我照例问道："怎么不好？"她答道："医生，我要做鼻咽部活检。"不寻常的主诉引起了我的好奇，一番了解下，原来她几年前就已经被诊断患有横纹肌肉瘤，现在随访发现可能鼻咽部侵犯，肿瘤医院医生建议来我院做活检。她问我："医生，什么时候能出报告？"我答道："大概一周吧，怎么了？"小姑娘说："我已经计划好出国去读书了，不想耽误开学……"身在一所全国著名的医院，每天都能接触到各种各样的肿瘤患者，大到行将迟暮、小到 8 岁的鼻咽癌。但这样一个豆蔻年华的小姑娘，奋力与生活进行抗争，追求自我价值，努力实现人生目标的故事，至今仍让我记忆犹新。

有朋友曾开玩笑说：医生肯定都心理不健康，每天都接触负能量。但事实是，抛开繁重的日常工作，有时并不友好的行医环境，作为医生的我总能触摸到人性中的闪光点，找到那些能够支撑你走下去的动力。有时治愈，常常帮助，总是安慰。人生不如意之事十之八九，行医亦是如此。但若能尽到一个医者的本分，忠于自己的良心，实现自己的价值，完成自己的理想，始终还是件幸福的事。未来的路充满着不确定，但走过的这 3 年，心怀感恩。

本文作于 2015 年 1 月

（辛渊，医学博士，现为上海交通大学医学院附属上海儿童医学中心耳鼻喉科主治医师）

23. 我知道你们已经尽力了

黎长江　2016 级耳鼻喉科基地住院医师

从某种意义上来说，医患关系是当前所有医生最难处理的一种特殊的人际关系。但在我看来它其实就是一种平平凡凡的关系，就像你我的生活，有时平静如水，有时心潮澎湃，有感动，也有无奈。关键在于看待这段关系的视角，是带有明显的感情色彩，还是以客观公正的态度。对此，作为已有 3 年耳鼻喉科住院医师经历的我来说，更是深感如此。

感动的一则急诊小故事——小医生，你没问题的

记得自己刚上第一个急诊时，遇到一位来就诊的老先生，他进来就非常爽朗地和我打招呼，显得很乐观和蔼。他说："医生，我 2 小时前在家里吃鱼，不小心被

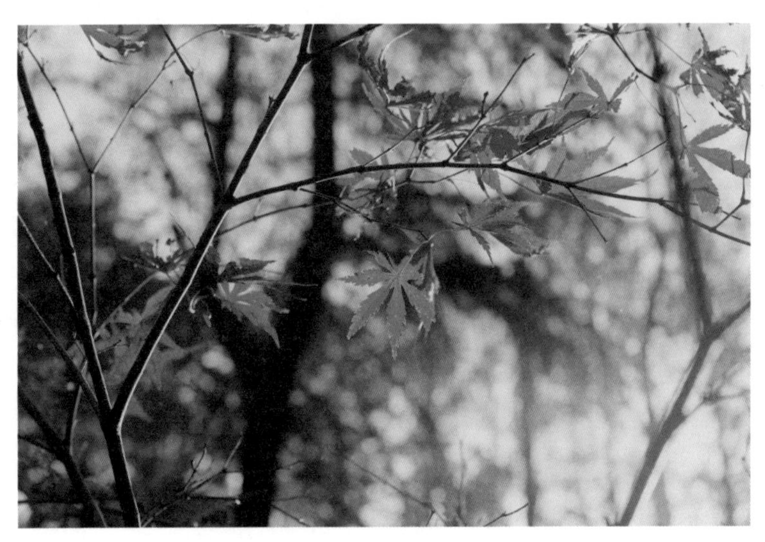

鱼骨头卡住喉咙了，现在这里有刺痛和异物感，麻烦你帮我看一下”。他伸手把卡鱼刺的位置，在脖子上指给我看了看。我先用压舌板检查双侧扁桃体上是否有鱼刺，确定没有后，我又准备用间接喉镜去检查舌根、会厌谷、梨状窝等容易卡异物的地方。因为用间接喉镜给患者做体检前需要先雾热镜面，以消除冷镜面放入温热的口咽部后所起的雾气。当我把间接喉镜雾热后，放在自己手上，确定不烫后，再放入他的口咽部时，老先生顿时向后躲了一躲发出“啊”的一声。我一看：“糟糕，软腭被烫伤了”，心里非常紧张，并充满了歉意，我连说了几声“对不起”，老先生反而开心地安慰我说“没关系的，小医生，经验都是累积起来的，熟能生巧，你多做几次就好了，年轻人就要不怕失败，来，再来，你肯定没问题的。”当时我心里非常感动，有了他的鼓励，我放松多了，对自己也更有自信了，后面也顺利地帮老先生把鱼刺取出来了。以后，每一次在临床上遇到困难时，我都会想起老先生的这句话——你没问题的。

无奈的一则住院小故事——我知道你们已经尽力了

我进病房轮转后不久收治了一位“下咽新生物”的年轻患者，年仅 32 岁。我对他们一家印象非常深刻。父母都体形瘦削，可能常年劳作的关系，皮肤黝黑粗糙、皱褶明显，身子佝偻，双眼深陷，鞋子上还布满了灰尘。虽然他们都不会说普通话，也不识字，但我感觉是非常好沟通的一家人。患者以“吞咽不畅伴声音嘶哑半年”为主诉收住院，喉镜报告显示下咽新生物。之前，他一直以为是“咽喉发炎”，就去药房和镇上的医院买药吃，以为这样就会好。没想到症状越来越重，就去县医院看病，县医院建议他去市医院，市医院的医生检查出下咽部有肿物。因为市里接诊的那位医生在我院进修过，就建议来我院就诊。完善相关检查，确定无手术禁忌症后，我们就给这位患者做了“显微喉镜下下咽新生物活检术”，1 周后，病理报告出来了，是“下咽癌”。当我把这个病理结果告知患者及其家属后，我说需要进一步手术，他们问再手术需要花多少钱，我说根据目前的检查结果来看，他的病已是晚期了，除了做手术，术后可能还需要放化疗，花费不少，我说你们可以跟家里人再商量一下。第二天，患者及其家属来医生办公室找我说他们决定不做手术了。我问为什么，并告知他们说：“虽然这个病目前疗效还不是太好，但毕竟他还年轻，还是需要积极治疗的，可以先手术。”患者的妈妈哭着说：“我儿子刚结婚生娃，我们家世世代代都是农民，没有别的营生，他爸爸身体也不好，一年到头挣不了几个钱，单看病就已经花光了家里的钱，现在还欠好多债，这次来你们医院看病的路费都是借的，我们已经知道他这个病没得治了。我知道你们已经尽力了，我们也不想给你们医院添麻烦。”看着他们离去的背影，我的内心百感交集。

临床上医患之间发生的每一件事，都会给亲历者带来各种各样的情绪波动。医生和患者，在内心深处都需要将这种情绪波动转化为理性分析。当医患彼此之间某种故事接二连三地发生时，人们不应该认为医患之间只能存续于某一种关系，因为还有其他。有感动，就会有无奈，有喜悦，就会有痛苦。3 年的住院医师经历，让我更加深刻地领悟到临床，可能就是医患之间的一则故事，一种关系，这则故事中所包含的哲理和情感如喜、怒、哀、乐，以及彼此的对白，都可让一名医生成长、进步，最后使医患彼此都步入一种和谐的平稳期，成为一名真正的大夫。“不以物喜，不以己悲”也许也可以成为我住院医师经历中的一种平凡的情感体验吧。

本文作于 2019 年 11 月

（黎长江，医学博士，现为复旦大学附属眼耳鼻喉科医院耳鼻喉科主治医师）

24. 最美的时光，最好的你

牛亮亮　2018级眼科基地住院医师

人生有一段最美的三年时光,叫住院医师
三年中我们收患者、看患者、管患者
三年中我们看手术、跟查房、听讲课
三年中我们查资料、做科研、写文章

三年中有很多个待命状态,叫“on-call 36 小时”
眼睛痛了、胀了、痒了,包扎松了
血糖血压高了、低了,肚子疼了
眼睛被打了、被撞了,急诊来了
拷机响了,神圣的使命来了

三年中我们正式开启了人生第一次真正的“追星”梦
崇拜着各大导师,各大主刀
忍不住表达自己对他们的敬仰之情
聆听他们有条有理的临床逻辑分析
用心感受他们的医者仁心,大医精诚

感恩这个有爱的集体
感激我们的医生、护士老师
感念认真的老总二值
感谢历练我们的患者

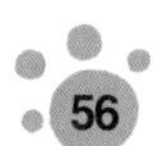

最美的时光最好的你
医路肩并肩一起走

本文作于 2019 年 11 月

（牛亮亮，医学博士，现为复旦大学附属眼耳鼻喉科医院眼科检查中心医师）

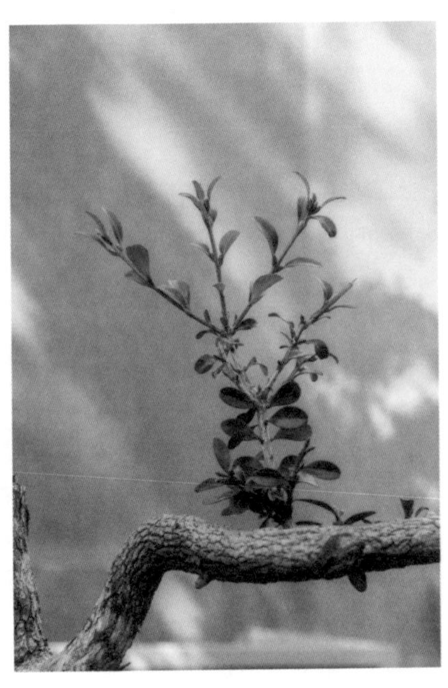

25. 医者的安慰　患者的冬日暖阳

汤迪　2019 级耳鼻喉科基地住院医师

都说学医漫漫长路，本科 5 年、硕士 3 年、博士 3 年是大部分医学生的标配。然而，医学生只有从院校毕业后到住培基地医院开始住院医师规范化培训，从医生涯才正式拉开帷幕。3 年的住院医师规培其实并不漫长，时光弥足珍贵，这是让医学生快速而有质量地成为合格医生的必经之路，是成为一名成熟医生所必须经受的洗礼。

作为一名刚入基地规培不久的住院医师，带着“菜鸟”的稚嫩、困惑与勤勉，在医院这个流动着人情冷暖的空间里，共同参与着别人的生老病死，在“打怪升级”提升自己技能的同时，也修炼着自己的内心。记得在鼻科轮转的那 1 个月，我管床的 3 位患者都是罹患恶性肿瘤，其中一位 30 岁的年轻女性鼻腔肿瘤复发累及眼眶令我印象最为深刻。患者在 27 岁怀孕期间查出肿瘤，坚持生完孩子后再行手术治疗，3 年后她出现一侧眼胀、复视，被诊断为鼻腔肿瘤复发累及眼眶，上级医生评估后决定开颅进行手术治疗。可以想象，3 年前她满心欢喜地准备做一名妈妈，得知身患癌症该是怎样的绝望，然而为母则刚，她该是怀着多大的勇气坚持妊娠，让她的小孩看到生的希望。手术后的她定期复查，现实虽然残酷，总会有亮光照下来，可短短 3 年，肿瘤复发，一转眼又入“冬”了。在术前谈话告知患者相关手术风险后，我跟患者说，因为开颅手术需要把头发全部剃掉，患者着急地问我：“汤医生，可以少剃一点吗？那以后头发还会长出来吗？”同时转头望向她老公，一个为妻子治病奔波、一身疲惫的憨厚青年。她老公用宠爱的眼神安慰她：“会长出来的，会长出来的。”此刻的我，只能无力地宽慰她：“没事的，长得好看的人剃了头发也好看的。”毕竟，出血、脑脊液漏、感染、视力损伤等手术并发症才是真正的一道道难关。考虑患者年纪较轻，此次手术治疗方案考虑保留眼球，那么术后会不会较快复发，一想到他们家中还有一个小孩子在等着他们，这一系列问题，让我越来越为她揪心。所幸那天手术进行得比较顺利，手术结束，将患者送到监护室已经是晚上 9 点多了，疲惫感袭来，希望所有的努力能换来好的结果。

患者术后 5 天情况较好，眼看着她脸上笑容越来越好看，我也能安心地出科。然而，在术后第 6 天查房时她说早上流了一点清鼻涕，还问是不是感冒了。大家最担心的问题还是发生了，于是马上下了脑脊液常规、生化医嘱，让患者再次流清亮液体时收集在管子里进行化验，最终化验结果证实为脑脊液。这意味着患者需要再进行一次手术，寻找脑脊液漏的位置进行修补，这无疑对患者及其家属来说是个重大的打击。在出科前，我找患者再次进行术前谈话，并告知她自己即将出科，将有新的床位医生过来接管她，她说了一句让我觉得很暖心的话："汤医生，我很舍不得你，谢谢你，你总是时不时地来看看我。"我想，这种换位思考和善意的表达，正是我们目前医患关系里真正需要的。

一周后一次病房值班，在深夜的走廊里，我看到那位患者的爱人，呆呆地坐在走廊里，眼神里满是疲惫。听说那位患者后来又得了肺炎，治疗了很长时间，也不知道她术后会不会肿瘤复发。

进入规培后，我逐渐理解了"有时治愈，常常帮助，总是安慰"这句话，我们需要先进的医疗技术，但医学有太多的未知数，医患之间需要彼此更多的理解和信任。规培住院医师 3 年是我们进入临床、成为医生的洗礼，希望我们可以从最初的困惑、不安、失败中逐渐成长、进步，成为一名合格的医生。

本文作于 2019 年 11 月

（汤迪，医学博士，现为复旦大学附属眼耳鼻喉科医院耳鼻喉科住院医师规培基地医师）

26. 为他打开一扇窗

陈志　2013级眼科基地住院医师

我叫陈志，是复旦大学附属眼耳鼻喉科医院眼科住院医师，毕业于2013年。小时候，我觉得最威风的事情就是当医生看门诊，什么“牛鬼蛇神”一到医生面前就真相毕露，医生像魔法师一样神奇。终于有一天，在学医11年后的一天，我终于也可以看门诊，去体验小时候认为最拉风的事情了。

医院的普通门诊大多是常见病，一样的处方，一样的解释，直到他们出现。一天早上，一对年轻夫妇来到我的诊室，看样子非常生涩。母亲怀里的孩子还很小，惹人喜爱。我仔细端详着眼前的这个婴儿，他大概有6个月大了吧，却无法注视。我左右晃动我的手电筒，试图引起他的注意，但他睁着水灵灵的双眸，都无法追逐手电筒的光。我的心一下子凉到了冰点，直觉告诉我这是先天的视路发育异常，无法逐光预示着他一点视力都没有。

我拿出检眼镜侧照了一下，眼底红色反光正常，可以排除白瞳症相关的疾病，离我的预判更近了一步。当我凑近去看他眼底的时候，孩子似乎闻到了我的气味，他把脸靠近我，并似乎想用小手把我拉得更近，同时露出非常天真的笑。我回想起我自己的孩子在2—3个月时就已能注视得很好，在6个月大的时候已经能很好地观察周围的世界。可是眼前的这个孩子，他的世界里没有光，只能用嗅觉和触觉感知外界，在接触新鲜事物的时候流露出来的快乐和正常的孩子是一样的。

我并没有看清他的眼底，只瞥到一眼，因为他无法注视。在我瞥到的那一眼里，隐约觉得视乳头很小，是神经发育不良的表现，但我无法确定。于是我问他们是否有奶瓶给他喝奶，以便让他安静地让我观察。母亲告诉我她还在全母乳喂养，接着没有丝毫犹豫，就让孩子在她胸口喝起奶来。尽管孩子安静了一些，我依然无法看清他的眼底，没有办法，只能借助婴儿眼底照相机了，于是我帮他约好了检查。

出检查报告的那天，他们拿着报告如约而至。果然，视乳头异常的小，像是一朵未绽放的花蕾。在我印象里，视神经发育不全的一个危险因素是年轻父母，我也从来没有问过他们的年龄，于是随口问了他们。

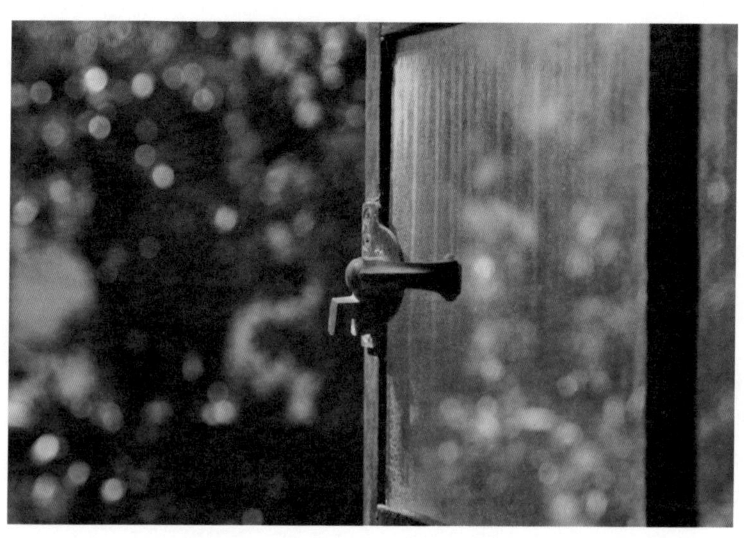

17 岁，是她给我的答案。诊断正确，我应该很开心，我应该像小时候看到过的医生那样，目光如炬，闲谈风云。可我怎么样也开心不起来：17 岁，在花一样的年华里，他们要抚养一个没有视力的孩子。我不自觉地回忆 17 岁的时候我在干什么——那时我有钱吗？我能面对他们要面对的事情吗？如果我告诉他们真相，他们会怎么办？是艰辛地把孩子抚养长大，还是把他丢在孤儿院，然后再生一胎，反正有的是时间？面对这诚恳朴实甚至还很稚嫩的一家，我选择给他们一线希望，告诉他们孩子一只眼睛病情比较重，另一只可能有希望看见一些，不至于完全失明。我不知道我的话对他们有没有用，但我已经尽我的努力去安慰。我不知道这个孩子将来的命运如何，但他露出的那一丝笑容告诉我，上帝关上了他的门，一定会为他打开一扇窗，我坚信。

本文作于 2015 年 5 月

（陈志，医学博士，现为复旦大学附属眼耳鼻喉科医院眼科副主任医师）

27. 住院医师的生活

陈永正　2013 级耳鼻喉科基地住院医师

住院医师的生活很规律
别人上大学：社团、操场……
我们上大学：教室、图书馆、教室、图书馆、教室、图书馆……
别人下班后：聚餐、KTV……
我们下班后：文献、SCI、文献、SCI、文献、SCI……
住院医师的生活又很不规律
别人朝九晚五，我们早班、中班、夜班
别人一周双休，我们急诊、门诊、值班

住院医师的时间很少
我们有上班，没下班；来回路上月光相伴
别人每逢佳节倍思亲，我们每逢佳节多值班
住院医师的时间又很多
我们吃饭快，睡觉少；边做实验边吃饭，边做家务边思考
别人事情最多连着做，我们事情件件叠着做

我们肩负各种压力，来自工作，来自科研
我们面对各种埋怨，来自患者，来自家庭

然而
正是这样的生活不断地锤打着每一位住院医师

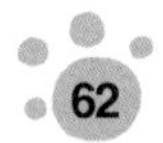

使我们拥有强健的体魄、坚定的意志
因为我们明白
住院医师是一种选择，更是一种责任
住院医师是一种工作，更是一种使命
我们不惧压力，不怕埋怨
我们每天面对各种生老病死
我们每天目睹各种悲欢离合
我们奉献着我们的青春，奉献着我们的每一滴汗水
努力用我们有限的知识，帮助各种需要帮助的人们
最大限度地治愈疾患
最大可能地给予帮助
最大程度地予以安慰

有一段人生叫住院医师，充满着艰辛，充满着付出
但是我们无怨无悔，患者的笑容是我们最大的安慰

住院医师就是一种奉献，我为我是住院医师而自豪！

本文作于 2015 年 1 月

（陈永正，医学博士，现为复旦大学附属眼耳鼻喉科医院耳鼻喉科主治医师）

28. 医路相伴

王镜涵　2019 级耳鼻喉科基地住院医师

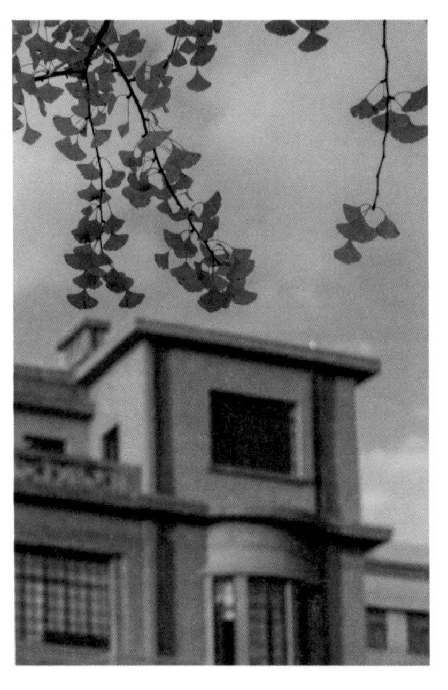

深秋，伴着梧桐叶的飘落，显得格外冷清。然而医院里的焦灼和紧张，却与此形成了鲜明的对比。身为一名住院医师，在与疾病抗争的路上，我们与患者“医”路相伴，去迎接美好明天。

患者们因各种突发情况，不得不连夜奔波到医院，同医生一起面对这突如其来的问题。现在，又是一个繁忙的急诊夜班。诊室外赶来了一名神情格外紧张的患者，“医生，我卡了鱼刺，跑了很多家医院都没有取出来。”听到患者已经为取出鱼刺做了多次努力，我内心也对病情做了预测：鱼刺所卡的位置可能过深；患者多次试图取出鱼刺可能加重对患处的刺激，造成肿胀。这些情况都会提高取出鱼刺的难度。患者由于深夜奔波和多次的努力就医未果也格外紧张，眼神中满是忧虑。若想顺利取出异物，患者的积极配合以及对我的信任是必不可少的。

“您不要着急，让我来看一下，尽力帮您取出来。”我边安抚着患者的情绪，边用间接喉镜观察着患者的病情。没一会儿就看到患者右侧会厌谷处有一枚鱼刺，并且鱼刺大部分已嵌入了组织，仅留有不明显的头端暴露在外，这也解释了为何患者多次尝试取出无果。鱼刺的周围组织也有些轻微红肿，这些状况与我的预想相符。看到鱼刺后我第一时间告诉患者，为的是在治疗过程中稳定他的情绪，坚定他的信心。患者听后，之前因为紧张高挺僵硬的舌头也放松了下来，为我取出鱼刺打下了很好的基础。由于患处已经出现了红肿，所以必须既稳又准地一次取出，如失败将会加重患者的痛苦和心理负担。于是在患者紧绷的神经松懈的那一瞬间，我抓住了这个机会，用异物钳将其取出。

患者目睹问题已经解决后，不停地向我道谢，如释重负，满脸欢喜。看到此景，我也十分有成就感，打心眼里为解决患者的问题感到开心。取鱼刺这个过程虽然短暂，但是就在这几分钟里，既需要患者的积极配合，也需要医生的沉着冷静和稳定发挥，犹如鸟之两翼，二者缺一不可，只有互相配合协作，才能突破层层乌云，遇见彩虹。

说了急诊室里的故事，作为一名住院医师，常常"住院"必不可少。处理和解决住院部的问题也是住院医师的主要工作。住院的患者大多需要做大大小小的手术，病情也较为复杂和多变，其中一位患者的故事让我记忆犹新。

那时我在鼻科工作，大多数鼻腔-鼻窦肿瘤的患者都为中老年人，年轻的面孔出现在病区，总是格外瞩目。这位患者年仅 25 岁，正是青春年华，在记录患者入院情况的过程中得知，这个男孩在某高校就读医学，所患疾病也较少见。同样花样年华，同样学习医学，不禁让我对这个男孩的遭遇感同身受。

患者牙龈流脓一年多，一直也没有在意，便在外院进行了鼻窦手术，结果术后复发。由于怀疑是上颌窦肿物（成釉细胞瘤）复发，考虑到手术风险大，外院拒绝诊治这个男孩，于是他便带着最后的希望来到我院。初遇男孩，他很冷静，也深知自己病情的严重程度，他才 25 岁，还有太多精彩要去经历，因此眼神里透露出一丝让人不易察觉的畏惧。畏惧疾病，畏惧将来。我和男孩属于同龄人，更能体会到他的心境，在与他沟通的过程中，我与他更像是朋友。他也打开了心扉，诉说了自己的担忧，担心日后复发，担心日后的生活。我告诉他，这些都是成长道路上的艰难，我们既要坦然接受，更要积极面对，总会遇到更好的自己，至于以后，当我们足够强大时，一切都没办法将我们打倒。他听后会心一笑。之后每次查房看到他，总感觉比之前神情轻松了许多。他出院的那天还专门与我道别。

成为一名住院医师还不到一年，每日的工作充满了挑战。当我还是一名学生时，各种病情大多出现在书本里、老师的课件里，检验是否掌握医学知识的方法大多是考试，我们的解答可能不完美，甚至会出错。但是在成为住院医师的日子里，我们每天接触的是真正的“病魔”，它来势汹汹，有时根本不会给人以喘息的机会，更不要说出错的机会。在这段日子里，我发现与“病魔”的抗争并不是医生的单打独斗，而是需要与患者团结协作，无论是在急诊室里取鱼刺这种比较简短的过程，还是在住院部里与病情复杂的患者相处，“医”与“患”都需要时刻携手，彼此信任，共迎困难。在抗击“病魔”的道路上，让你我“医”路相伴，共创更好的明天。

本文作于 2019 年 11 月

（王镜涵，医学博士，复旦大学附属眼耳鼻喉科医院耳鼻喉科住院医师规培基地医师）

29. 相互理解，一起努力

吴修法　2017 级耳鼻喉科基地住院医师

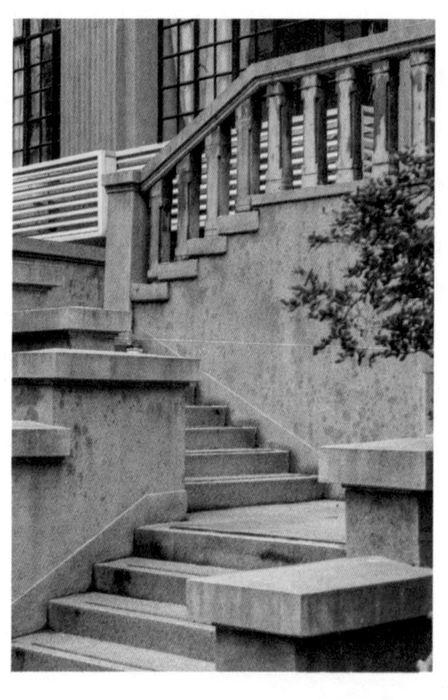

急诊床位上碰到气管切开的患者，对我而言简直就是家常便饭。当我还是一个实习医生的时候，我的带教老师就告诉我："外科医生不仅要有过硬的手术功底，更要善于沟通。"

记得那天正巧是我值班，急诊床位上收治了一位气管切开的患者，我当时心想：气管切开的患者术后肯定是不适的，正准备接受一番抱怨。然而患者却非常有精神。当我问她长期气管切开带管后体重减轻了多少的时候，患者堵住其管孔，高兴地告诉我胖了十几斤。我瞬间来了兴趣，然后常规询问其病史。患者是罗道病（Rosai-Dorfman 病）患者，属于 Rosai-Dorfman 病淋巴结外侵犯的疾病，以首先侵犯声门下发病的。询问其首先是吸气困难还是呼气困难，患者自诉以吸气困难为主。气管内的疾病，按照常规肯定是先经呼吸科治疗，一般经药物扩张后都会见效，随着肿瘤逐渐增大、病情加重至我院就诊。这一过程一般要几年的时间，但是患者特别高兴，告诉我这一疾病终于确诊了，虽然气管切开有些不适，但是能正常呼吸后，心情特别好，体重反而增加了。

虽然有时候真的不想看到患者失望的表情，但还是要告知患者病情。患者目前还是属于Rosai-Dorfman病的不稳定期，虽然此病在淋巴结内有自愈的可能性，但是目前此病的结外表现并不稳定，需要长期带管，等病情稳定后才能考虑拔管事宜。患者听过之后并没有预想中的失望，反而心情舒畅地告诉我，她有信心继续等待，直到拔管。这名患者的"信心"感染到了我，有时候我们总把患者放到弱势的一面，总是觉得他们承受打击之后会气馁，需要给予支持。有时候患者的信心同时也会给予我们信心，给予我们希望。

现在常常会说到医患关系，我的感觉是，在日常工作中，这一作用是相互的，只有相互理解，一起努力才能更和谐。

本文作于2019年11月

（吴修法，医学博士，现为复旦大学附属眼耳鼻喉科医院耳鼻喉科主治医师）

30. 实践出真知

郭平　2013 级耳鼻喉科基地住院医师

记得 6 年前夏末秋初时节，收到复旦大学的研究生录取通知书，心里想着怀揣多年的梦想在今天终于变成现实，欢喜极了，家人脸上也都洋溢着说不出的喜悦。时间匆匆而过，而我也默默地走到了毕业的季节。我就读的医院，是一家国内知名的医院，我渴望能在这家医院进一步深造，夯实自己的专业基础知识，在反复的医疗实践中增长自己的诊疗能力。经过努力，医院给了我继续学习的机会，在这里正式开始了我住院医的生活。

记得刚在急诊跟班的时候，看见带教老师处理患者时是那么得心应手，轻而易举地就把患者卡在喉咙里的鱼刺给取出来了。我虚心向带教老师请教操作技巧，用心记忆各个要点，自己又反复揣摩操作步骤，当我觉得我可以的时候，鼓起勇气说："老师，下一个患者我自己处理。"我还清楚地记得第一次帮患者取出鱼刺时的自豪和满足感，坚定了自己成为一名合格住院医生的信心。但是，一次两次的成功并不能真正地提高医疗技术。

有一天急诊跟班，患者出奇地多，晚饭点刚过，等着看急诊的患者已经排起了长队，毫无疑问卡鱼刺的患者占据了绝大部分。看着自己能够很顺利地取出卡在一个又一个患者喉咙里的鱼刺时，工作心情就兴奋起来了。我最害怕给小孩子看病，心里极没底气。而在这时，我接诊到一个 4 岁的小患者，没办法我只能首先尝试着与小女孩沟通，耐心地跟她讲"你只要把嘴巴张得大大的"，但她似乎并不领情，不仅坚持不肯张嘴，还带着极不信任的目光盯着我的脸，并不停地摇头。这时，我想方设法让她配合我的行动，让她相信需要我的帮助。我轻声告知她妈妈，让她到附近的商店买瓶水和她平时最喜欢吃的东西，然后我们再继续看。过一会儿，她们来了，我跟她说先喝口水吧，歇歇我们再看病。我试图缓解她害怕看病的心情，当水含在口里她痛得不敢吞咽，眼泪在眼眶里打转，这时我就告诉她，我帮你取出卡在喉咙里的鱼刺你就不痛了，你想吃的蛋糕和巧克力也就可以吃了。“你把嘴巴张开，我帮你看看为什么会痛，张开嘴巴你一定行的”，我一边做着“啊啊”的示范动作。打消了她的疑虑后，她开始相信我了。在她张开口的最佳时机，我摆正她的坐姿，很顺利地就将她卡在扁桃体上的鱼刺取出了。然后，我迅速取出压舌板，拍着她的肩头说，“你真棒!”小女孩微笑着说真的不疼，并在妈妈的教导下说谢谢医生。

经过这次跟小孩成功交流，顺利完成诊疗的经历，我再也不惧怕给小患者看病了，我学会与小患者很好地交流，先要取得父母的配合，再想法取得小患者的信任，多鼓励、多肯定，使用“你一定行的”“你很棒”“我只需要看看”等常用语进行沟通。这样给小患者有一个缓冲期，他们就会配合检查，完成诊疗。

我就是这样点滴积累着医疗实践，丰富着我住院医的人生。

本文作于 2015 年 4 月

（郭平，医学硕士，现为复旦大学附属眼耳鼻喉科医院耳鼻喉科检查中心主治医师）

31. 临床有路勤为径

王天　2014 级耳鼻喉科基地住院医师

经过 8 年临床医学与耳鼻喉专业硕士学习，我有幸获得了住院医师规范化培训的机会，并成为驻守在复旦大学附属眼耳鼻喉科医院一线的一名住院医师。

按照卫健委规定，要修满住院医师规范化培训这门课程的学分，必须马不停蹄地在 3 年的时间内完成不同科室、不同组之间的轮转。回顾那段轮转时光，如草原之花，星空明月，过往一切历历在目。

门诊是我接触患者的第一道门，来我们耳鼻喉科看病的人有鼻子不舒服的，有耳朵异常的，也有咽喉不适的等，其中，很多病都是需要长期用药缓解症状的，而非短期内即可药到病除的。患者对我们的信任和期待往往很高，但目

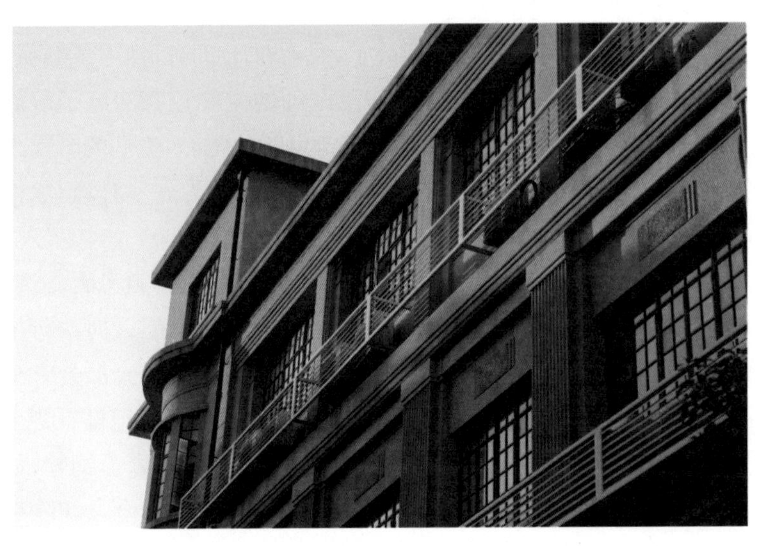

前我们对于类似过敏性鼻炎、慢性咽炎、耳鸣的认识是有限的，简单的用药和手术并不能达到完全根治的目的。经常遇到门诊患者向我不停诉说着耳鸣如何毁了他们的生活，给他们带来无限痛苦，他们无限期待的眼神让我不忍对视。我只能在做完相应检查、排除几种病因后，进行尝试性的治疗。住院医生的生涯初始便让我认识到人类对疾病的认识是有限的，而对于疾病的不断的科学研究是必不可少的。医生也有着很多无奈，必须学会在拼尽全力后面对治疗失败。

来急诊看病的人大多表情痛苦。遇到最多的是鱼骨卡在了咽喉部，他们不停抱怨着吞咽时总感觉有东西在刮动。他们诉说着自己已用了诸如喝醋、吞馒头、催吐等多种方法仍然不解决问题。鱼刺有粗有细、有长有短，卡得也有深有浅。取刺的过程也因此有顺利的，也有艰难的。有时极为细小的鱼刺可能全部刺入肉中，无迹可寻，只是残留难以消除的异物感；有时鱼刺已被吞入胃中或是已完整吐出，但咽喉部黏膜的划伤，仍会让人有强烈的异物感。但只要能看到异物，我都会尽力想方设法取出，尽量不让他们带着鱼刺彻夜难眠。记得一天晚上，有个 80 多岁的阿婆在家人的陪同下来取鱼刺，阿婆有些耳背，又因为有过脑梗病史，行为反应都较为迟缓，脾气也像个小孩子似的。阿婆咽喉部的刺虽粗但部位较深，且刺入较多，阿婆很痛苦，口水都不敢吞咽，且很难配合我的操作。我尝试了又尝试，解释了一遍又一遍她需要如何配合，到后来她的家属也看不过去了，站在她耳边对着她不停复述着我的话，但阿婆就是不配合，自顾自地唠叨着，乱拨着我操作的器械，折腾了很久，她的家属决定放弃了，想让她第二天早上再去门诊做喉镜，但看着阿婆口水都不敢咽的痛苦神情我不想放弃。再次解释了几遍，劝说了数次，阿婆终于放松肯配合了，我看准了机会，伸入了器械，取出了鱼刺，阿婆舒服的表情令我也很高兴。住院医师的生涯让我知道了解除患者的痛苦，除了要有熟练的操作技能外还必须具备足够的耐心，生病的时候人们总会因为不适而烦躁、任性，但我们医生必须理解他们的行为，一切以解除他们的病痛为目的，也就能得到最后内心的舒畅。

住进病房的患者大多是需要手术的患者，我们住院医师自患者住进病房、术后换药到出院都要全程密切跟踪，及时向主治医生汇报病情，及时执行主治医生下达的医嘱。有些患者因病情严重可能会在医院住月余，每天都会有至少几次的接触和沟通，如此下来，我们之间常会建立起较深的感情。记得有一个做了全喉切除术后的喉癌患者出现了咽瘘的并发症，术后便一直插着鼻饲管，从鼻中插入的管子让他甚是难受，每天 2—3 次的换药让他不甚烦恼，全喉切除后他便不能讲话，简单的手写文字让他很难清晰表达自己的需求与不适。凡此种种加在一起终于在一天晚上爆发了。他拒绝家属的一切安抚，胡乱扯着鼻饲管，在写字板上重复写着"生不如死"。此刻我能深深体会他的痛苦，但我明白已经成功熬过了手术的不适，如果再坚持一下，将会换来开始另一段人生，于是我紧紧握着他的手，告诉他我会尽早帮他康复的，我们一起努力，坚持再坚持。经过又一段时间的治疗，老先生如我所愿身体一天天好转，直到康复出院。看着他健康出院，那一刻，做医生的感觉真好。我也明白了作为医生不仅要有精湛的技术解除患者身体上的病痛，也必须照顾到患者的心理，二者合一才能达到最好的疗效。

对我而言，住院医师规培是最重要的一段时光。同时，作为住院医师，也是成为一名合格医师的必经之路。临床有路勤为径，学习无涯苦作舟，谨以此明志，纪念自己的住院医师之路。

本文作于 2015 年 9 月

（王天，医学硕士，现为复旦大学附属眼耳鼻喉科医院放疗科主治医师）

32. 艺术般的事业

龚洪立 2013级耳鼻喉科基地住院医师

汾阳路古老的法国梧桐抵挡不住绵绵春雨的诱惑，从朦胧中苏醒过来，吐出2015年的新叶。清晨的阳光射在叶尖的露珠上，折射出剔透的光芒。周六的早晨，我匆匆地吃完早餐，便来到3楼四诊区的诊室看周末门诊，今天运气比较好，分到了一个靠窗的诊室。打开窗子，站在窗前戴好口罩帽子，看着窗外温暖的阳光，一股清新的空气扑面而来，顿时感觉春天的气息已经融入我的血液。很想出去透透气，出去踏青，呃，想太多了思想就容易"出轨"……

做好必要的准备，便开始了一上午的门诊。看了几个咽炎的患者，予以必要的解释，以及戒烟等健康教育，同时开了几包我们医院的"神药"——咽炎1号，患者满意地离开了。接着来了一位中年男性，提着个CT袋子，告诉我他是拍片后复诊，仔细看过CT片子，发现右侧腮腺有一肿块，报告提示良性肿瘤可能性大，体积约为2立方厘米。我检查后，便详细向患者解释这个病做手术的时机、利弊，以及并发症，然后建议他再看一下擅长腮腺手术专家的门诊。突然，这位大叔在没有任何前兆的情况下向我咆哮：你这是什么医生？找你看病不能帮我解决问题，都看两次了，我看你坐在这就跟废物一样！要你有什么用？……我突然感觉胸部出现一阵类似于心肌梗死样的绞痛，伴随着嗓子被人掐住的感觉，被噎得一句话也说不出来。过了数十秒，才缓过来，我压住心中不被理解的郁闷，再一次告知，仍无果。只好一边被他辱骂，一边在病历本里写清楚此次就诊的详细过程以及建议。待他骂过了，他也只好不了了之，气愤地甩门而出。我一个人坐在那里，硬是把心中的郁火压下去，接着下面的工作。一个好好的周末，就被这件事毁了，我一直没有想明白我哪个环节出错了，我想了很多理由都是支持自己的，我也不知大叔是受了多大的委屈才会这么失去理智地对我咆哮。这件事情让我觉得有些迷茫，因为我一直相信人和人之间是能够沟通交流的。门诊结束，窗外绚丽的阳光不见了，天气变得有些阴沉，这个季节的天气有时候变化得就是这么快。

虽然从研究生开始就在医院学习，可我一直不理解 8 号楼为什么要刷成粉色这个暧昧的色调。直到今年春天，我在耳科病房轮转，偶尔注意到门前的那株粉色的樱花正纵情地开放，于是好像明白了一些。一个阳光明媚的午后，查好房处理完医嘱准备下班时，护士告知我来了一个急诊，5 岁小男孩，右侧耳前瘘管伴有严重的感染，已经蔓延至右侧眼睑及面部了。看这个小孩的表现，发现他已经痛得语无伦次了，的确是挺可怜的。和同事一起检查结束后，予以抗生素和激素联合控制病情，并告知感染有沿着面静脉至颅感染可能。第二天待脓肿形成便和上级医生一起给他切开排脓了，术中看到大量脓液流出。这么小个瘘管，里面藏着个淤泥样的大泥潭，想想也是挺痛苦的。以后的几天，都需要给这个小朋友伤口换药，每天他都会挣扎着与家长和我这个医生大哥哥讨价还价。从术后第一天 3 个住院医生和 1 个家长一起给他换药，到最后我自己一人便可以轻松搞定，经历一番风雨，他的感染总算控制住了。但我的形象也是被“毁”了，他一看到我便心生厌恶，哭闹不安。最后一天换药出院，我告诉家长注意事项后，便接着干自己的事情。过了一会儿，小朋友拿了一杯星巴克和一只面包给我，还说谢谢医生哥哥！这是他第一次对我这么客气道谢，正好是下午茶时间，一个人享受着属于我的成就感。看着窗外的樱花衬着 8 号楼粉色的外墙，我想，生活中的

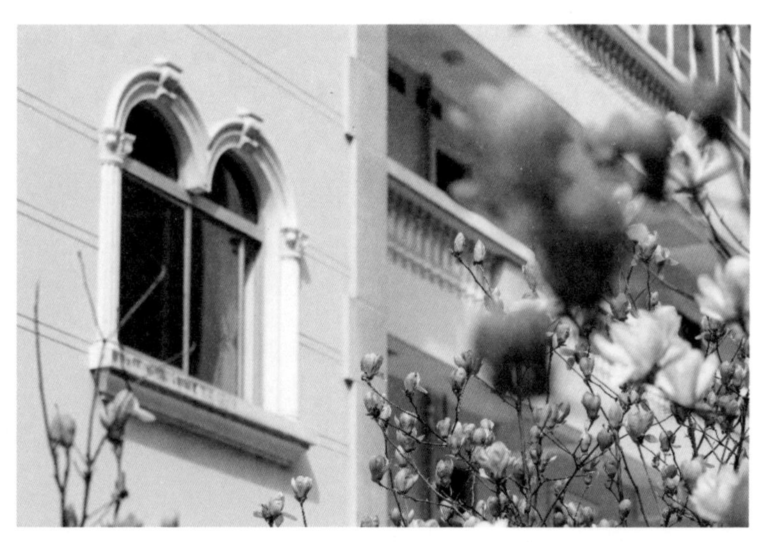

粉色也代表着可爱和温馨。一缕微风拂面而过，伸出手想抓住，她却那么俏皮，不留痕迹地便从我的指缝间溜走。

周末我也有属于自己的放松方式，塑胶跑道上慢跑几公里，享受着有氧运动，偶尔户外徒步，欣赏美景，在挑战体能极限的同时，还可以思考一些无关紧要的琐事。也会去健身房，一直都觉得杰森斯坦森那样的魔鬼身材很酷。每周必要的运动是缓解精神压力的方法，我们需要劳逸结合。

又是一个富于生机的春天来到了汾阳路 83 号，带着梧桐的清新和樱花的芬芳。在这里，我们工作面对的是生命。3 年的住院医师培训转眼已经 2 年了，有时我会问自己学到了什么，每次想到这个问题都会有些压抑。住院医师要掌握的东西很多，不仅包括理论知识、临床技能，还要学会怎么与患者和家属沟通，并得到理解，这真是一门很深的学问。我们在这里燃烧着青春激情的火焰，以博爱的情怀继续着前辈们的事业。

本文作于 2015 年 4 月

（龚洪立，医学博士，现为复旦大学附属眼耳鼻喉科医院耳鼻喉科副主任医师，入选上海市“医苑新星”青年医学人才）

第二章

上下求索 医路前行

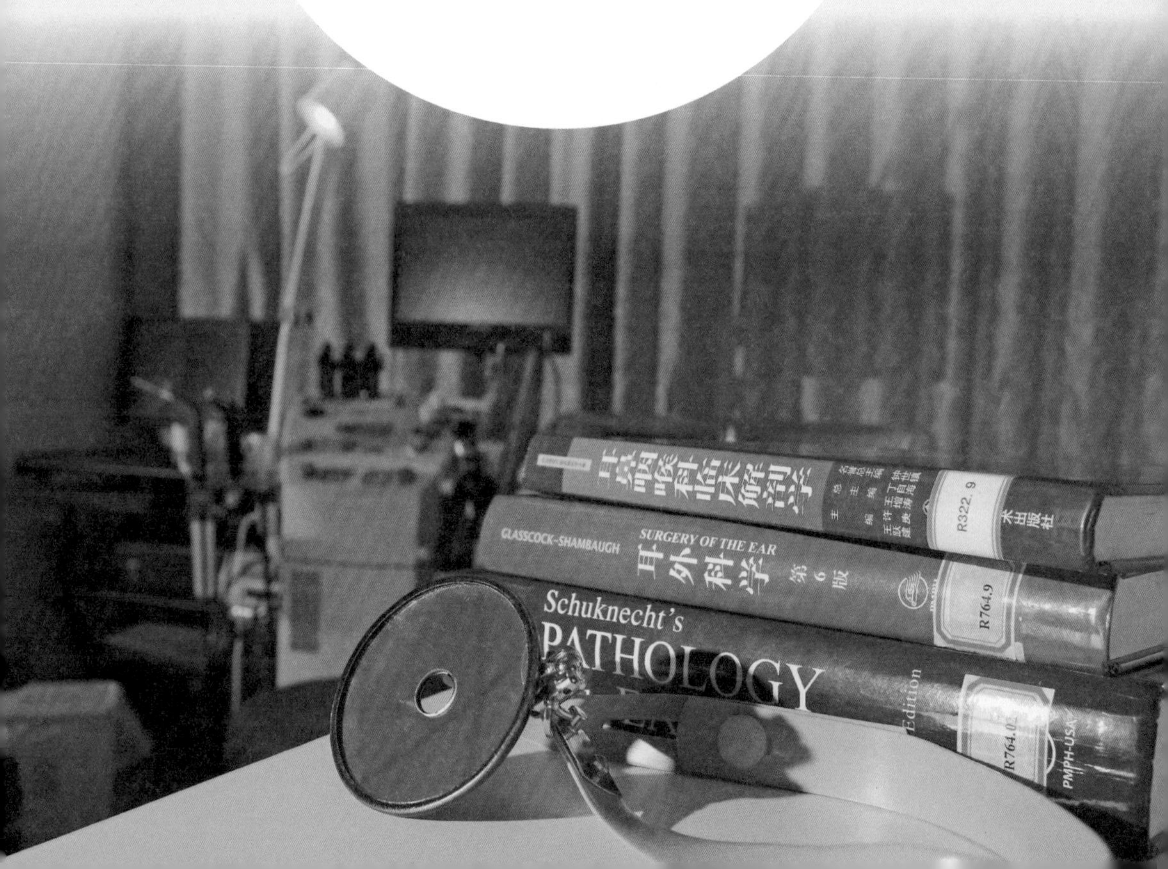

33. 漫漫长路

段觉昵　2013 级眼科基地住院医师

“医生，以前是一个很受人尊重的职业，现在的形势并不明朗”“做医生也可以当老师呀，做老师就不能当医生了”“女孩子还是当老师轻松些”“你为什么报考医学院校？读医很苦的，你仔细想清楚呀！”……

我还在很小的时候就不同于其他人，不但不害怕上医院，反而对医院的听诊器、针筒、小药瓶之类很好奇。那时也不知道爸妈从哪里找来这些器械，去掉针头让我把玩。每每在家摇头晃脑地模拟当医生给爸妈听诊打针，都会把爸妈和自己逗得捧腹大笑。从那时起，我的小脑袋里埋下了一枚当医生的许愿种，后来我还想过当老师。高考时我毅然选择了医学，周围的声音对此有肯定也有质疑，但大多数人却是不解和反对，甚至直接劝我放弃。那时的我一方面对医学很感兴趣，另一方面年轻气盛，很要强不服气，越是别人觉得难的越是不怕，偏要知难而上，要做出点样子给他们看看！从此便踏上了这条“其修远兮”的漫漫长路。

本科 5 年、硕士 3 年中，有机会在医院临床实习的一分一秒我都是满腔热情地投入和珍惜的。终于在硕士毕业后考到了上海，进入心仪的医院进行眼科住院医师规范化培训，同年获得了医师资格证书。对于我而言，意义是很重大的，代表着我从此正式成为了一名真真正正的医生，名正言顺，再也不用担心跟着管床老师实习期间患者对我的不信任和轻视的眼光以及自我介绍时的尴尬。现在的我可以很有底气地向患者们介绍，我是一名住院医师，是您的床位医生。

别人说，有一段人生叫住院医师；我说，有一段人生叫“没时间”。第一年任住院医师期间，无论从自己抑或同事口中听到最多的应该就是“没时间”3 个字。没时间吃饭，因为要加班或在手术台上；没时间谈恋爱，因为满脑子都想着自己床位上的患者今天病情怎样；没时间参加同学聚会，因为只有工作开始时间，常常无法预料工作结束时间;没时间休假,因为少一个人就会给同事增大一份压力和工作量;没时间睡懒觉,因为每天 7 点半要交班,在此前要给患者换好药,周末要值班或门诊或参加学术会议充实理论知识和扩展见识;生病了没时间正儿八经去看病就医,因为手头还有很多放不下的工作,自己买点药忍一忍就熬过去了。春节或哪个法定节日没时间回家是常事,因为医院必须 24 小时有人坚守岗位,对于医生而言也就没有固定的节日。第二年发现自己的身体素质大不如前,于是本着“身体是革命本钱”的宗旨加上第一年积累的工作经验,终于能挤出时间加强锻炼。

现在回想起来,这些不过是茶余饭后的笑谈,随意而轻松。我是很感谢这样一段人生的慢打细磨!是上级医生们的苦心指导,成就了我们的技艺和素养;是患者对我们的肯定,当然也会有不满与抱怨,给了我们坚持的动力,同时磨练了我们的耐性和心志。因为我们深知没有哪行哪业是不辛苦的,医学之路本就是坎坷的,以后更会不断出现新的挑战。十年磨一剑,住院医师们也许都还不够犀利,但也正是崭露锋芒的关键时期,需要各界更多的理解与支持。

读医 8 年,住院医师培训也快 2 年了,不知不觉中 10 年光阴如白驹过隙,尤其是住院医师培训期间接触过各种各样的患者,遇到过各种各样的难关,碰上过各种各样的医疗改革和考试,对自己的前途有过各种各样的担忧和迷茫,其中有欣喜和满足,也有焦虑和难过。一线的兵,冲前线,必然会辛苦,疲劳至极时咬牙坚持地对自己说“既然选择了,就不后悔”,我们始终没有放弃,坚守着自己的职责,尽着每一份努力仔细认真地对待每一位求医者。这不仅是多年训练出来的职业素养和信仰,更是对刚考上的医学生和刚进入住院医师培训工作时举右手握拳宣读誓词的承诺与尊重——“健康所系、性命相托!”

本文作于 2015 年 4 月

(段觉昵,医学硕士,现为深圳大学总医院健康管理中心眼科主治医师)

34. 初心不负

李美燕　2014 级眼科基地住院医师

俗话说“良好的开始是成功的一半”，仔细数数，再过 2 个月，我的住院医师生涯已经快 1 年。回首这 1 年，扪心自问自己有没有虚度？是不是不忘初心，仍然秉持当年报考医科大学时的壮志雄心？我想，答案是肯定的。

住院医师这 3 年后，虽然我已届 30 岁，但幸运的是我仍然可以把自己当学生，遇到不懂不会的，即使再简单，仍然可以厚着脸皮问上级医生。仍然记得成红玲老师在我们入职教育时的那句话：“这 3 年，你们仍然可以把自己当学生，遇到不会的仍然可以问上级医生，3 年后，你若仍然什么都不会，我想你自己都不好意思去问别人。所以这 3 年，务必好好锻炼，好好学习。”是的，在这 1 年中，我从什么也不会，跟患者及其家属谈话时心虚脸红到脖子，到现在我可以很从容、

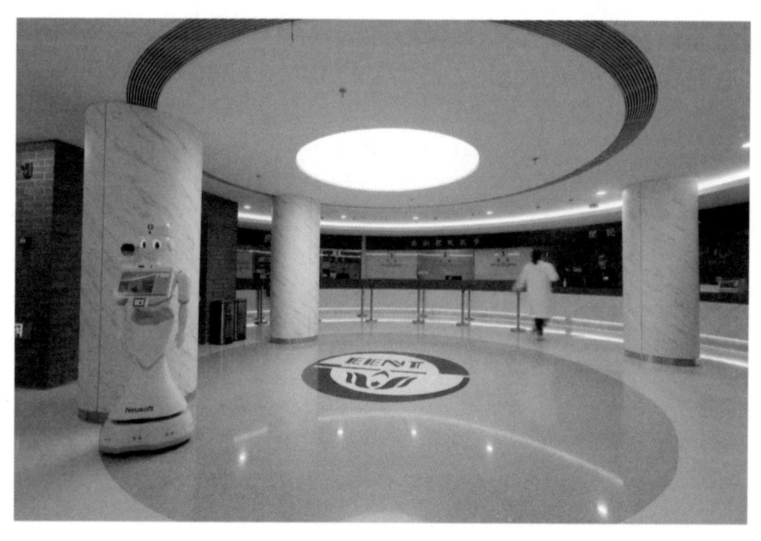

自信、有条不紊地跟患者及其家属交流病情，我想这就是进步之一吧。

每份病历都是有生命的，这是我在临床的又一体会。作为住院医师，我们平时主要的工作是收治患者，上台当助手。一忙起来，就把这个当做差事，当做任务，叫患者时直接喊几床几床，而很少去了解患者的姓名，了解患者的情绪和需求。而实际上，每个患者都有一个故事，每位患者都是怀着能把疾病治愈的热切心态来住院的。依然记得有位阿姨，当得知自己患的是脉络膜黑色素瘤需要做眼摘手术时哭得像小孩子一样失控；有个双手长满老茧的中年男人，3 个月前妻子患尿毒症去世，2 岁的女儿得了恶性度很高的横纹肌肉瘤，当我们建议他带孩子到儿科医院接受化疗时他在医院里撒泼拒绝出院。但是我一点也不觉得这个人可恶、可恨。我自己也是从偏远山村一步步走到大城市，我知道他的这种表现是在悲观绝望时的挣扎。他们的卑微与不易，是很多出身优越的人看不到、体会不到的。这些人、这些事深深冲击着我的内心，让我深深感受到我当眼科医生是件非常有意义的事情，能真真切切帮助到患者。而要能更好地帮助到他们，首先就要不断提高自己的临床业务水平。同时，我要求自己认真对待每一位患者，平等和善地对待他们。

我们要永远保持自己是主刀的心态。记得有次，主刀说下一台你来开吧，机会来得那么突然，我突然有点手足无措，知道机会非常难得，但是我脑子却想不起来手术步骤和顺序，心里十分郁闷，好在主刀看出我的紧张，又仔细带我一台，并告诉我许多注意事项，接下来我自己主刀时就不紧张了。事后我发现自己主刀过的那个术式、手术步骤是那么清晰，至今不忘。在那之后的手术中，我也学会换位思考，主刀这一步为什么这么做，接下来要做什么。慢慢地，与主刀的配合也越来越默契。

住院医师第一年即将结束，第二年，我希望自己更精彩！

本文作于 2015 年 4 月

（李美燕，医学博士，现为复旦大学附属眼耳鼻喉科医院眼科副主任医师，入选上海市青年科技启明星计划、上海市“医苑新星”青年医学人才）

35. 低头走好每一步

韩田　2017级眼科基地住院医师

回想住院医师这3年，充实、精彩且美好。知识学习绝非一蹴而就，而是在和老师、同学、患者的交流中一点点修堤建坝。在老师的教导中输入建立，在同学的讨论中巩固强化，在与患者的接触中举一反三。在查房时候，跟着老师们学习临床思考思路；在手术时候，汲取书本不会告诉你的"武功秘籍"。之所以能够在疑难杂症面前也能较为淡定从容，感谢老师的坚强后盾，可以转诊呼救，为门诊质量保驾护航。记得一年多前接诊的一位非洲小伙，就是在周旻老师的帮助下得以顺利康复。那是一个年轻的留学生，皮肤黝黑，中文很差，右眼视物模糊10天，视网膜颞下方局灶性梗死伴出血灶，外院治疗后日渐加重，在周旻老师的教导下，很快确诊为弓形体病并得到了相应的治疗，顺利康复。之所以说3年时光忙碌，但步伐轻快，是因为有可爱的小伙伴们相伴熬过深夜加班，一起挖掘知识乐趣，难忘这情谊，也难忘知识，那些在师兄师姐帮助下学到的真本事，在师弟师妹的问题中夯实的基础。难忘互相练习过的裂隙灯、前置镜，还有直接眼底镜。不过，我的房角镜的学习就必须感谢患者了。记得那个和蔼的老阿姨对我说："小姑娘，没事，你慢慢来，好好学……"

科研方面，也在进步着。在导师周行涛教授的栽培下，师兄弟姐妹的帮助下，我开始发表自己的文章，并得以出现在更大的交流平台中。在中国眼科年会、亚太白内障和屈光会议、欧洲白内障和屈光会议均做过会议报告。其中印象很深的是欧洲白内障和屈光会议，多位师兄弟姐妹在会上发言，并取得同行的赞扬。通过那次的参会学习，我深深感受到在屈光手术领域，无论是全飞秒激光小切口角膜基质透镜取出术，还是有晶体眼晶体植入术，我院视光中心均凭借领先的手术量、卓越的手术技术在国际舞台上达到惊艳全场的效果，这让我感觉到深

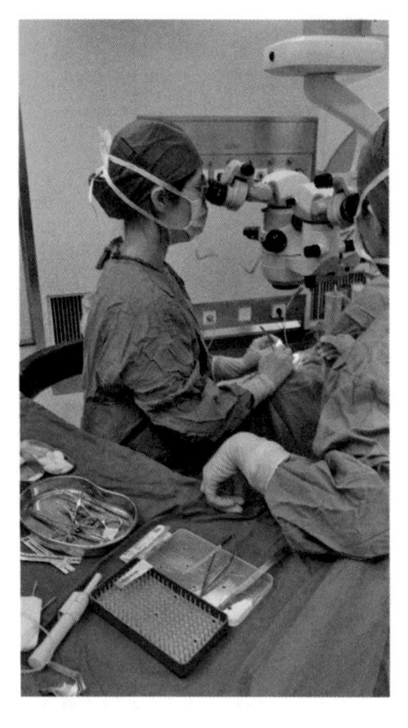

深的骄傲。另外，也非常荣幸我最初做科研时候发表的两篇文章均被英国著名屈光专家 Dr. Reinstein 引用，出现在其 2018 年全飞秒激光小切口角膜基质透镜取出术的新书中，在视光行业发展的滚滚历史车辙印中，我也留下了一丝痕迹。

在基地这 3 年，也是奔三路上的末端旅程，在 3 年间明确了做人做事的原则。首先，要乐观坚强。记得那个小姑娘，因为肾病综合征而长期服用激素，胖胖的脸庞，矮矮的个子，和她 12 岁的年龄毫不相符。为了避免全身麻醉对肾脏功能的影响，她选择了球后麻醉完成了白内障手术。难忘打麻药时候，她狠狠攥紧的小手，那悄悄滑落眼角的泪，难忘她和她父母术后汇报手术一点也不痛时候的骄傲。想起周国平先生《落难的王子》中，所谓坚强，所谓不幸，所谓乐观……其实患者教会我的不仅仅是知识，更有这些做人的道理。其次，要见贤思齐。身边的同事榜样多多，认真踏实、活学活用又乐于助人的师兄，只身一人去偏远乡村采样的独立勇敢的师妹等。最后，最重要的是凡事要波澜不惊。三生有幸踏入师门，周行涛教授是我最敬佩的教授之一。虽然门诊的患者人山人海，难免吵吵闹闹，但是他们在周老师身边就诊时候，就会平静下来，可能是被其云淡风轻的气质感化。我不知道今生是否能学到一二，这从内而外的人淡如菊的风雅，真的是高山仰止。

一直很庆幸选择了医生这份职业，一直记得大学二年级上“医学导论”时，鲁映青教授说的“医生是唯一一份和合作对象利益高度一致的职业”。这是一份心安的职业，3 年间，我日益坚定。前方路正好，天正晴，要低头走好每一步。

本文作于 2019 年 11 月

（韩田，医学博士，现为复旦大学附属眼耳鼻喉科医院眼科主治医师，入选上海市青年科技英才扬帆计划）

36. 坚如磐石　韧如蒲苇

樊嘉雯　2012 级眼科基地住院医师

2012 年 7 月，带着迷茫，带着忐忑，也带着无尽的期待，我和我的同学们进入了眼科规范化培训住院医师轮转阶段。作为规培的第三届学员，我们对这个阶段的意义、定位和要求已经初步了解，再加上研究生阶段的临床学习，很快就投入病房的临床工作中去。记得刚进入规培轮转的时候，有位师姐对我说，轮转和工作没有两样，把自己当成一名住院医师就好。真正进入轮转后，我才发现，规培阶段和真正工作还是有区别的，因为我们不仅仅是眼科的住院医师，还是规培的学员。我们有导师，有带教老师，有前两届的师兄师姐们，所以我们的主要任务还是学习。这个学习机会，是真正踏入工作岗位以后再也没有的，非常难能可贵。多年后的今天，更加感觉到这段学习时光的来之不易，更加怀念。

首先，我们有非常优秀的导师和带教老师。眼科的罗怡教授和余晓波老师每个礼拜都会亲自安排、统筹、出席、点评我们的住院医师学习讲座。为了让我们学到更多、更全面的专业知识和临床技能，他们和我们医院的所有眼科专家都联系过，预约不同内容的讲座。有时，因为临床工作的冲突，我们不能坚持每次出席听课，但带教老师们每次都坚持下来了，鼓励学员们问问题，启发我们的诊疗思路。每周，带教老师们都会亲自去眼科 wetlab 技能培训中心指导我们手术技能的学习和操作，他们比我们更加坚定，比我们更加坚持。这让我时刻铭记于心，在工作中回馈加倍的坚定和坚韧。

大量知识和技能的学习，终究是要应用到临床工作中的。在规培期间，为了规范临床诊疗思路和治疗原则，老师们对我们更加严格。临床工作中会遇到很多疑难杂症和意想不到的突发状况，门诊中我们在患者面前不可能定定心心地查阅文献和参考书籍，只能求助于身边的前辈和老师。此时，我们就明显体会到

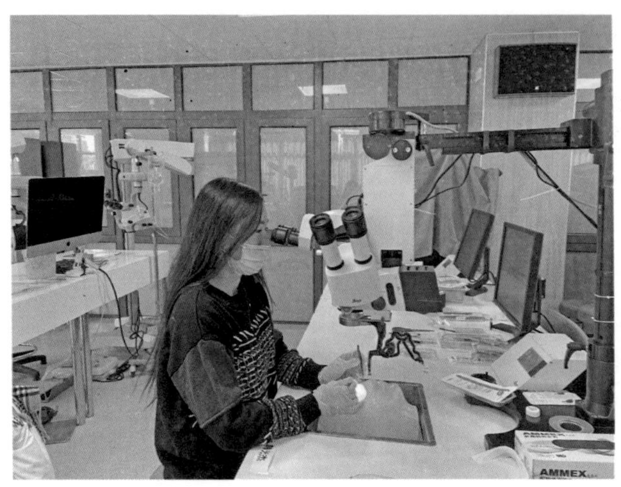

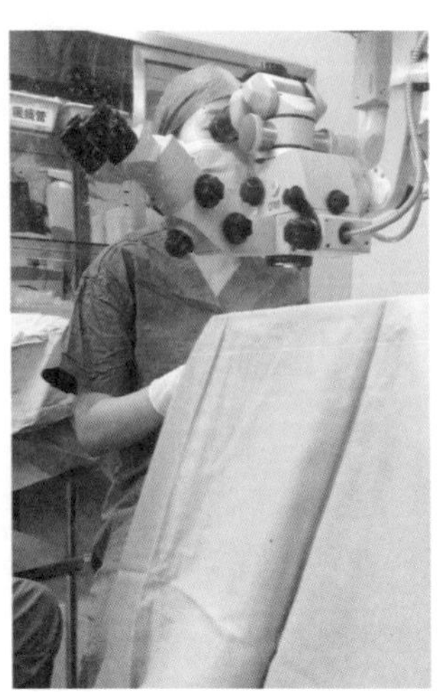

顶尖一流工作平台的优势。无论怎样的疑难病患，前辈们总能带领我们一步一步理清思路，找到解决问题以及进一步诊治的办法。老师们也会督促我们收集疑难病例，长期随访，查阅相关文献，做深入具体的学习。虽然繁琐而费功夫，但是收获的知识却不容小觑。溪流汇聚成江海，日积月累的成果将终身受用。

规培的生活也是丰富多彩的。为了丰富我们的业余生活，老师们还会定期组织一些寓教于乐的活动。而在临床工作中，规培学员间互帮互助，很快就建立了深厚的感情，会一起上课，一起讨论病例，一起放松身心，忙碌而快乐着。追忆这段时光，其乐融融如家一般的温暖，也是我坚持的动力之源。

时间飞逝，规培阶段结束了，也带走我的依恋和不舍。也许以后再没有这样一段时间学习沉淀，也许以后更加忙碌而无暇顾及身边的风景。但是，我们亦会坚定地将规培的传统带到今后的工作中去，踏踏实实打好基础，虚心求教，勤勉敬业，为了医学事业的发展真正做到坚而强、坚而韧。

本文作于 2013 年 10 月

（樊嘉雯，医学博士，现为复旦大学附属眼耳鼻喉科医院眼科主治医师）

37. 砥砺前行

张可可　2014 级眼科基地住院医师

进入住院医师规范化培训基地，转眼已经 9 个月了。尤记得那时我刚刚跨出大学校园，还是一名经验不足、认识尚浅的医学毕业生。尽管对这一新出台的政策存有疑惑和忧虑，但经过这段时间的临床轮转培训，我体会到了规培所带来的诸多收获和成长。

这 9 个月的时光中，老师的谆谆教诲让我受益匪浅。刚毕业的医学生面临的一个重要问题，就是不能将书本知识灵活应用于临床实践中。多亏了老师的悉心教诲，才使我的临床思维更加完善，临床操作技能更加精进。在这 9 个月的时光中，与基地小伙伴们的共同成长让我感触良多。这样一个基地的大平台，为我们提供了认识各种各样人物的机会，我们一起管理患者，一起看书复习，下班

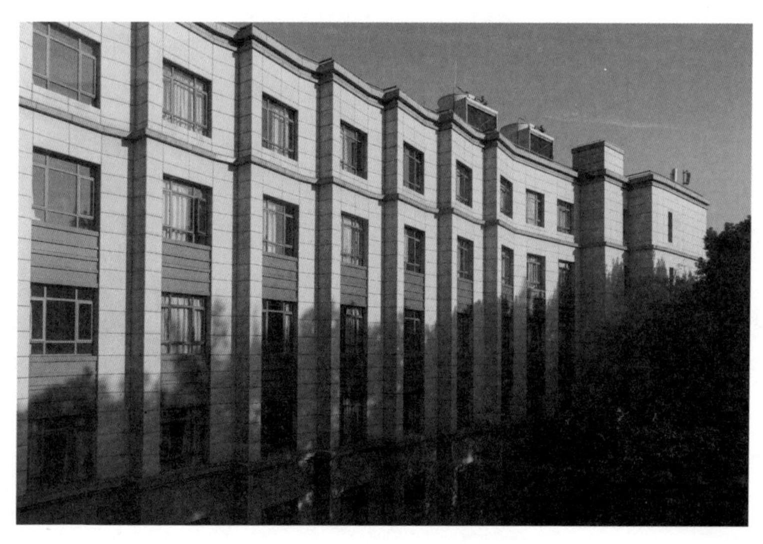

时一起休闲娱乐，增进友谊。认识新人也是接触新思想的过程，非常有利于我们的成长。在这9个月的时光中，还接触了无数患者及其家属，看过了无数的悲欢与离合。每一次，患者的真心感谢，都让我们充分感受到人间的温情与善意。我庆幸，自己在从一名医学生成长为一名医生的过程中，体会着能够切实给予他人帮助的这一份喜悦，这真正体现着一名医生的价值。

这段时间，经历了许多感动和悲伤，收获了许多欢笑和泪水。谢谢所有人给予的关心和帮助、理解和支持。谨以此文记录第一年住院医师基地轮转中印象最深刻的一晚。

2015年2月18日，这是马年的最后一天，合家团聚的大年三十，还有许多医护人员积极奋斗在眼科急诊的第一线。

早上8点，我准时来到住院部一病房交接班，拿到了眼科一值的传呼机。这将是我进入住院医师基地轮转以来的第一个大年夜值班。交班的一值神色疲惫地告诉我，昨晚的眼科急诊很多，手术一直持续到了早上，上午还有3台手术在候着，嘱咐我做好上台做助手的准备。听到这一消息，我立刻打起精神赶往手术室。接近年关，大部分的眼科急诊患者都是因为爆竹炸伤而入院，上午的3台手术也都是因此送来我院进行角巩膜穿通伤修补术的。对于每一位患者，主刀的二值老师都细致认真地进行了修补手术，同时针对角巩膜伤口的不同情况进行分析，并向一旁的我简要讲解手术操作中的注意事项。术中接到急诊室的来电，被告知有一位全眼球炎的患者需要急诊行眼内容物剜除术，已经在来手术室的途中了。待前3台手术顺利结束，3位患者安返病房后，二值医生给家属交待了术后注意事项，又精神抖擞地投入了这一台急诊手术。等到从手术室出来，时间已经是下午1点多，解决了迟到的午饭后，决定抓紧空隙休息一两小时，想必大年夜的晚上将是一场不可避免的硬仗，得有十足的精神和充分的准备，迎接各路眼科急诊手术。

晚饭后，大家难得小憩，齐聚在手术室餐厅中，谈论着春晚。突然寻呼机急促地响了起来，大家瞬间明白，又有眼科急诊手术了，立即进入“战斗模式”。这是一位被爆竹炸伤的老年患者，外地医院限于水平无法手术，说是保眼球难度极大，或者直接摘除眼球，并建议患者转入上海医院就诊。患者被带到急诊室门口时，我才发现，与上午的3位患者相比，伤势尤为严重。右眼眼球破裂＋眼睑裂伤，右半脸从眉弓到鼻梁，从眼睑到右颊，各处都是不规则伤口，伤口中还夹杂着眼镜片碎渣以及火药残屑。与家属忧心忡忡的神情相比，患者本人非常冷静。

主刀医师术前对于手术风险和可能的并发症进行了详尽的解释，患者表示理解，说了一句谢谢医生，整个手术过程中都没有说过一句抱怨疼痛的话语。主刀医师对着这个高难度病例前前后后仔仔细细地缝了3个小时，将近150针。面对如此紧锣密鼓的缝合操作，患者依然一声不吭，我中途很担心地询问患者是否疼痛，患者的回答让我为之动容：真的不疼，医生别担心我，你们继续工作吧。主刀医师和我心无旁骛地对合、缝合、检查、拆线、再缝合，时间一分一秒地过去，我稍稍活动了一下酸痛的脖颈，抬头看了看墙上的挂钟，才发现指针已经越过了午夜12点。一旁的护士悠悠地说：这下可真是在手术室跨年了。我们3人很有默契地相视点头，这就是大年三十的值班夜，又是新的一年了。

伴随着窗外鞭炮声，想想在这本该喜庆的夜晚，有多少人的命运因此改变，有多少人从此难见光明。真心希望节日里少一些烟花爆竹，多一些合家欢乐。手术结束后，护士扶着患者走出手术室，患者家属立刻迎上前来询问手术情况。主刀医师几乎没有休息的间隙，完成手术操作记录后，立即起身与患者及其家属进行沟通。经过主刀医师的解释，患者家属的眉头逐渐舒展，边听边点头，患者则在一旁安静地听着，仿佛刚刚经历的那3个小时只是一场睡梦，只是今后要面对的未来，是梦醒后更多的未知。在这个平凡而又不平凡的夜晚，医护人员尽力尽职尽责地为保住急诊患者的伤眼而努力，只要有一丝希望，就不会放弃。

第一年住院医师基地轮转期间，这是最忙碌最漫长的一夜。我体会到，身为一名医生，不仅应当有过硬的手术技术，还要有合适的沟通技巧。培训就是给我们广大新进医生群体这样一个学习和提升自我的机会，只要心中有希望，只要我们不轻言放弃，就能拥有光明的未来。

本文作于2015年4月

（张可可，医学博士，现为复旦大学附属眼耳鼻喉科医院眼科主治医师）

38. 多一份执着，多一份希望

高娜　2013 级耳鼻喉科基地住院医师

老李是一个生意人，40 多岁，穿着黑色外套，说着家乡话，初见看不出什么特别，却是耳聋多年难以正常交流。正是许多类似这样的人，让我在做住院医师期间体会到很多责任感和成就感！

在门诊五楼第一次见到老李，因为老李听不到，我们就用笔和纸交流，偶尔夹杂些手势，密密麻麻写满了一张 A4 纸。他仔细描述着自己的病情：突发性耳聋两年，电测听显示双耳 110 分贝无反应，找了当地医院没法治疗，只好来上海试一试。的确，我院作为全国首屈一指的医院，接诊许多疑难杂症，患者辗转多家医院，把最后的希望寄托在我们医院。同时，这也让我们住院医师

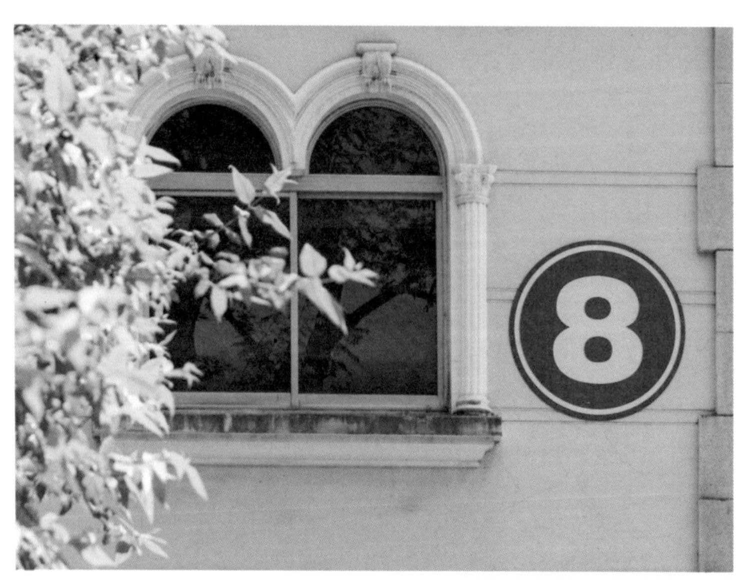

承担着更多的责任，尽最大的努力去解决他们的病痛，那也许是他们最后的寄托和希望了！

由于电测听没有反应，其他医院不建议老李做人工耳蜗，不能确保术后的恢复效果。门诊期间老李诉说着耳聋带来的不便，无法单独出门过马路，同时自己维持生计的小生意也没法继续下去，生活因为耳聋变得窘迫！语后聋的患者曾经感受过声音的美妙，失去声音对他们来说更加痛苦，很多时候变得越来越少讲话，把自己封闭起来，由聋致“哑”。

我仔细翻看他的病历，重新做了门诊检查，请教了迟放鲁教授，建议做鼓岬电刺激，以确定能否植入人工耳蜗。经过手术室的测试，老李有了希望，做了手术。术后 1 个月，术后 2 个月，一直到 1 年，这期间从完全听不到声音到能打电话，老李的生活也发生着巨大的变化，生活能自理了，连生意都开始做得蒸蒸日上。整个诊治过程让我认识到多替患者考虑，完善自己的技能的重要性，如果没有我院专家的指点，没有患者的决心，可能老李就会一直聋下去。而作为住院医师的我们，利用自己所学，为患者提供尽可能多的治疗方法，也是我们的职责。我们的努力，改变的是患者的一生！

本文作于 2015 年 4 月

（高娜，医学博士，现为复旦大学附属眼耳鼻喉科医院耳鼻喉科主治医师，入选上海青年医师培养资助计划）

39. 学而时习之，不亦说乎

魏安基　2013 级眼科基地住院医师

完成毕业答辩不久，就进入了新的人生里程——住院医师的生涯。开始的时候，还真有些手忙脚乱，要摸索病房的规章流程，还要把握学科组的不同特性，最重要的是需要独立处理患者的病情。每个患者都有其独特性，不论是其各自的病情或其关心咨询的问题。与患者的交流总是免不了请教各位老师、总住院及学长。感谢大家的耐心教导，让我获益良多。由于之前对于上海话还一知半解，每回遇到习惯说上海话的患者及其家属，总是得让他们再用普通话复述一遍，觉得蛮不好意思的，后来也因此对上海话的理解进步许多，能够明白其表达的词意，也算是住院医师生涯的意外收获。

规培基地的理论课及实践操作充分详实，所接触的东西也更贴近临床。以往看老师们做手术，总觉得十分的流畅及轻松，等换自己开始练习缝猪角膜的时候才知道，其实知易行难。即使是最基本操作，如将伤口缝线调得松紧适中、每根线的长度及间距相同，都是需要不断地练习才能掌握。所谓台上一分钟，台下十年功，只有不懈地练习，才能将基本功练扎实。

每天的工作看似规律，有自己的节奏：早起换药、查房、收患者、上手术、办出院、上基地课程学习，好像是简单重复，其实充满了挑战。如每次查房患者所提的问题，常让以为对疾病有所了解的我们发现，知识还是相对片面；有时遇到求知欲强的患者或家属，都让我希望自己的大脑是台百科电脑，不但知识丰富，还能不断更新。在上手术时，发现当好一位称职的助手也并不是那么简单，需要了解主刀操作的流程及每个器械的功能。以前认为就是听口令做事，后来老师告诉我，做助手的目的是让我们奠定之后能独当一面的基础，每个步骤都有意义，要去思考为什么这么做。这句话让我发现，其实许多看似公式化的流程，背后都有对应的目的，若是把这个当做例行公事，就会失去这些操作真正的价值。我觉

得自己需要学的东西实在是太多了。

最令我印象深刻的是在刚看门诊的时候。得知自己马上要接触临床第一线时，心情非常紧张。以往在病房接触的都是老师们看过及诊疗过的患者，抄方时也因为有老师坐镇，有坚强的后盾而无惧。但换成自己独自坐诊，面对未知的患者，并对其进行诊治时，就有些慌了，担心自己诊治是否正确、用药是否合理。记得第一次看门诊时还带着本教科书去，结果连碰书本的机会都没有，就这样连带几天教科书后，发现坐诊时完全来不及翻阅，而是将所学所知加以运用，当遇到疑难患者时，可以请教上级的医师们。大家都十分照顾我们新手，耐心地教导我们如何处理。为了增加自己的专业性，逼着自己回家翻书查资料，期望能尽早成为独当一面的医师。每次看到复诊的患者病情好转，有种难以形容的成就感。每当得到患者的肯定及感谢，都能让我高兴许久。

住院医师的生活有辛苦、压力及烦恼，但也伴随着收获、充实及成长，期望自己在这个必经的阶段里，能渐渐成为一位独立、可靠又专业的好医师。

本文作于2015年4月

（魏安基，医学博士，现为复旦大学附属眼耳鼻喉科医院眼科主治医师）

40. 新的收获

池涨才　2013级耳鼻喉科基地住院医师

毕业到现在工作2年了，回顾这期间临床工作上的点点滴滴，虽然说不上激情澎湃，但毕竟为此付出了诸多的心血，心里难免有些激动。

住院医师培训是对理论学习阶段的巩固与加强，也是对临床操作技能的培养和锻炼，同时也是我们就业前的最佳训练，对我们每个人的职业能力提升很重要。我们珍惜这段时间，珍惜每一天的锻炼和自我提升的机会，珍惜与带教老师们结成的这段难得的师徒之情。

记得刚进入病房工作，总有一种茫然的感觉，对于临床工作流程处于比较陌生的状态，对于自己在这种新环境中能够做得怎么样还没有形成一种概念。庆

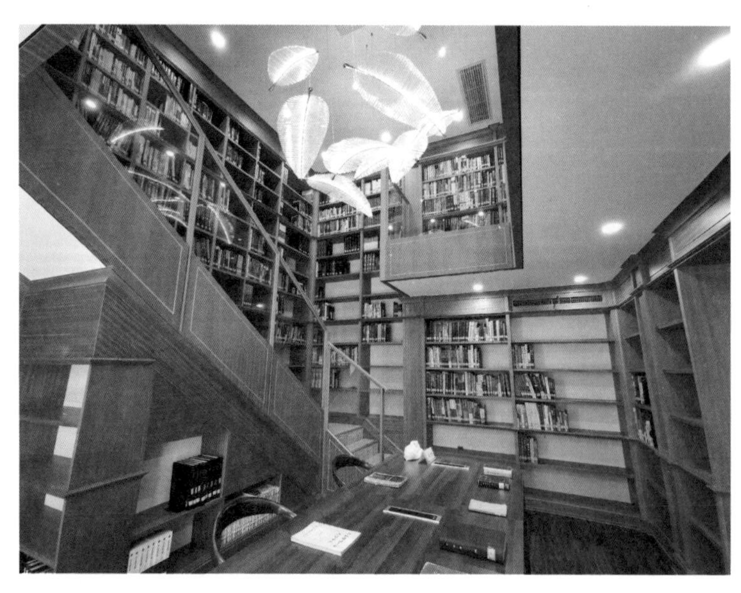

幸的是，带教老师为我们介绍各科室的情况，如一些规章制度、各级医师的职责等，他们经验丰富，让我们可以较快地适应医院各科的临床工作，尽快适应医院环境，为今后工作打下了良好的基础，这应该算是实习阶段的一个收获，即学会适应，学会在新的环境中成长。

前阶段有一天，正好轮到我病房值班，白天做完显微喉镜术的一位患者突然咳血，血液从口腔中涌出，当班护士紧急通知我，我到病房查看了患者的一般情况，发现其左侧扁桃体下极黏膜裂开出血，出血量较大。我一方面马上通知护士准备吸引器、呋嘛滴鼻液、肾上腺素、棉球，用吸引器吸出口腔内积血，用肾上腺素棉球压住出血点。另一方面通知上级医师，待上级医师查看病情后通知手术室急行手术止血。从这次紧急事件中，我认识到，显微喉镜术虽然看似简单，但也会出现扁桃体和舌根黏膜处损伤导致的大出血。我们需要仔细观察患者术后的情况。每当看到患者从被病痛折磨到术后健康出院，我倍感欣慰，虽然自己的工作很琐碎、很累。

住院医师培训接触最多的是患者，了解较深的是各种疾病，熟练掌握的是各项基础技能操作。实习的最终目的是培养良好的各项操作技能及提高各种诊疗技能。在带教老师"放手不放眼，放眼不放心"的带教原则下，我们积极努力地争取每一次的锻炼机会，同时不断丰富临床理论知识，积极主动思考各类问题，对于不懂的问题虚心地向带教老师或其他老师请教，做好笔记。遇到老师没空解答时，我们会在工作之余查找书籍，或向其他专家请教，以更好地加强理论知识与临床实践的结合。按照学校和医院的要求，我们在培训期间积极主动地完成了病历的书写、教学查房、病例讨论等，从而培养了我们各方面的综合能力。

本文作于 2015 年 4 月

（池涨才，医学博士，现为复旦大学附属眼耳鼻喉科医院耳鼻喉科主治医师）

41. 抗疫日记

刘馨　2018级眼科基地住院医师

2020年新年伊始，新型冠状病毒肺炎疫情席卷中国大地，给人民群众的生命安全造成了极大的威胁，也给医疗行业带来了前所未有的挑战。在党中央的正确领导下，在这场抗击新冠肺炎的战斗中，全国各地的医护人员，勇敢地逆行而上，不畏艰难险阻，冲锋上阵，舍生忘死，甘于奉献，聚涓滴之力，护山河无恙。正是广大医护人员在关键时刻的挺身而出，逆行出征，用血肉之躯筑起抗疫堤坝，才取得了一个又一个重大的胜利，保卫了湖北以及全国人民的生命安全。

作为眼耳鼻喉专科医院的一名住院医师，在疫情期间我也主动请缨，战斗在眼科门急诊的第一线，给急需救治的患者提供及时的诊疗。这段难忘的特殊经历也给予了我极大的锻炼，让我在特殊时期得以不断成长。

全副武装，严阵以待

作为急诊的第一线，上岗前医院从应急处理预案、收治患者流程与规范，以及医务人员全套防护措施等各方面对我们进行了全方位的培训，确保在自我保护安全的情况下给急需就诊的患者提供优质的医疗救治。每一位患者进入医院前，均佩戴口罩，经过了详细的流行病学调查、测体温，符合要求后可正常就诊。若为高危地区返沪未满14天的患者，需检查肺CT和血常规、红细胞沉降率、C反应蛋白(CRP)，并特辟临时加强病房收治。

接诊前，我穿上了全套防护装备。首先贴身穿了一套手术服，再穿上一次性隔离衣、手套、鞋套，戴上了一次性的帽子，佩戴医用N95口罩，外面再戴医用外科口罩，接着戴上防护眼镜，最后再戴上一层防护面罩。反复确保口罩的密闭性以及其他防护装备的完整、正确穿戴后，就可以接诊患者了。第一次穿上这么多

防护装备，立刻感到一阵呼吸困难，说了几分钟话马上觉得需要大口喘气，后来不断进行深呼吸才慢慢得以适应。虽然还在早春时节，天气比较寒凉，但穿上防护服、戴上面罩还是觉得比较闷热，而且几个小时不吃不喝，越发有种口干舌燥的燥热感，过了好一阵身体才能慢慢适应。做好了全面的准备，就要迎接特殊时期的患者了。

雾里看花，考验重重

特殊时期接诊患者面临着三大考验。

第一，重重防护装置之下，看病的视野受限，而且防护面罩和防护镜有时会起雾，更进一步降低了清晰度，给检查带来了很大的困难。眼科看诊时，均需要用裂隙灯对患者的眼部结构放大倍率进行检查，需要精细地检查以排除各种异常情况，尤其是眼底病变还需要借助前置镜，因此清晰的视野非常重要。重重防护之下，不仅行动受限，操作仪器的灵活度下降，而且在进行精细的检查时只能反复仔细地多角度检查，常常看完一位患者就觉得呼吸困难，需要大口喘气，时间长了真是头晕目眩，体力有些跟不上，只好稍作休息后继续奋战。

第二，为避免感染的风险，疫情严峻的时候许多接触式和有创检查均暂停了，看诊就更加考验医生的经验和水平。由于疫情原因，患者也是尽量不出门，迫不得已才前来就诊，而此时已经达到了发病的高峰期，使得治疗更为棘手。因此，患者就诊时我们会反复询问病史、起病过程、各种症状，并仔细检查，认真鉴别诊断，有疑难的患者及时请示上级医生，给予及时的诊治。

第三，有研究报道新冠肺炎可以以结膜炎首发，让原本常见的疾病变得更为复杂。碰到急性结膜炎的患者，我们会再次询问相关流行病学史，可能的呼吸、消化道症状，并且告知患者出现发热、咳嗽等异常情况要第一时间就诊，而诊断为流行性出血性结膜炎的患者，我也按照国家疾控中心和上海疾控中心的要求，第一时间进行了网络直报。眼科急诊另一类需要紧急救治的就是各种各样的眼外伤，尤其是开放性的眼外伤常需要急诊手术，但在这一特殊时期，这类患者常常又是感染风险最高的患者，给医生带来了新的挑战。对于急需手术的患者，均要完善肺 CT 和血常规、红细胞沉降率、C 反应蛋白（CRP）等检查，手术中医护人员采取了更高级别的防护和消毒措施。如果处于隔离期或者从高危地区抵沪未满 14 天的患者，还将收治于临时隔离病房。

感动瞬间：隔不断的医患之情

疫情期间，反复流调，重重防护，不断消毒，似乎推远了医生和患者之间的距离，但医患之间相互的体谅和关心，反而拉近了彼此的距离。一位从浙江来沪的患者，因为铁屑溅入诊断为右眼角膜异物，需行右眼角膜异物剔除术。患者到医院首先要求进行相关的核酸等检查以排除新冠。他说："医生，您要给我检查和操作，会给您造成风险，我先查一查，没问题了您再给我治疗。"后来还得知他家里的口罩一直都不舍得用不舍得换，但是来我院特意戴了双层口罩，为的就是不对他人造成风险。当得知一切检查都是正常时，他才欣然让我对其进行检查和治疗，其间还一直注意尽量保持距离，结束了还不忘叮嘱我赶快更换手套和消毒。整个诊疗期间，和这位患者一直都是尽量隔得远远的，但却能深刻感受到他对医护人员的保护和关心之情，临行的一再感激，让我们之间的距离拉得很近。

一名老奶奶青光眼发作，由家人搀扶前来就诊，我迅速给患者开具处方，让其尽快挂甘露醇和点眼药水降压，以缓解病痛。患者及其家属却一直在关心，"医生，您穿这么多防护装备一定很难受吧，要注意休息啊，您慢慢来不要急的，能遇到您给我提供帮助，真是幸运！"老太太的右眼指测眼压坚若磐石，角膜弥漫性水肿，如此严重的高眼压必定疼痛难忍，家属也是心急如焚，但他们在这样的情况下还时刻关心我，友好地表示感激，这份体贴与信任让我由衷地感动。

还有更多的患者，都对我的工作表示了关心和信任。他们认真倾听我对于病情的解释，积极配合我给出的治疗方案和随访要求，有的甚至在临行前深深地鞠躬致谢，或者带来亲手制作的糕点饮料。这份坚定的信任和关爱之情，让我感受到了医患之间隔不开、斩不断的情谊，给予了我新的力量，一往无前。

在抗疫的医疗队伍中，众多的前辈和先锋者勇挑重担、舍生忘死、迎难而上，这些堪当大任的先驱们用行动诠释着担当，用辛劳书写着奉献。他们的先进事迹让我备受鼓舞，崇敬之情油然而生，他们是我前进的榜样，是我努力学习奋斗的方向。此次抗疫中，我在平凡的岗位上奉献了自己的一点力量，今后还希望能够在各种新的挑战中磨砺意志品质，在实践中增强工作本领，继续在救死扶伤的岗位上拼搏奋战！

本文作于 2020 年 7 月

（刘馨，医学博士，现为复旦大学附属眼耳鼻喉科医院眼科医师）

42. 坚守使命

鲁小玲　2018级耳鼻喉科基地住院医师

2018年博士毕业，我进入复旦大学附属眼耳鼻喉科医院进行为期3年的耳鼻喉科住院医师规范化培训。告别学生时代，进入临床工作的准备期，既满怀希冀，带着一丝激动，又有一些小心翼翼，3年规培医师生涯就此拉开序幕。乍然提起，不经意间3年已过半，首先映入脑海的是各科老师们一张张亲切的面容，互助鼓励的规培同伴们，以及每天工作学习的点点滴滴。

“交班、查房、管理患者、上台、教学查房、小讲课、门急诊”，学习、经历、感受、感悟，每天都在工作当中汲取养分，提升充实自己。工作中遇到的每一位上级医生、护士、同事，甚至患者，都可以是自己的老师。记得刚进入规培的前几个月，

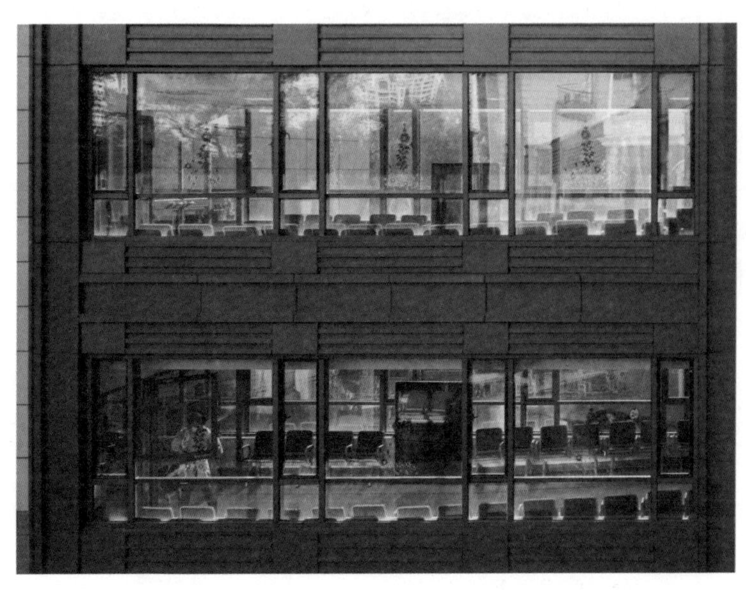

每天和同伴们谈论最多的就是上级医生在手术台上的风采，精细的显微镜、内镜下手术，复杂的肿瘤手术，作为助手跟台都会兴奋好久。感叹主刀老师的每一个操作，在手术台上接受老师的提问和指导，都是非常宝贵的知识积累。科室每周会安排不同的老师进行小讲课、教学查房，进行病例讨论，在繁忙的工作之余进行思考总结，是非常好的学习机会。另外，基地每月安排高年资住院医师进行技能操作培训，如后鼻孔填塞、扁桃体穿刺等平常在门急诊、病房工作中非常实用的操作。在此，要感恩每一位带教老师，正因为有你们的悉心带教，才有我们的快速成长。

2019 年底，新冠肺炎疫情暴发，牵动着每一位中国人的心。作为一名临床工作的住院医师，虽然没有加入防控一线，但也有颇多感受，让我在规培期间对传染病防控有了非常深刻的认识。疫情期间，我正好轮到华东医院内科重症监护病房(ICU)及内科急诊工作，每天接触到很多不同于耳鼻喉科的患者，我体会到科室乃至医院在疫情期间的层层筛选和防控措施。如何在保证疫情防控的前提下，对急重症病患进行救治是急诊内科面临的问题。晨会交班多了一项内容，就是学习新冠肺炎的诊疗常规，讨论每一版更新的细节，及时更新疫情防控指标，在接诊患者的时候耐心询问流行病史，积极协助上级医生保证临床工作的有序进行，同时做好自我防护及周围人群的防护科普。疫情期间随着工作方式的改变，大家尽量减少与科室外的人员的接触，让我们同一个办公室的几个住院医师因此结下了不一样的缘分。大家每天能花更多的时间讨论病例、分享学习心得、谈论工作中的点滴，这是一段非常难忘的特别经历。

很高兴这一段特殊的住院医师规范化培训时期给我们提供一个平台，让我们能够全身心投入，进行学习、知识储备和锻炼。习总书记指出："青年一代有理想、有本领、有担当，国家就有前途，民族就有希望。"结合自身，作为一名耳鼻喉科住院医师，我将更加努力学习专业知识，掌握临床技能，做到对自己严要求、敢担当、有使命感和责任感，做一个让人信赖、值得托付的好医生。

本文作于 2020 年 7 月

（鲁小玲，医学博士，现为复旦大学附属眼耳鼻喉科医院耳鼻喉科医师，入选上海市青年科技英才扬帆计划）

43. 青春在抗疫中成长

马睿琦　2017 级眼科基地住院医师

2020 年注定是不平凡的一年。新春伊始，一场没有硝烟的战争爆发，住院医师作为年轻的医务工作者走上了抗疫战场。回首这段艰苦的抗疫拉锯战，酸甜苦辣咸五味俱全，每一次急诊、每一场流调、每一段宣讲都历历在目。这段时间的历练使我第一次深刻体会到《医学生誓言》的分量，感受到“健康所系，性命相托”的责任，全力践行了“孜孜不倦，不辞艰辛”的付出，并更加坚定了“为人类身心健康奋斗终生”的信念。少年，在历练中蜕变；青春，在抗疫中成长。

责任 · 岂因祸福避趋之

在疫情暴发初期，抗疫措施、防治原则等都尚不明朗，面对这场突如其来的考验，医院不断修正管理方针、调整临床排班、加强物资供应，为全院医务工作者创造了安全、有序的工作环境，为患者就医提供了简便、快捷的诊疗流程。在住院医师排班方面，为了防止因过度疲劳导致的抵抗力下降，院领导广泛征集各方意见，对我们的春节假期出行情况、本人及家人的身体状况进行调研，经过反复修正后制定了轮班轮休制度。作为住院医师的一员，我也曾奋战在抗疫一线，参与急诊患者的诊疗工作。还记得当时身穿防护服、头戴防护面罩的自己，虽然一整天精神高度紧张，马不停蹄投入工作，但在结束工作后依然可以得到充分休息，丝毫没有因为疫情影响到身体健康。殊不知在疫情最紧张的时候，院领导每天都早早来到医院，充分关怀每一位坚守在工作岗位上的基层医师，不仅为我们提供了充足的防护物资，更为我们带来了温暖的问候，使我们充分感受到来自五官科大家庭的力量。看着身边同样努力的同伴们以及更加努力的上级医生们，一种作为临床工作者的责任感和使命感油然而生，我暗暗下定决心，绝不可以辜负“白衣天使”的称号，尽自己所能除人类之病痛、助健康之完美。

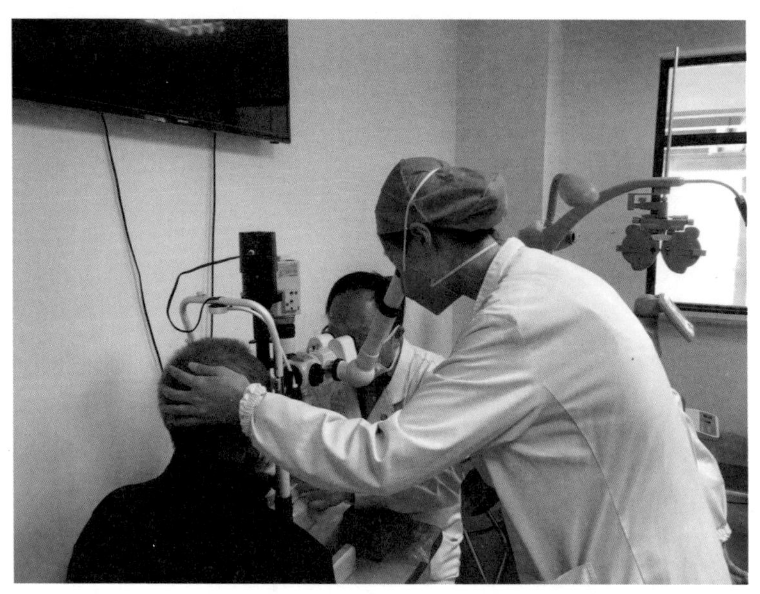

付出 · 衣带渐宽终不悔

在封控期间，医院的诊疗工作并没有停止。由于结膜炎是感染新冠病毒的首发症状之一，眼科医师成为了高危群体。记得当时我和另外两位住院医师的排班工作是对近视患者进行眼底检查，通过扩瞳后的前置镜检查发现眼底病变并进行及时治疗，以防近视激光矫正术后出现视网膜脱离等严重并发症。我们作为感染新冠病毒的高危群体，应当通过佩戴护目镜进行个人防护，但护目镜往往会降低眼底观察清晰度。为了更加清晰地观察患者眼底、最大程度地减少漏诊误诊，我们不约而同地不戴护目镜，采取裸眼观察的方式给出最准确的诊断，以防患者出现术后并发症，对视功能造成不可逆的损害。眼底检查对仪器精细度的要求很高，常规采取接触式的三面镜检查，但这一检查方法会增加患者间交叉感染的风险，因此疫情期间改为无接触的前置镜检查方法。经过前期摸索发现，前置镜并不能发现周边部视网膜病灶，因此我们自学了欧堡仪器的使用方法，通过前置镜结合欧堡超广角照相的方式，最终做到双管齐下发现眼底可疑病灶。虽然这样的检查方法增加了一倍工作量，但为了患者的手术安全，这些付出都是值得的。此外，疫情期间还需要避免人员聚集，但眼底检查本就是个耗时、耗力的检查项目。为了最大程度地提高检查效率，身穿防护服的我们在工作期间不敢喝水，一整天工作下来常常口干舌燥、声音沙哑。回想这段特殊的工作经历，我相信每一位住院医师都有相同的感受，患者以性命相托，我们必全力以赴。

信念 · 长风破浪会有时

疫情期间，患者的理解和关怀成为我们坚持下来的最大动力。还记得排班在急诊时，一位患者的临床症状符合“病毒性结膜炎”诊断。当这位患者听到自己可能是病毒感染者时，突然起身退到了诊室门口，并对我说了一句令我至今难忘的话：“医生，你这么年轻，我不能传染给你。”当时的我突然就感到鼻子一酸，硬是忍了忍才把眼泪憋回去。这句话令我突然意识到，原来患者也在默默关怀着我们，原来我们并不是在独自战斗。汪国真在《学会等待》中写道：“河上没有桥还可以等待结冰，走过漫长的黑夜便是黎明。”正是这种万众一心的精神才使中国为全世界人民做出了抗疫榜样。在这场必胜的战役中，年轻的住院医师们发挥了最大的主观能动性，在一次又一次磨炼中不断成长。相信我们定将摆脱稚气，成长为有责任、有担当的祖国栋梁。

本文作于 2020 年 7 月

（马睿琦，医学博士，现为复旦大学附属眼耳鼻喉科医院眼科主治医师）

44. 精诚所至，金石为开

王欢　2017 级耳鼻喉科基地住院医师

转眼间，3 年的住院医生基地轮转悄然接近尾声，初进基地时，看着轮转计划，觉得 3 年很漫长，像一列长途列车，一站一站地经过：门诊、急诊、各学科病房、喉镜室、听力室、前庭功能室、鼻内镜室、外院……多少个日日夜夜历历在目，当听说要征文的时候，忽然间觉得这部列车快要到站了，这一路认识了很多人，经历了很多事。

转变

我从 2011 年有幸来到复旦大学附属眼耳鼻喉科医院求学，漫长的 6 年时光完成硕士和博士阶段的学习，进入基地规培已是 28 岁的男青年，正式从一名医

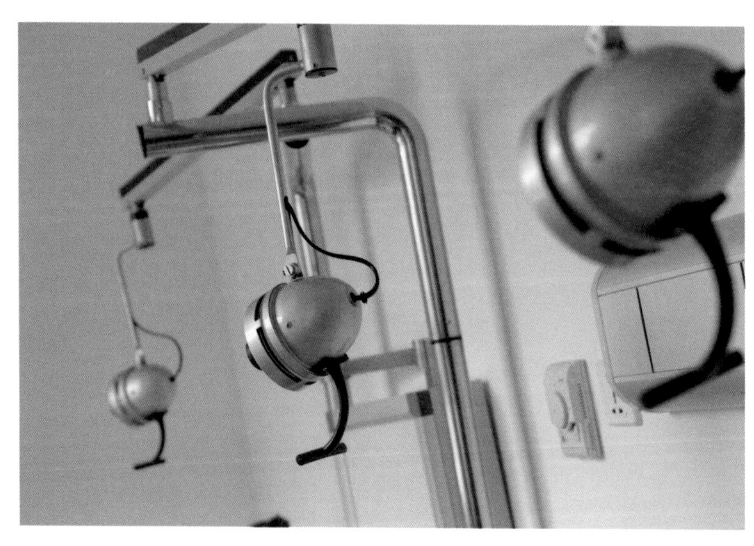

学生转变成住院医师，开始了自己的从医之路。医生这个职业需要理论和实践相结合，不断积累、不断打磨、不断学习，独立面对满是疑惑的患者及其家属，面对各种需要解决的问题，面对各方需要协调的事情，有时候会大脑短路，会冒汗。但，这就是成长的转变。

前行

研究生阶段的耳濡目染已经让我对耳鼻喉科的特点有了初步认识。耳鼻喉科并非传统意义上的小专科，它包罗万象，内涵丰富；它自成体系，又与全身整体密不可分；它解剖精细，孔小洞深，上承颅底，下通消化呼吸；它不仅有慢性炎症疾病，更有险象环生的急诊病种。

病房轮转的第一站咽喉科，就让我见识到了耳鼻喉科的十万火急。一天下午 4 点多，组内手术已完成。护士站的一个电话打来，“收急诊患者啦，支气管异物！”第一次收支气管异物患者，肾上腺素飙升，大脑神经迅速绷紧。赶紧向周边的师兄师姐请教收治流程，脑中浮现之前听说的关于儿童支气管异物的惨痛故事。听着家长声泪俱下诉说呛咳的经过，看着不熟悉的谈话单，和家属交代完手术风险后，匆忙赶到手术室。此刻，巡回护士、麻醉科医生和手术医生都已经到位，感受到比平时的手术氛围多了一些凝重。巡回护士看出我是个新手，快速培训我术中如何抱住固定孩子的头等事宜。麻醉医生快速给还在哇哇大哭、不明所以的孩子进行麻醉。手术医生手握支气管镜严阵以待，当支气管镜进入孩子气道的短暂时间内，我们每个人都屏住呼吸，关注孩子的血氧饱和度。幸运的是，手术很平稳，异物顺利被取出。并非所有的支气管异物患儿都有这么皆大欢喜的结局，那些曾经发生过的悲剧时刻提醒我们，气道是我们耳鼻喉科医生的生命线，需要时刻保持警惕！

我们是在规培第二年开始看门诊，门诊工作其实应该算是个人独立临床决策的开始。初上门诊时，我们会因为每日少得可怜的门诊人数而惴惴不安，担心拖大部队的后腿，也会因为担心漏诊或误诊而忐忑不安。幸亏身边有许多优秀的师兄师姐，以及经验丰富师长的指点，让我们的门诊处理经验迅速积累起来。一年多的门诊工作后，我们已经学会常见病的治疗，也得到不少患者的肯定，这成为我们在医学道路上前行的动力。初上耳鼻喉科急诊的住院医师，刚开始可能都会有焦虑的情绪，仍记得第一次上急诊班的困顿。晚上 6 点到 8 点的取鱼刺狂潮让我这个新手措手不及，不太娴熟的间接喉镜操作又让我底气不足。面对患者因咽部疼痛而急躁不安的情绪，以及鼻出血患者汹涌而出的血液我还会有些手忙脚乱。感恩我院丰富的急诊病种诊治案例，让我经历了血与火的洗礼，近3年的基地训练，我对急诊病种的处理多了一份从容和淡定。

致敬

3年的规培，在不同的科室切换，一路上遇见了许多领域最杰出的专家，还有一群优秀的同伴。我们的成长离不开这一片优良的土壤，是师长的遮风挡雨和提携帮助，让我们的临床能力有所提升。此刻，尾声即将来临，脑海中浮现出这3年来的一幕幕，从患者经过治疗后康复的欣慰中，感受到了这份职业带来的满满成就感，感受到了选择这份职业的初衷；从一次次的学术盛宴中感受到五官科平台的优质；从老师们兢兢业业的工作中，感受到了大医的境界；从老师们、师兄师姐们身上看到了还有比做事更为重要的做人，为患者着想，做个有温度的医生。"精诚、团结、求实、创新"激励着所有五官人，砥砺前行！

本文作于2019年11月

（王欢，医学博士，现为复旦大学附属眼耳鼻喉科医院耳鼻喉科主治医师）

45. 走向国际的住院医师

李辰龙　2016 级耳鼻喉科基地住院医师

2019 年 5 月 29 日，由复旦大学附属眼耳鼻喉科医院张天宇教授领衔的小耳畸形、外耳道闭锁和功能性耳再造圆桌及国际专家共识论坛，在波兰第 32 届 Politzer 协会年会暨第二届世界耳科大会上顺利举行，会上张天宇教授正式发布"International Consensus Recommendations on Microtia, Aural Atresia and Functional Ear Reconstruction"这一由中国人牵头的耳畸形诊疗国际共识。作为学术秘书全程参与该共识的我也列席主席台，并做了题为"Three-Stage Functional Ear Reconstruction for Microtia with Congenital Aural Stenosis"的发言，对三期"功能性耳再造"的学术理念进行深入阐述。

时间回到 2018 年 10 月，对于刚刚加盟眼耳鼻整形外科、还只是住院医师的我而言，从来没有想过，一个真正由中国人牵头主导的、业内第一个耳畸形诊疗国际共识，能够在导师张天宇教授和我的手中诞生。还记得那个下午，张天宇教授从手术室里把我叫出来，在办公室里商谈 Politzer 协会年会上耳畸形圆桌会议以及国际共识的相关事宜。跟着张天宇教授学习的这 10 年，还只是住院医师的我已经养成了聆听以及随手记笔记的习惯，对于不确定的事情，一定要追问到自己领悟方可。这一次我就问道："凭什么国外的专家要听咱们的，让我们来牵头主导?"张天宇教授却坚定而自信地说："咱们耳再造领域，整形医生做耳朵外形做得比我好看的有，耳科医生做听力重建做得比我好的不多，能够融合耳郭外形与听力重建，咱们是世界最牛的！"

"咱们是世界最牛的！"如何证明呢？2015 年，张天宇教授牵头耳鼻喉科与整形外科共同制定了《先天性外中耳畸形临床处理策略专家共识》，在国内已是极负盛名，但是国际影响到底如何呢？对于国际共识能不能做成，我的内心虽然忐忑，但是出于对导师的信任，我还是接下了这个活。

事先张天宇教授和Politzer协会会议主席Henryk Skarżyński教授商议，专门设立耳畸形诊疗国际共识这一板块。Politzer协会以现代"国际耳科之父"Adam Politzer的名字命名，成立于1971年，是国际耳科领城历史悠久且最具影响力的组织之一，能够在该会议上发布指南/共识是业内的极大认可。在师出有名的前提下，我们首先要开展学术组织建设，建立International Microtia and Atresia Workgroup（IMAW）工作组。2018年12月，美国斯坦福大学的Kay Chang教授来到上海访问交流，我们有幸接待了这一小儿耳鼻咽喉领域的杰出人才，并第一次邀请他参与IMAW工作组中。他非常热情地接受了我们的邀请，并根据他的专业，向我们推荐了更多的国外专家参与IMAW工作组。作为学术秘书，通过与国外专家的不断交流，2019年1月，我们完成了IMAW工作组的构建。

紧接着就是国际共识的核心内容，我们的国际共识要说什么？虽然我在研究生以及住院医师阶段，已经阅读了所有的耳畸形相关文献，耳畸形领域哪些内容是欠缺的，存在争议的，我心里其实已经比较清楚了。但是张天宇教授深耕耳畸形领域，对于问题的把握更加清晰透彻，在和我以及IMAW成员多次讨论之后，我们搭建了耳畸形诊疗国际共识的框架，在此基础上需要完善我们的共识初稿，尽管恰逢春节期间，但是由于时间紧迫，春节之后我们还是拿出了我们的初稿。接下来就是一轮一轮的反复修改完善，第一轮专家意见是非常多的，毕竟想达成一个国际共识，科学性方面不仅需要有理有据，而且还要参考各地区经济文化差异。有专家直接提出："这个国际共识对于学术秘书李辰龙医生而言，太难了！"不管有多难，开弓没有回头箭，顶住压力还是要继续做下去。经过漫长的3轮大修以及无数次小修，在共识会议开始前几天，我们的耳畸形诊疗国际共识终于定稿了。

国际共识的发布会定于2019年5月29日波兰时间9:00—10:30（北京时间：15:00—16:30），是会议主办方唯一一个全球同步直播的板块。为了在世界学者面前呈现出完美的共识发布及解读，我同张天宇教授来到波兰华沙，在行李都没安置好的情况下，就拿起电脑开始修改幻灯片，对要表达的每一个内容反复推敲，几乎是不舍昼夜。发布会前5小时，合上电脑，定稿了。

第二天一早，我们提前来到会场，起初还担心没有听众，会议开始前，会场内却几乎坐满了国外的学者，会议主席Henryk Skarżyński也专程前来倾听。共识的发布是顺利的，有国外的学者称，这是本届 Politzer 协会会议最好的一个板块；还有中国台湾学者说，你们真牛，做了我们想都不敢想的事情，把这里变成了中国的主场。我的内心无比自豪，虽然我只是一个住院医师，但是我们团队向世界发出了来自中国的声音。

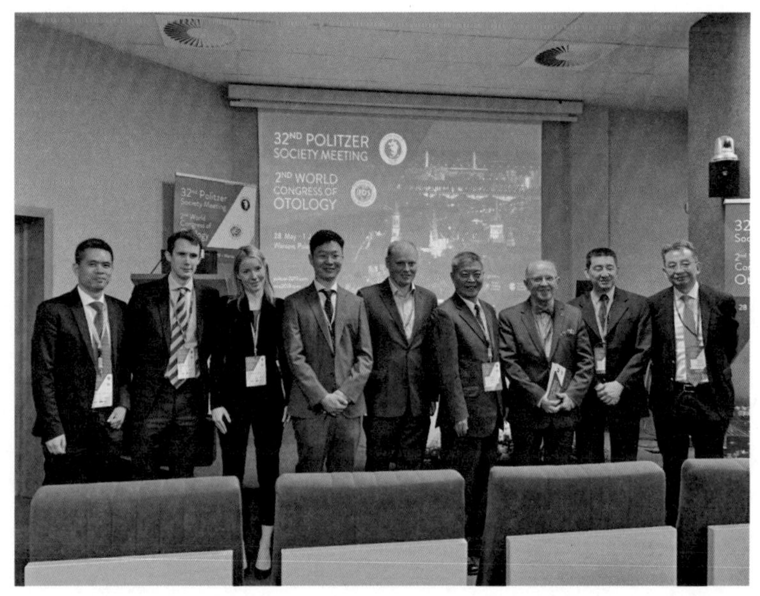

会议还没结束，我就提前返回了上海，因为我还要参加回国后第二天的主治医师资格考试，最终还是顺利通过了考试。耳畸形诊疗国际共识于 2019 年 8 月正式发表于 Politzer 协会会议官方杂志。这一段难忘的经历，让我在住院医师阶段就真正地走向了国际，未来也必将融入国际，在国际舞台上尽情展示中国人的智慧。

本文作于 2020 年 7 月

（李辰龙，医学博士，现为复旦大学附属眼耳鼻喉科医院眼耳鼻整形外科主治医师，入选上海市“医苑新星”青年医学人才）

46. 责任督促我前进

李熙烨　耳鼻喉科检查中心医师

在研究生毕业之后，我进入了规范化培训基地成为一名耳鼻喉科的住院医师。不同于医学本科生读书、考试的校园生活，不同于医学研究生做实验、查文献的学术生涯，也不同于实习医生见习观摩式的接触临床，进入规培基地，有了自己的临床任务，体验了一份不一样的责任。

成为一名住院医师，我的第一感受就是实践才是检验真理的唯一标准，即使书本上的知识看了又看，但到了临床实践中我才真正体会到医生的责任。

我要感谢我遇到的每一位帮助我成长的患者。我记得刚刚上门诊的时候，面对每一位需要查体的患者都很紧张，生怕自己哪一步做得不够好，不被患者信任。记得有一次急诊，一位患者主诉咽痛两天，用压舌板检查发现患者的咽喉充血明显，需排除可能引起呼吸不畅的会厌炎。于是我准备用间接喉镜检查一下。在喉镜检查以前，要先用诊疗台把喉镜加热，这样在咽喉腔检查过程中才能够避免起雾。我在自己手背上贴了一下，感觉不烫了，把喉镜伸进患者的咽喉部进行检查。没想到，喉镜刚碰到他的咽喉部，他突然大叫一声，“怎么这么热”。我一下子很紧张，连说“对不起”，我和他解释这样做是避免镜面起雾看不清楚，如果太热了可能是我没做好。他听了我的解释露出笑容对我说：“不要紧的，小姑娘，我没想到是热的才被吓了一跳，也不是很烫，我知道你是想帮我检查清楚，你真是个好医生！”取得他的谅解和鼓励，我调整了紧张的精神状态，重新进行喉镜检查，最后顺利完成了诊疗。通过这次经历，我明白很多的失误源于自己的不自信。在之后的工作中，每当我遇到困难，我都会在心里告诉自己，我能行！

虽然有时候繁杂的临床工作经常让我感到疲倦茫然，但是每当我帮助患者解决问题并且获得他们真诚感谢的时候，我感觉一切都是值得的。一次门诊内镜检查即将结束，一位崇明的患者匆匆赶来做检查，门诊医生打来电话说明，这一个卡鱼刺的患者需要做内镜检查拔出鱼刺，鱼刺卡在梨状窝披裂上，最后总算被顺利取出来了。当面对患者诚挚的感谢时，我觉得这才是医生最光荣的时刻。

在我的住院医师生涯中，遇到的老师并不只是单纯地传授知识，而是用他们看家拿手本领对我言传身教。上级医生告诫我："对患者要一视同仁，检查身体要规范，医疗不是头痛医头脚痛医脚的机械操作，更不是简单的吃药打针，患者的病情变化也不是完全按照书本上来的。住院医生应该多听、多看、多观察、多思考，对患者关心爱护，很多时候会发现患者的细微问题呢！"

我的从医生涯才刚刚开始，住院医师是成为一名合格医生的必经之路。在这条路上前行是艰辛的，需要很多额外的付出，但同时，在困难中前行也是快乐的。医生是一个需要不断学习、不断进步的职业，住院医师正是奠定基础的阶段。天道酬勤，做医生没有捷径，唯有勤苦。所有愉快和不愉快的经历都是有价值的，都会成为日后职业生涯的宝贵财富。

本文作于 2015 年 4 月

（李熙烨，医学硕士，现为复旦大学附属眼耳鼻喉科医院耳鼻喉科检查中心主治医师）

47. 住院医师的一天与三年

姜涛　2017级耳鼻喉科基地住院医师

小时候觉得“人生”这个名词听起来很漫长，但是一路长大着，学习着，走着走着，就走出来了属于自己的人生。

而立之年，终于结束漫长学习生涯的我，在博士毕业后决定回国做医生。虽然本科是医学院的学生，但其实可以说是临床零基础。在我的回国告别聚会中，美国同事问我，“给人看病，在人身上做手术这么责任重大的事情，你会怎样被教导呢？”我带着对未来的期许，回国进入了复旦大学附属眼耳鼻喉科医院，开始了一段实际上有欢笑也有进步的规培生活。

我的博士导师曾经讲，学习要分三步走，看、跟、做，这在我们规培生活中得到了完美体现。进入临床的第一天起，我从零开始，从每一刻开始，学习耳鼻喉科相关的各种临床知识。早上7点的换药室，是热火朝天的。从全喉、半喉到鼓室成型术后患者的换药，从抽纱条到拆线，先学习再操作，老师们会在我慌张的时候站在我的背后，鼓励我，支持我，直到我能熟练地为每一个患者换药。

早上9点的病房是忙碌并井井有条的，有需处理的患者们，有特别的病例讨论，有紧张的急诊收治等。在上级的指导下，在同事的帮助下，我们一点点积累着经验，学习着知识，为成为一名合格的耳鼻喉科医生努力着。

上午10点的手术室是紧张而又有趣的，这些全国知名的手术大家们，在一台台手术中，先耐心地为我们讲解各种解剖结构和注意事项，再让我们自己动手从简单的操作做起。大家团结协作，一起解除患者的病痛，为他们带来健康。

午饭后，我们拥有了使用医院斥巨资购买的各种模拟手术仪器的机会。站在那些模拟人、模拟仪器面前，我第一次拥有了主刀的视角，真切地体会着人体每一个细致的结构，也第一次感觉到平时老师们在手术台上看起来简单轻松的一举一动，自己做起来是有多么艰难。

下午3点的门诊依旧是人山人海。先跟老师们学习门诊各项诊疗原则，积累了经验的我们，慢慢开始自己独立去看患者。面对着一线患者的病情，认真评估患者的情况，仔细选择适宜患者的治疗手段，一点点地向独立看诊医生进步着。

晚上6点的办公室，仍坐着下了手术之后悉心教导读片的老师和努力汲取知识的住院医师们。我们围在一起，进行术前评估和术后复盘，以影像学为基础，用想象在脑海中构建复杂的耳、鼻、喉的结构。

晚饭后的急诊室是喧闹的。卡刺的喉咙、流血的鼻子、疼痛的耳朵，每一个都需要我们仔细识别和熟练操作。在此过程中，我们从看出来到做完美，是过去3年每个日夜积累下来的经验和技巧所带来的进步。

就这样我学习着、观察着、操作着、成长着。吸取了老师们多年临床工作积累下的经验，实战了课本上的字字句句，用每一天的认真工作，将教科书知识和临床实践经验有机结合起来，形成自己的诊疗常规，记录自己的临床经验，筑牢自己未来临床工作的基础。记得我是在第一次带教新入的年轻规培医师时，才感觉到自己这长足的进步。恍然悟到，我已经在这3年的住院医师培训中成长了这么多。这些积累，竟在这不知不觉间帮助我从那个忐忑的、迷茫的、新进的临床医学生，变成了一个有自己的经验和技术，甚至可以教授新医生一些基本临床知识的高年资住院医师。这中间的成长是这3年里的每一次收诊、每一台手术、每一堂教学和每一个夜班所带来的。临床工作说起来复杂而又简单，它需要的是一次次的操作和学习，需要的是前辈们明晰的指引，需要的是把自己浸泡在每一天的工作里。感谢这一段住院医师学习，那传说中让人“怨念”的规培生活，却在老师们的耐心呵护和同事们的团结协作下，让我在我院留下了一段属于自己独特而美好的人生。

本文作于2019年11月

（姜涛，医学博士，现为复旦大学附属眼耳鼻喉科医院耳鼻喉科主治医师）

48. 而今迈步从头越

陈颖　2017级耳鼻喉科基地住院医师

我正式成为"汾阳苑"住院医师队伍一员才2年多，对住院医师的生活，我想浓缩成这么一句话："恨一个人，就送他去当住院医师；爱一个人，就送他去当住院医师。"从医学院走出，再经过研究生阶段的培训，自信对人体生理病理运筹帷幄，头脑中"武装"了人类医学知识的前沿力量，冠以"医学博士"的头衔，但是正式走上临床岗位，我却察觉这又是个"而今迈步从头越"的学习历程。

把一个新手住院医师打败的第一关，可能是时间关。社会上大家热烈讨论996、007，而对于住院医师，则是"薛定谔的工作时长"。虽然病房早上7点半是交班查房开始的"上班时间"，其实一名住院医师早在这个所谓的"上班时间"前提前到医院，要完成患者换药、所管床位患者情况的更新、查看夜间急诊收治患者情况等工作。还记得有位肾功能衰竭，合并糖尿病、高血压的颈部深筋膜坏死综合征患者，颈部感染特别严重。这位患者被安排到我负责的床位上，在清创引流脓肿、清理坏死组织的手术后，颈前、下颌的切口没有关闭，颈部皮肤游离后术腔犹如一个巨大的口袋。每日上午交班前和下午查房前，我需要给他颈前的"口袋"依次冲洗双氧水、生理盐水、奥硝唑溶液等，再填塞碘仿纱条，重新包扎，然后更新他的血糖、血压情况。为了这位患者，每天我都需要比其他住院医师早到半个小时，而其他住院医师，为了换药，也是早早就到了医院。轮转到手术特别多的科室，下班这件事就更是"薛定谔的收工"。大家开始挤地铁，在下班高峰路上堵车，可能你的手术才刚开始，更不论还要值班、门诊。对于双休、完整的节假日，常常是奢侈的期待。如果想组织住院医师聚会，希望所有人都能到场，可能需要跟在一场专业考试或者学术会议后。但是，在住院医师的讨论群里，很少有提及工作时间的问题，而谈论患者病情，分享各类病例，才是多见的情况。英文的住院医师一词特别形象：resident，即医院的居民，不仅仅是长时间地待在医院，还需要你把医院当成自己的家，倾注心血。如果说“家是心之所在”，当我们情系患者安危，那才是把医院当家，也不会在意工作时间长短了。

第二关，是心理关。医院有上百种让你肾上腺素飙升的方式，或许在急诊时碰到口鼻血涌的患者，或许是严重呼吸道梗阻要分秒抢救的病例，也可能是对医疗质量不满、发泄不满情绪的患者。记得实习时，我的带教老师带我深夜抢救患者，送走悲恸的家属，老师没有在生死离别的场景后和我感叹生命无常，而让我在监护仪器作响、患者呻吟的抢救室趴着睡觉，她说：“一个住院医师，很重要的能力是平稳的情绪，强大的心理素质，被需要时积极而清醒地投入工作”，当自己成为住院医师，想起这话，更深以为然。记得吴海涛老师给一个喉梗阻的患者紧急行气管切开，那个患者呼吸困难，难以卧下，情绪不安，在手术台上手足挣扎，旁边的人都开始冒汗，而吴老师却能当机立断地选择在其清醒的情况下切开气管，落刀果断，操作精准，迅速开放了气道。在一旁的我们都捏着一把汗，直到监护仪上的指标又恢复正常，悬着的心才开始落地。事后，吴老师说了句“当时真紧张！”面对危急情况临危不乱，需要多少抢救中的历练才能成就！

当一名住院医师，最幸运的事情，是身边有好老师、好同伴。我们汾阳苑里，那么多难以望其项背的教授，他们精湛的医技和对医学事业的热爱，深深感染着我们，言传身教里鞭策着我们。每每看到教授们行云流水般地做手术，运筹帷幄地指导治疗方案，我都心生敬畏、心生向往。不仅仅是医术，有时医德的教育也令人难忘。记得王薇教授安排我陪同从浦江院区来的喉癌术后患者做纤维喉镜，她一面做还一面安慰患者，沟通术区情况，做完检查，王薇教授手写着报告，还不时抬头与我讨论写报告时描述的词汇。她亲自把报告交给家属，交待家属怎么给患者换气管垫，关照我乘车送患者回浦江院区时，稍微用薄纱布给患者挡一挡气管筒，“咳嗽的时候很容易从气切口咳痰，这样身边的乘客会更容易接受他”，听完王薇教授的话，家属连连点头。我在旁边深感惭愧，作为住院医师，我们有时会怪患者“作”，却很难从患者角度去体会他们的感受，原来关心患者，真的需要落实到细节。另外，还有优秀的上级医师给我们树立榜样，如铁人一般的鼻科“五虎”，仿佛昨天他们还是我们的师兄，经过临床的锤炼，现在已经是科室顶梁柱。幸运的是，身边还有一群共同努力的住院医师，常使我感慨“优秀的人比你努力，聪明的人比你用功”。住院医师，承载的不仅仅是一份工作，更是个人的成长。一名汾阳苑的住院医师，可能不年轻，但是在岗位上常是“年轻人”，永远有动力让你学习更多。

是什么力量支撑一个人走上一个工作强度大，时常面对生死疾患所带来的无奈感，却也不会带来大富大贵的行业呢？是 100 分的挫败后 1 分的成就吧。住院医师的挫败，可能来自对自身能力的怀疑，可能来自与同龄人的比较，可能来自工作的高强度挑战，可能来自工作的失误，可能来自同事之间激烈的竞争，可能来自节假日家庭聚会时缺席的遗憾……但是，用所学知识，让一个突聋的患者听力大大改善，让一个受鼻炎困扰者呼吸通畅，让一个家长不再抱怨小孩是“鼻涕虫”，切实帮助到别人，感觉自己是社会有用之人，做个“被需要”的人，是多美好的感觉。在你努力工作后，有个声音说“谢谢你”，带着真诚和感激，这个时刻知道自己的工作对别人那么有意义，那短短几秒的“高光”总能抚平那 100 分的挫败。

我们住院医师的生活，不是电视剧里那样精彩、光鲜，而是日复一日的努力，点点滴滴的经验累积。我想，有一天我老了，能和当年住院医师的同伴们回忆起这段时光，回忆“不足为外人道也”的滋味，我们都能觉得人生精彩，也是人生的别样意义吧。

本文作于 2019 年 11 月

（陈颖，医学博士，现为复旦大学附属眼耳鼻喉科医院眼耳鼻整形外科主治医师）

49. 我的住院医生涯有感

程馨　2017 级耳鼻喉科基地住院医师

失眠总是值班住院医师的通病，因为有不断的电话，让人保持紧张。凌晨好歹迷迷糊糊进入浅睡，一个响动又醒了。第二天又是查房、手术、收新患者，似乎打了鸡血一样持续到下一个 24 小时。总院的手机因年代感而极具个性，这款被称为传呼机的古董，声儿大、抗摔、耐用、待机久。我们昂首挺胸行走在医院，铃声一响，拔腿就跑，所以 24 小时开着的 Call 机对我们来说，就是冲锋号。值班时连上厕所的时候也要把它带着，生怕错过一通电话。

尽管有时候会被个别极端的患者激怒，但我们还是愿意成为医生，当患者说一声谢谢，我们受什么委屈都值了。面对这种态度极端的患者，我们有时候很无奈，例如有一次遇到一个住院患者，来医院登记后就离院了，本着对患者负责的

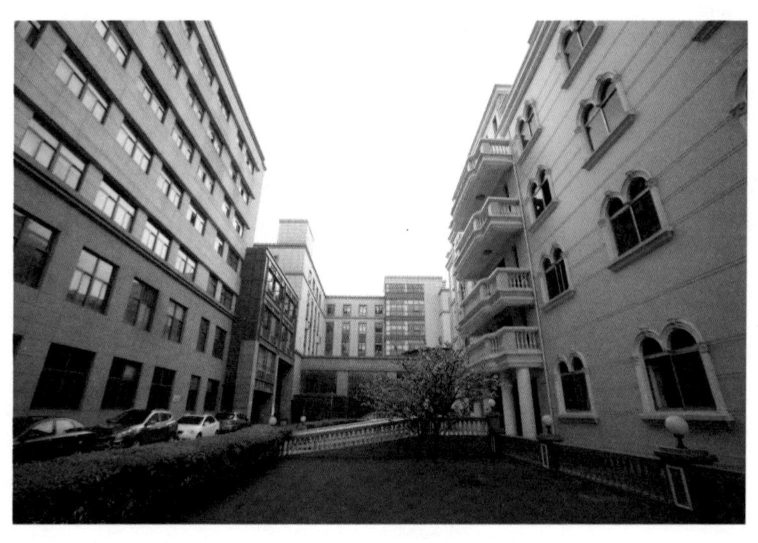

态度通知患者回院，但患者回复说晚上才能回医院。我建议患者马上回医院进行检查，并完善病史，没想到沟通无效，还被患者投诉。作为医生，即使被投诉，仍然需要告知患者进一步的治疗计划，并嘱咐其尽快回院。

住院医师与患者接触时间最多，常常能起到安慰和帮助的作用。一次遇到一个急性会厌炎的患者，因为家事他坚持先回家处理。那天下午我听他讲述家里的事，他的心态慢慢平复，积极接受治疗。后来这位患者非常感谢我，常常在节假日给我发祝福信息，我觉得很欣慰。

从医之路，何其漫长，一旦选择出发，此生便注定与崎岖、艰难为伴。世间万物，生命最重，一旦选择面对，就是一次生命之托、生死之约。人们爱用破茧成蝶形容从医学生到医生的蜕变，其实破茧成蝶虽痛苦至极，却也绚烂至极，一次蜕变，就可以成就一世美丽。而医生，作为生命的守护者，则必须终生敬畏，甘于平凡。生命的每一段，都在脱胎换骨的痛苦蜕变中历练，甘苦自知，无人喝彩。在这不断蜕变的生涯里，有一段历程，刻骨铭心，这就是住院医师。住院医师培养制度是高效、专业的，在这严谨而近乎苛刻的过程中，医生们脚步匆匆，收治患者、参加会诊、完成住院日志、记录病程、在上级医师的指导下开具医嘱。我们身处一线，如同随时待命的抢救车，24 小时召之即来、来之能战。我们错过很多：家人幸福、个人健康、子女成长，我们 365 天处于紧张状态，无论身在何处，心永远在医院。但住院医师大舍大得，痛并快乐着！因为懂得临床医学重在实践。任何一位妙手回春的大夫，都不是纸上谈兵所能成就的，就如同孙悟空进了老君炉，炉火纯青，才能炼就火眼金睛、七十二变。

今天，我们聚焦住院医师，去关注最平凡的一群人，去体味医者之爱，去读懂生命之美。

本文作于 2019 年 11 月

（程馨，医学硕士，现为陆军军医大学附属第一医院西南医院耳鼻喉科主治医师）

50. 多问、多听、多思

刘红　2017 级耳鼻喉科基地住院医师

时间飞逝，转眼间博士毕业已两年半了，犹记得我博士刚毕业时，曾天真地以为终于要工作了，不用再过那种 20 年寒窗苦读的生活了。如今规范化培训已经度过了一大半，用一句话来形容住院医师学习过程，那便是"蒹葭苍苍，白露为霜。所谓伊人，在水一方。溯洄从之，道阻且长。溯游从之，宛在水中央"。在这过去两年多的时间里，我深刻意识到想要成为一名合格的医生，不论在思想方面，还是技术方面，都必须为之奋斗终生。

初入临床，对临床工作一窍不通，令我感动的是，你总能碰到一些上级医生会不厌其烦地教你，指出你的不足之处。他们教你如何书写一份完整合格的病历，如何当一名让主刀满意的助手，手术正进行到哪一步了。在我一头雾水的时候，许多我觉得棘手的问题，总能在上级医生的指导下，迎刃而解。同时，众多老师在我的住院医师生涯中，教会了我一项基本准则：如果你不会，那就去问，就去使劲翻书，学到你会为止，绝不能浑水摸鱼。只有在漫长的从业生涯中，不断自我提升，任劳任怨，兢兢业业，勇挑重担，才能成为一名合格的医生。

我们的手机经常会收到一些教学、讲座等信息。一开始，我会有所抱怨，一天工作下来都那么累了，为什么还不能回家休息。慢慢地，我从被动学习变成主动要求去听课了，因为每一次讲座，都凝聚了讲者的从医经验，以及相关知识精华。我们能轻松获得这些知识，简言之就是不劳而获了，为什么不去听呢？外面的进修医生都想方设法花钱前来学习，而我们近水楼台是多么幸福啊！

有时我问自己，去门诊轮转四五个月，不是耽误学习手术技巧吗？其实不然，在漫长的门诊学习中，你会迅速获得对一些疾病的理解，并不断加以强化，以至于你想忘记也很难，书本中的知识你学习一百遍，也没有亲身感受、亲眼所见学习来得快。另外，你会学会如何与病患相处，如何控制自己的情绪，如何更加谨慎地诊治疾病。总结成一句话就是“多问、多听、多思”。

总而言之，住院医师的学习过程，是成为一名合格医生必不可少的环节。应该始终坚持用新的理论、技术指导业务工作，熟练掌握耳鼻喉头颈外科的常见病、多发病的诊治技术，处理急诊，熟悉各类小手术及一般中型手术操作。工作中能严格执行各种工作制度、诊疗常规和操作规程，为患者提供最温馨的“人性化服务”，并能换位思考，从患者的角度出发，认真负责、一丝不苟地处理每一位患者，对患者极端负责任，想患者之所想，急患者之所急，详细询问病史，认真进行体格检查，严密观察病情变化，最大程度给予患者精心治疗。能获得患者及其家属的肯定及赞同，应是每一位住院医师的终极追求。

白驹过隙，回想这 2 年多的轮转生活，一切都历历在目。医师工作非常繁忙，住院医师既要有扎实的专业理论基础，又要有过硬的临床技能、较强的科研意识和良好的沟通能力。不仅如此，还要能够“5＋2”“白＋黑”地工作而不抱怨。很多次我都不禁问自己：“坚持学医，我的选择对吗？”但无论什么时候我得到的答案都是一样的——“对！因为生命的意义不在于我们从这个社会中得到了什么，而在于我能为这个社会做些什么。我为医生职业感到骄傲，不管什么时候，只要我看到患者因为我的付出而减轻痛苦，即使工作再艰辛我也感觉值得！”

随着时间不断推移，我对临床生活渐渐有了新的认识。每当有患者出院后到办公室仅仅是为了对我说声“谢谢”时，我觉得我的工作是天底下最美丽的，也是天底下最神圣的。我觉得我的工作是天底下最接近阳光的工作！古人曾说，“德不近佛者不可为医，技不近仙者不可为医”。当我们踏进神圣医学学府的那一刻，当我们在阳光下庄严宣誓的那一刻，我们就笃定要不怕吃苦、坚强奋斗，将祖国医药事业的发展作为自己奋斗的目标。

本文作于 2019 年 12 月

（刘红，医学博士，现为复旦大学附属眼耳鼻喉科医院耳鼻喉科检查中心主治医师）

51. 无悔之路

石芳　2015 级耳鼻喉科基地住院医师

考大学的时候，父亲百般劝我不要学医，说当医生很辛苦，我却很坚定，所有的志愿都报了医学院。很幸运最后成功录取了！在此感谢我的父母当年对我的尊重，让我能成为一名医生。当时的想法很单纯，想了解人生死的奥秘。简单地说就是人怎么活着的，人是为什么死去的。至今已过 14 年，我从未后悔自己当初的决定。

2015 年，结束了 10 年求学生涯，我正式成为了一名耳鼻喉科住院医师，有幸在全国最顶尖的专科医院复旦大学附属眼耳鼻喉科医院工作，开始真正的医师生涯。在这期间，身边有部分同学离开了医疗圈，选择了其他职业。有时看着他们，想着自己漫长的求学生涯，我也羡慕他们的轻松无压力，但是我从未后悔，因为在这所医院里，我看到了世界上最温暖、最善良的感情，最坚强、最执著的意志，最直接、最单纯的救助。作为医生，我们和患者站在同一战线上，共同对抗疾病这个敌人。每当帮患者解决了一个问题，减轻了病痛，改善了生活时，所带来的成就感是其他职业所没有的，这就是我们做医生能获得的最大开心与快乐，让我们非常满足。还记得收到第一封写有我名字的感谢信时，我的心情像考试获得好成绩的孩子一样，至今铭记于心。

随着时光的流逝，遇到的患者越来越多，我心中的感动越来越多，来自患者们对生的追求，来自患者们对医生们的信任。肿瘤是我们做住院医师阶段人人都会遇到的病种，作为疾病之王，它的出现就可能意味着生命的倒计时，但我却从每一个来到医院的肿瘤患者身上，看到了求生的欲望、真实的人生态度。还记得有一位大叔，反复入院 6 次了，从第一次确诊的活检手术、显微喉镜激光切除声带、放疗、复发后喉梗阻三度行气管切开术、再次活检，至行全喉切除术，到最后的大手术以后，我依然能够看到他乐观的笑容。他的子女告诉我，他们的父亲是一位非常淳朴的农民，所有的苦、痛都不说，一方面是怕自己的亲人担心；另一方面是老人认为活着就是赚了，每天都应该开开心心的。我佩服大叔的豁达，这样的道理浅显易懂，但遇到生死之事又有多少人真的能看开呢？能见到、接触到这样淳朴、坚强、豁达的人是多么难得，这样的机会也只有作为每日和他们频繁接触的、作为住院医师的我们才能拥有，我感恩自己有这样的一段经历。

做医生是很难的一件事，因为它不仅仅需要掌握深奥的医学理论知识，还需要良好的沟通能力，一定的抗压能力，一颗持之以恒的强大心脏。记得有句话“德不近佛者不可为医，技不近仙者不可为医”，我想这句话概括了做一个好医生应该达成的4个字——德才兼备。而我们住院医师作为所有医生里面最小的那颗螺丝钉，需要不断修炼，经历常年累月的练习。每一位患者都是我们最好的老师，我们要感激患者，正是他们成就了我们。作为住院医师，其实能做的真的很少，我们没有主任医师们的本领，可以通过手术解决患者的问题，只能在一些小事上帮助患者，换药、关心患者术前术后的病情变化等。还记得结核病学家爱德华·特鲁多说过：“有时去治愈，常常去帮助，总是去安慰。”我觉得这是对每一个医师的要求，尤其是对我们这样的住院医师。是的，在面对疾病这强大的敌人时，不是每次都能成功，但希望在患者们走这段最困难的路时，我们作为他们的诊疗医生能理解他、安慰他、帮助他走完这一段路。

至今，我仍是一个名不见经传的住院医师，但是我仍然非常热爱着这份工作，希望通过自己的努力，不断成长、进步，成为一名好医生，无悔自己的青春，无悔自己的选择，无悔自己的从医之路。

本文作于2015年1月

（石芳，医学博士，现为复旦大学附属眼耳鼻喉科医院耳鼻喉科主治医师）

52. 唯人为贵

谭俊　2017级耳鼻喉科基地住院医师

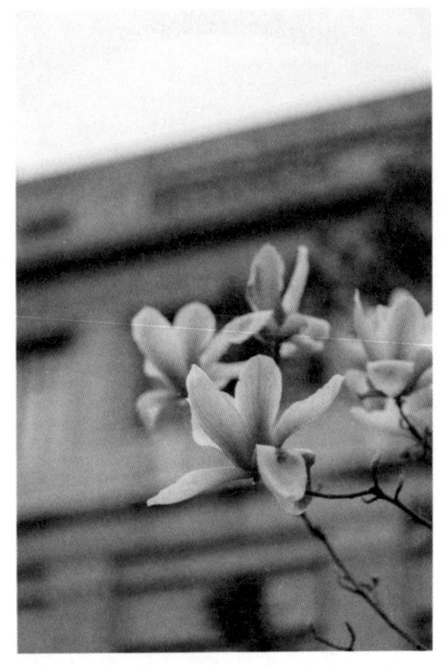

曾有人形容时间是一把利刃。对于这一形容，我一直心中存疑，未予认可。很多年的时间里，我都把时间的流逝类同于涓涓细流。清澈纯净的流水，不时地冲刷河底的砾石，卷腾细沙，律动而又欢快，水利万物而不争。

然而，进入了住院医师阶段，一瞬间，被海量的临床病例所包围。拙于手生，又因领悟专业理论的迟滞，生活似乎不那么叮咚欢快。一切的进步是微不足道的，疲惫和无力感轻易就占了上风，缠绕着自我。更多的时候，茫然面对着，而不知所措。

预想着很可能就此混着，呆滞被动地面对僵局。而此时，高年资的学长、学姐们出现了，伸出他们的友谊之手，拉动着泥泞中蹒跚踟蹰的我。我从而步履坚定，跟随着他们的节奏，齐步向前。

而不远处，主治医师们，仿若快步前进的旗手，挥舞着旗帜，理清当下迫在眉睫的问题所在，指引着迷雾中的我跟上大部队的步伐。

原地极力蹦起，远处的情景映入眼帘，副主任医师们，如步兵一般早已手持圆盾和长枪，步步为营，牢不可破，依序前进，保护着后方的我们。

而更远处的大主任医师们，则是远方骑着高头大马的骑士，手持长矛，身先士卒，突进突出。他们似乎正在与那些看不见的“敌人”战斗。他们是风车骑士吗？不，骑士们明确敌人的存在，而不懈地左右突破！

敌人是如此强大！敌人是谁？

敌人无形，似又无处不在。我们的存在，在敌人面前似乎毫无影响。我们的意志，在无形的敌人面前是那般微不足道。这似乎是永不停止的前行，和分不出胜负的对抗。看我们的步伐，弛缓而又沉重！但回望我们走来的路，步步有印，稳扎稳打！

疾病，我们的敌人！

天地之间，唯人为贵；人之所贵，莫过于生。势必，像骑士一般，不向敌人妥协，不对疾病屈服。唯有这般，才能守住最珍贵的顾念。

时间悄然地改变我的认知，拓宽我的视野。住院医师生涯，所见、所闻、所经历，是一段最美的和声。

本文作于 2019 年 11 月

（谭俊，医学博士，现为上海交通大学医学院附属新华医院耳鼻咽喉头颈外科博士后）

53. 新手医生成长记

唐冬梅　2017 级耳鼻喉科基地住院医师

时光飞逝，转眼已进入住院医师基地轮转第三个年头，自己也从一个懵懵懂懂的新手，逐渐成长为能熟练进行基本诊疗操作的高年资住院医，并且面对耳鼻喉科常见急诊疾病也能从容应对，甚至还可以跟刚上临床的年轻师弟、师妹们指导一二、传授经验。回首来时路，有很多值得总结和感慨的地方，但最让我难以忘怀的是一次次“第一次”的经历，充满了紧张、兴奋，有时也有挫败感及教训。正是因为有了第一次的突破，第一次的经验和教训，我才能逐渐积少成多、逐渐成长。

对于刚看急诊的耳鼻喉科住院医师来说，前后鼻孔填塞绝对算得上大事，场面够“血腥暴力”，病情够紧急(很多患者真的会喷鼻血)。通常情况下需要由护

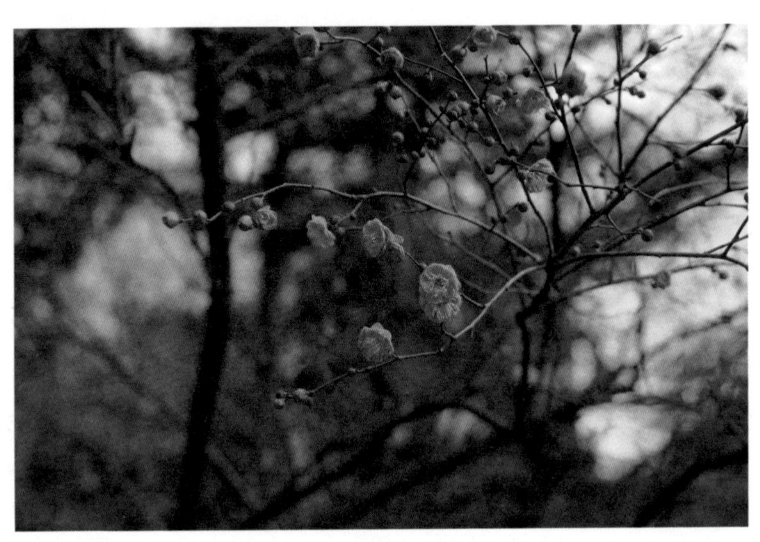

士协助上级医生完成该操作，仅仅是在旁边观看也够刺激的。我们新手住院医师们时常会在一起切磋、比较临床技能，谁先掌握这项技术，他或她是可以在新手圈炫耀一下下的。我也不例外，通过看书及跟上级医生请教，已经掌握了前后鼻孔填塞的理论诀窍，跃跃欲试。终于在2018年冬天等来了我的第一次前后鼻孔填塞操作，在完成的同时也深刻体会到什么叫“纸上得来终觉浅，绝知此事要躬行”。前后鼻孔填塞难在哪里？难在患者不配合的情况下如何快速完成操作，因为患者会喊痛，很多人面对疼痛甚至会本能地剧烈挣扎反抗，用他或她的肢体全力阻止你的操作。这时候你才能体会你面对的不是温柔默默的书本而是活生生的人，差别还是巨大的。关键点在引导要准确，填塞要紧致，不可松弛留空，否则如果顾虑患者疼痛而舍不得“下狠手”，不仅起不到止血作用，患者还白白遭罪。我面前的这位患者是一个50岁的中壮年男性，力气很大，用手推着我，阻止我操作，鼻腔及嘴巴都在喷血。说实话，第一次独立面对这种情况我有些慌乱，试了好几次才把导管从鼻腔塞入鼻咽部。事后回想，其实我可以做得更好，平常做了那么多次鼻内镜，从鼻底直达鼻咽部并非什么难事。但正因为不完美的第一次，我才能总结经验和教训，继续进步。经过了第一次独立前后鼻孔填塞，我终于不再害怕急诊处理鼻出血了。

对于病房值班的住院医生来说，喉梗阻是需要我们密切关注的。记得有次夜间急诊收治一个因喉乳头状瘤而喉梗阻三度的3岁女孩，小小的年纪已经做了20几次手术了。父母经济条件一般，对于医疗宣教遵从性也很差，每次都是拖到孩子呼吸困难加重才坐几个小时高铁从福建辗转至我们医院。父母想当然地认为每次我们医院的医生都可以轻松地帮助孩子解决呼吸困难，可是那天晚上的情况有些特殊，孩子在半夜1点突然表情淡漠、呼之不应，我迅速报告住院总医师及二值医生，得到紧急手术的指令后，我们立即联系好麻醉医生，抱着孩子冲进了手术室。手术时发现患儿声门及声门下大量乳头状瘤，在尽可能切除所有可见肿瘤之后，发现患儿血氧饱和度依然较低，存在脱机困难及气管切开可能性。患儿父母依然没有意识到事情的严重性，不同意气管切开。我们一方面耐心地做患儿父母的思想工作，一方面也担心患儿气管切开之后可能拔管困难，但还是想为患儿试一试，就这样我们和麻醉医生一起，不断地为患儿鼓肺、拍背排痰，多次尝试，终于在早上9点左右让患儿成功苏醒。这件事情留给我的触动很大，一方面医疗宣教和引导工作任重而道远，尤其需要关注那些医学常识匮乏、依从性差的人群，拿这个例子来说，如果患儿父母不延误病情，事情远没有这么凶险严重，甚至患儿需要面临气管切开可能。另一方面从一个小医生的角度我见识了上级医生和麻醉医生的医者仁心，每个人第二天都有临床工作，但是没有一个人计较花多少时间或是彻夜不睡，也要努力为患儿的苏醒创造伤害最小的方法。

印象深刻的还有第一次扁桃体周围脓肿穿刺，真真切切地体会到穿刺抽脓后患者由张口受限、咽痛剧烈到第二天的疼痛明显缓解，嘴巴可以张开的神奇变化。这时患者的感谢之词、感激之情也让我们临床一线医生体会到了作为医生的价值和高光时刻。还有许许多多的第一次，第一次扁桃体切除、第一次间接喉镜暴露、第一次诱导麻醉、第一次气管插管、第一次抽动脉血气……正是因为这些很多或完成得不错或有些欠缺的第一次才让我作为一个新手医生不断练习、不断进步。医学是一门需要不断学习、不断更新知识和技能的学科和专业，住院医师只是我们每个人成长过程中的一个小阶段，但这个阶段打下的基础及学习的态度却能使我们终身受益。

本文作于 2019 年 12 月

（唐冬梅，医学博士，现为复旦大学附属眼耳鼻喉科医院耳鼻喉科主治医师，入选上海市“医苑新星”青年医学人才）

54. 悠悠医者心，拳拳汾阳情

王家佳　2015级耳鼻喉科基地住院医师

“健康所系，性命相托”——当我举起右手庄严宣誓的那一刻，我明白，从此我的人生将与“疾病”和“患者”紧密相联。经过本科、研究生阶段的理论学习后，我走出校园、踏入临床，成为了一位名副其实的医生，从住院医师做起。在这样一段并存着苦与乐、共享着挫败感与成就感的日子里，怀着对医学的热忱和敬畏之心，汾阳人谱写了一个又一个生命的乐章！

有时去治愈：“去治愈”是医生的基本职责，但不是所有的疾病都可以被治愈。在咽喉科轮转期间，常规的声带息肉、声带囊肿、扁桃体炎等是“可治愈”的疾病。但是喉乳头瘤却令每一位耳鼻喉科医生都感到棘手，严重时会引起喉阻塞。虽然每一次的全身麻醉手术，医生都尽量将肿瘤切割干净。无奈，这些肿瘤就像是播散了种子一样，不久后会卷土重来，这个时间间隔有时是一个月，有时甚至更短。患喉乳头瘤的孩子一般3～4岁开始手术，直至青春期才可能摆脱频繁手术的宿命。这时，他们通常已经经历了30余次、40余次，甚至更多次的全麻手术。其中有些人因为呼吸不畅，已经做了气管切开；有些人因为反复手术，声带瘢痕严重，声音嘶哑、低弱。他们当中，很多人性格内向，不愿意与人交流。因为经常住院，也影响了他们的学习成绩以及与同学的正常交往。我多么盼望有一天，喉乳头瘤可以预防、可以治愈，让这些孩子们早日回归正常的生活。

常常去帮助：“去帮助”是医生的本质作用。从古至今，一切医学技术都是为了解除患者的病痛，给予其帮助。拔除患者口中的鱼刺，是帮助；切除鼻腔息肉以改善通气功能，是帮助；修补穿孔的鼓膜以提高病患听力，是帮助；切除肿瘤以延长患者生命，也是帮助。同时，医生作为一个社会人，应当以乐于助人为处世之道，在技术之外，更多地要带有温情去帮助患者。

总是去安慰："去安慰"是医生的人性力量。比如对于需要做"全喉切除手术"的患者来说，不能说话可能比癌症本身打击更大，我们在跟患者术前谈话的过程中，需要使用安慰性的语言，告诉他们，手术后还有其他的发音方式，如电子喉、食管音等。耳鼻喉科中有很多慢性疾病，如"咽炎"，他们的主诉包括干、痛、异物感等不适。他们很多人辗转多家医院、吃过多种药物，但就是没有好转。此时，作为接诊医生的我们，用安慰性语言跟他们交流，可能比服用药物更有效果。

住院医师的成长，离不开老师们的教导。我研究生期间的两位导师，他们都用自己的行动诠释着医生的内涵，他们教授给我知识，也让我学会如何与患者沟通，懂得与人相处的艺术。此外，在各组轮转期间，每一位带教老师都认真、尽心地帮助我们，让我们实践操作，掌握真正的本领。最令人感动的是我们80多岁高龄的王薇老师，她是终身教授，是我们老师的老师，可是我们还是喜欢叫她"王老师"。我们在王老师身上学到的不仅是临床技能，更是她对患者的热情和耐心。在病房，经常可以看到她拿着纸笔去每一个新入院的喉癌患者床边询问病史、查看相关检查报告，她也经常亲自拿着CT片去放射科详细读片。她待患者如亲人，拍拍他们肩膀，握着他们的手，让患者感受到了无尽的温暖。王老师的一言一行、所作所为，真切地让我体悟到了医者仁心。此外，医院这个良好的平台，为我们这些住院医师提供了优渥的资源：各类学习班、学术讲座，还有模拟训练的操作，让我们"贪婪"地吮吸着知识的营养，茁壮成长！

在当住院医师期间，有着太多的第一次：第一次用间接喉镜看到了声带、第一次用窥鼻器看到了鼻腔里的息肉、第一次看到了鼓膜、第一次换药、第一次拿起手术刀……回想起来，当初的那份喜悦依然在心中激荡。

一句话记一辈子，一份职业为一个坚守，一颗悠悠医者心，载一缕拳拳汾阳情，这就是一段住院医师的人生。

本文作于2019年11月

（王家佳，医学博士，现为复旦大学附属眼耳鼻喉科医院耳鼻喉科检查中心主治医师）

55. 厚积薄发，方能始终

吴倩如　2019 级耳鼻喉科基地住院医师

我是一名耳鼻喉科住院医师。虽然职业生涯才刚刚开始不到半年，但对“住院医师”这个词已经有了一定的理解。顾名思义就是要求每天 24 小时住在医院的医生，当然现在大家都已经不可能做到这一点。但是“住院医师”这个词汇，其实已经很明确指出了我们的职责。

上级医生，资历高，他们往往有繁重的工作，比如临床、教学、科研以及外出会诊等。而住院医师，整天守护在病患身边的医生，是对患者的病情每一个细微变化都了如指掌的医生，而这，恰恰是住院医师的优势和职责。我们牢牢记住“住院”两个字，要真正做到以医院为家。要刻苦学习专业理论，没有足够的理论基础不可能真正读懂患者的病情变化。要对病患所有的病情变化了如指掌，病患所有的重要检查结果要烂熟于心，必须清楚患者手术情况，术后每天用多少药物、输多少液体，必须清楚每种药物的使用指征、常见的不良反应以及处理方法。必须了解病患的困难和要求，以及病患的经济能力。要清楚自己开的每一项医嘱的原因，在上级和病患问起的时候能清楚地说明为什么给患者选用这样的药物和治疗。需要承担自己应该承担的责任，做出自己应该做的决定。

临床上的一切都不是按照书本上一一进行的。同样的主诉，有数种可能的诊断需要通过既往史、体征和辅助检查等去鉴别。同样的疾病，可能有多种药物或者手术方式可以运用，需要根据病患病情及需求等进行选择。同样的手术，每位病患有不同的术后表现，需要具体情况具体分析，对病患的身心问题都要重视。包括我在内的新手住院医师都容易纸上谈兵。临床学习是一个循序渐进的过程，我们住院医师应当培养临床思维方法。夜班是了解所有患者病情的最好机会。平时不值班，很难有时间与所有患者面对面交流。住院医师每次夜班巡视整个病房，进到每个房间。如果病情较重，则仔细询问症状并查体，心里则想着这个患者晚上可能出现什么情况，需要尽快解决什么问题。如果病情稳定，可以和患者谈谈他们感兴趣的话题，比如诊断、预后、治疗费用以及注意事项。我认为这非常重要，比在办公室里看专业书有意义得多。在住院部时，我们总会分享今天又收治了几位患者，有什么特别之处，我们心里都知道，这些都是在锻炼我们，是提升自身业务水平的好时机。

我清晰地记得在第一次上急诊之前的忐忑，可能是对自己的不自信，临上战场前围着师兄、师姐们反复询问每个可能出现的急诊病例应该如何诊治。而在战场上，病患并不一定按常规出牌，就拿最常见的咽部异物为例，也就是常说的喉咙卡鱼刺或鸡骨，有的病患指着左侧上颈部说疼，我却只能在舌根偏右侧找到一根鱼刺；有的患者喊疼，却无法找到任何异物。急诊还能碰到许多儿童，他们可不会乖乖听你的话而不哭不闹，每次都要费很大的力气劝说他们，虽然大多还是依靠家长靠着蛮力解决问题，或有的儿童可能仅仅是不想上学，假装生病前来就诊，耳鼻喉全检查一遍也没发现任何问题。在急诊的学习过程中，不仅可以锻炼自己的业务能力，与病患、家属沟通的能力也能够逐渐提高，根据病情缓急和病患的性格，疾病的处理方式上都会有所不同。现在的我还没开始门诊看病，也许到那时体会就更加深刻。

住院医师这几年，一定是我们人生中刻骨铭心的一段时光。怀着愉悦的心情，揣着感恩的心，勇于迎接挑战，有足够的干劲和激情，才是我们住院医师所应有的态度，全心全意为病患着想，尽量把自己的本职工作做好、做细，每天都会受益无穷。不要对前途悲观，更不要怨天尤人，我们的职业价值就是随着时间增长的，医生吃的不是青春饭，干好临床工作，努力学习临床技能，日积月累，将来的医生职业生涯一定会有回报，住院医师的人生才有意义。

本文作于 2019 年 12 月

（吴倩如，医学博士，现为复旦大学附属眼耳鼻喉科医院耳鼻喉科住院医师规培基地医师）

56. 大爱集于一身

徐浩　2017 级耳鼻喉科基地住院医师

以前听我的老师讲过，竹子在长出地面之前，只是一个小小的笋，竹根在地下会铺开很远很远，以让竹笋获取更多的养分，为之后的发力打下基础。竹笋出土的季节，如果夜深人静的时候来到竹林，你会听到竹子在拔节成长的声音。只需要短短几个月之后，它就长到十几米高了。成长就需要像竹子一样扎根地下，蓄势发力，将来在短时间内取得扎实的成果。而我们医师的成长，同样需要克服种种困难，扎根基础，为将来成为一名合格的医师而努力。生命中，坎坷的路，荆棘横生，一路上我们披荆斩棘，我们不怕苦、不怕累，始终脑海里浮现 4 个字——救死扶伤。用我们的青春谱写医生宣言，我们告诉自己，无论如何，我们依然需要走下去，毕竟我们是医生，我们的患者大部分还是明事理、讲道理的，虽然有些医闹让我们伤心，我们依然相信，我们的社会需要正能量。

来复旦大学附属眼耳鼻喉科医院规培，对于我来说，远离家乡，远离父母，远离兄弟姐妹，是为了追求成为一名合格的住院医师。周总理曾经说过，要为中华崛起而读书。今天我们仍要为祖国强大、民族复兴而学习，奉献青春，成为一名合格的医师。

在复旦大学附属眼耳鼻喉科医院规培的日子里，我感觉到了温暖，看到了规培的重要性。我们住院医师的工作是繁重而琐碎的，包括查房、接诊患者、大量的医疗文件的书写以及抢救患者等工作。这就要求住院医师首先要端正态度，不能懈怠。要求我们早上交班前预先查房，了解所管患者的生命体征以及夜间病情变化，这样在正式查房时就可以及时准确地汇报病情。实际工作中，很多事情都需要耐心，如果有患者对治疗效果不满意或者对目前的治疗方案不理解时，需要我们住院医师进行耐心地解释并密切观察病情。最重要的是，住院医师要

保持快乐愉悦的心情，遇到难题要和同事商量，或及时向上级医师汇报。目前的付出是工作职责的必需，也是成长的必经之路。经过这些历练之后，丰富的临床经验和患者的尊重将是最好的回报。

主治医师是我们规培住院医师的直接上级医师，是临床工作的主要决策者，肩负着制定临床治疗方案的重任，是科室的中流砥柱，是患者治疗方案制定者，是科室工作的组织者，是我们住院医师的司令官。而我们住院医师是实施临床方案、密切观察病情的“侦察兵”，肩负着临床情报收集工作。

查房是我们提高能力的契机，也是每天和主任医师及主治医师积极交流的重要时机。住院医师汇报病史时不必面面俱到，但必须突出重点。住院医师需要在查房前提前了解患者主要症状、体征、病情变化以及所做的检查结果，做到汇报病史时有的放矢，能够让上级医师明白患者病情及病情变化，使其能够根据患者一天来的病情变化进一步制定措施，及时做到临床指南指导下的个体化治疗。

其次，临床工作不能缺少沟通，沟通是建立信任的基础。每个人对同一患者的病情理解不同，临床决策也不尽相同。我们规培住院医师遇到对患者病情有不同理解和想法时，要及时和上级医师讨论治疗措施，住院医师应该勇于说出自己的意见。只要表达有理有据，而且态度诚恳，上级医师一般会接受的。住院医师提供“情报”，需要对情报进行“去伪存真分析”，提出自己对疾病的认识，住院医师通过捕捉并分析临床信息，为其从“初级工”到“高级工”的过渡打下良好基础。同时，也让上级医师了解其临床思维，随时指正其临床思路的不足。

住院医师规范化培训给我们带来了进一步学习的机会，在复旦大学附属眼耳鼻喉科医院规培平台上，我们汲取营养，我们逐渐茁壮成长，成长过程艰辛而又富有回味，路上风雨，只有经历了，才明白其中的含义。规培之路，一路走来，想想曾经的点点滴滴，犹在眼前；一路走来，大爱集于一身，曾经一幕幕，都潸然泪下。感谢老师们的关心和爱护，有了你们，我们才能健康成长；有了你们的教导和帮助，我们才会成熟进步。在医师的这条道路上，即使道路再坎坷，我们也会一直走下去，把那份爱继承下去。

本文作于 2019 年 12 月

（徐浩，医学硕士，现为福建医科大学附属协和医院耳鼻喉科主治医师）

57. 志存高远，不忘初心

朱文卿　2013 级眼科基地住院医师

我是 2013 级的复旦大学附属眼耳鼻喉科医院规培住院医师，其实在进入规培之前，已经在复旦大学附属眼耳鼻喉科医院经过了 2 年的硕士阶段和 3 年的博士阶段学习。面对熟悉的环境，但是进入了全新的人生阶段，怎样能有提高而不是混日子？那就必须给自己制定目标。

规培的核心是临床技能，如何从一个菜鸟成长为能独当一面的医师，其中需要有很多病例的积累、技巧的提升、知识的更新等。举个例子，在普通门诊的工作中，如果只是应付来来往往的患者、似懂非懂的病例，每天都得过且过，能学到的东西就微乎其微。我就给自己制定目标，每天必须明白一个自己搞不懂的病例，通过带患者去找这方面专长的医生，既自己解惑，又在最大程度上帮助了患者。然后将患者的照片、临床资料存在手机的笔记里，慢慢地就成为了很好的病例库。像黄欣老师、王艳老师、田国红老师、孔祥梅老师等都经常被我“打扰”，虽然这些老师和我并无师徒之名，但是在我心中，她们早已是我成长路上的一盏盏明灯，是我尊敬的好老师、好榜样。

另一方面，手术也是非常重要的一个环节。但是外科往往存在一个问题，就是上手机会少。这里我给自己定下了 4 字方针——胆大心细。每次遇到有动手机会的时候，胆大，不畏手畏脚，每个动作做到位，不要拖泥带水；心细，打有准备之仗，每个动作要细致，不鲁莽行事。如龚岚老师，手把手教我做胬肉手术，慢慢地我也就一步步开始做这个手术了。龚主任看我胬肉做得得心应手，慢慢地又教我做羊膜移植术、眼内容剜除术、倒睫矫正术等。因此在角膜组的那两三个月里面，收获很大。这源于不仅仅要认真，更重要的是，一个外科大夫必须要去动手做，胆大心细很重要。

第三方面是医德的培养。在提高技术的同时，提高医德同样重要。我的博士生导师孙兴怀教授在这方面给我树立了我这一辈子都会牢牢谨记的榜样。大家都知道，青光眼患者问题多、病史长、治疗复杂，但是孙老师会耐心地听患者讲完他们的困扰、他们的疑问，再语重心长地一一解答。名声在外，却平易近人；日理万机，却儒雅豁达。孙老师的一言一行都激励着我们年轻医生前进，一股清流在心中。所以，在后来我自己的行医过程中，只要能为患者考虑的地方，尽力多想一点，我们的一点点努力可以给患者带来便利。比如，我们斜视手术术前都要主刀医生亲自查患者、定手术方案，还需要患者空腹做术前检查。而我们患者中很多都是在读书的孩子，因此我安排患者周六来做这些检查，我每周六加班给孩子定手术方案，安排周一手术，这样把孩子耽误上学的时间减少到最低，也减少了外地患者的来沪时间。

有一种人生叫住院医师，这个阶段是一份工作，也是一种学习，更重要的是一种态度。我觉得，这个可以称为“住院医师态度”，那就是无私奉献、默默付出；海绵吸水，快速学习；志存高远，不忘初心！

本文作于 2019 年 11 月

（朱文卿，医学博士，现为复旦大学附属眼耳鼻喉科医院眼科主治医师）

58. 守护春蕾

于曼容　2019 级眼科基地住院医师

提到肿瘤，大家可能会“谈瘤色变”，即使作为医生也是如此，在还没有轮转到眼肿瘤组之前，我对这个组所诊治的疾病大多无所适从，对这个组的医生也都敬佩有加。

视网膜母细胞瘤（RB）是婴幼儿眼内恶性肿瘤最常见的一种，而肿瘤组收治的患者中也有相当一部分受这种疾病折磨。第一次轮转肿瘤组的第一个礼拜就收治了好几个 RB 的小朋友，让我印象深刻。他们的肿瘤分期各不相同，有发现较早的 C 期以下的，也有不幸很晚才发现的 E 期宝宝，但相同的是他们都乖巧懂事、可爱活泼，仿佛完全不知道眼睛里住着一个可能会吞噬他们光明甚至生命的恶魔。

很多小朋友都是因为出生后不久进行眼部筛查，而使视网膜母细胞瘤在很早期就被发现，这也给小天使们赢得了更多保眼的机会甚至是保留视力的可能。大部分小朋友被发现眼内 RB 都是因为家长发现“眼内发白”或者“斜视”。而对于那些初次就诊就已经是 E 期甚至已经突破筛板浸润视神经的小朋友来说，他们失去了保留患病眼睛的可能，我们只能用“还好他们还有一只眼睛可以看世界”来安慰自己。面对那些以泪洗面的家长，我们很难向他们开口说要进行眼球摘除，可能还要配合他们对小朋友们“隐瞒病情”，我总是会想，当他们在出院后拆开纱布，发现自己的一只明亮的大眼睛被换成了塑料眼，或者只留下了粉红色的结膜时，该是怎样的悲伤与痛苦。我印象最深的是一个小姑娘，7 岁了，长得白白净净，头发细细卷卷的，右眼澄澈而明亮，而左眼第一次到门诊检查就已经是 E 期了，大概半年前妈妈就发现她眼睛里有白色反光，但没重视，加上家里有刚出生的弟弟要照顾，半年后妈妈才得空带她来检查眼睛。不知道得知病情的

那一刻妈妈作何感想，后悔？自责？可惜？难过？也许是复杂的情感，我只知道在住院之后，我每次找她谈话她的眼圈都是红红的。

每次做类似眼球摘除这种破坏性的手术，心情都是低落的，因为这并不能给患者带来重拾光明的可能。聊以慰藉的是，我们减少了肿瘤转移的可能，保存了他们的另一只眼或者生命，也许这也是这个手术存在的价值。这时我总会敬佩肿瘤组医生强大的内心，面对这样脆弱的眼睛和生命，他们总会理性地选择最有利于患者的治疗方案，准确地把握手术时机，在认为肿瘤综合治疗效果不佳或可能发生转移的时刻果断而理智地选择眼球摘除，从而保存另一只眼睛光明的希望。

因此肿瘤早期发现非常重要，而如果不做眼部筛查，家长真的很难在肿瘤还未"显形"或影响视力之前发现。但我们也很难呼吁所有医院都在婴儿出生后进行眼部检查，因为 RB 的发病率很低，全面普及眼底筛查可能造成医疗资源的浪费；其次，如此规模的筛查也需要强大的经济基础支撑。所以，我们临床医生能做的可能就是向儿科医生普及眼底的检查，向公众宣传 RB 的早期表现，让他们对这个疾病有最基本的认识，当发现宝宝眼睛"发白光"的时候能意识到要尽早到医院诊治。当然，如果我们能明确 RB 的发病基因或者发病机制，从一开始进行预防的话，可能是这个疾病最佳的解决方案，但目前距离这个目标的实现依旧很遥远。

经过这两个月的轮转，我对视网膜母细胞瘤以及眼部肿瘤的认识依然很浅薄，但这些是我小小的但真切的所见、所闻、所感。希望在今后的临床工作中，我会像对待 RB 小朋友那样"幼吾幼以及人之幼"，像眼肿瘤组的老师们那样，以专业理性的职业素养为小天使及其他患者们提供最适合的诊疗方案。不仅要有一颗"仁心"，还要秉承"仁术"。

本文作于 2019 年 12 月

（于曼容，医学博士，现为复旦大学附属眼耳鼻喉科医院眼科住院医师规培基地医师）

59. 忐忑与期待

杨倩　2019 级眼科基地住院医师

烈日炎炎的 8 月，伴着蝉鸣和热浪，怀着忐忑与期待，我来到了复旦大学附属眼耳鼻喉科医院，开始了我的住院医师旅程。时光如梭，这已是我进入住院医师规范化培训的第 5 个月，经历了 2 个科室的轮转，现在的我，多了些许沉稳和信心，但依旧保持着最初的理想与信念。

忐忑与期待

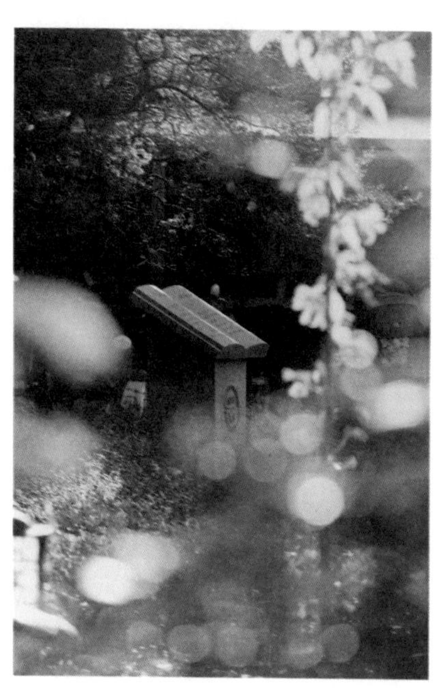

作为一名临床医学专业毕业的医学生，虽然对于眼科专业知识只是略知皮毛，凭着对眼科的迷恋，在就业时选择了眼科。但自己薄弱的基础知识与庞大的眼科专业知识体系相比，好比是蚂蚁和泰山的差距，站在山脚仰望顶峰，心中不由得开始忐忑。医院报到时，科教科老师向我们介绍了医院的相关情况、住院医师规培制度等，面对如此规范的住院医师规培计划和严格的考核要求，让我不由得想到这将会是充满挑战的 3 年。

刚刚进入科室的时候，第一次管床，面对患者的病情和家属的疑问，不知所措的我只能求助带教老师，通过带教老师耐心讲解，从解剖到功能，从生理到病理，从病因到预后，从全身检查到眼部检查，每一个病种都细致分析，并与相关疾病对比鉴别，认真分析临床表现、影像学之间的细微差异，每日查房密切关注患者病情的变化，及时调整治疗方案并作出相应解释。通过带教老师多次反复讲解，使我对相关疾病有了一定的认识，打下扎实了基础，对以后的学习工作有很大帮助。医院定期组织的小讲课、病例分析、技能培训、教学查房等丰富的教学内容，让我们有了更多的学习机会和操作机会，最大化加速我们的成长。我相信，通过这 3 年系统、全面的住院医师规范化培训，我一定能成为一名合格的眼科住院医师。

沉稳和信心

在刚刚开始进入岗位时的我一脸迷茫，不知从何下手，幸得老师们的帮助，从如何使用病历系统教起，规范书写病历，严格无菌操作，等等。我深知医学是一门既有广度又有深度的学科，需要养成终身学习的习惯。为了更好地丰富专业知识，更好地服务于患者，在课余时间我也会拿起专业书，对照着临床上遇到各类眼科疾病，不断拓展，加深记忆。而往往课本上的知识落后于临床上的最新指南，因此需要我不断查阅文献，学习最新指南，同时积极参与各类学术活动，从而加强对相关疾病的认知。面对一些疑难病例，我会及时记录下来，查阅相关资料，记录下自己的观点与想法，与带教老师讨论。虽然历程艰辛，但最终能明确诊断，确定治疗方案，这中间的反复推理及鉴别诊断，总让我受益匪浅。现在的我，能够独立处理一些常见的突发情况，能够解答患者和家属大部分的疑问，对患者细微病情变化有更敏锐的感知，在平时的工作中更加沉稳，对自己的判断多一点的自信。

理想与信念

理想与信念为我的青春注入了激情，让我的生命更加精彩，它们像大海中一盏明亮的航灯，为我指引着正确的方向，让我乘风破浪，永远朝着正确的方向前进。列夫・托尔斯泰曾说，理想是指路明灯，没有理想就没有坚定的方向，而没有方向就没有美好的生活。光阴似箭，我也从一个刚跨出校园的医学生，正在逐渐成长为一名合格的医师，而我深知成为一名优秀的医生其路还很漫长，在此期间，我虽然有过迟疑，也有过遗憾，甚至是放弃的念头，但不变的依然是一颗积极向上的心，依然怀揣着对医学事业的热爱与执着。我守护着自己的理想，坚定着自己的信念，执着着自己的追求，在医学的道路上不断求索，不断强健自己理想的羽翼，为自己的医学事业奋斗。

在医院这个大家庭中，我获益良多，从懵懵懂懂到逐渐成长。医院给我们提供了一个很好的平台，规范的规培制度，专业的设备设施，负责的带教老师，和谐的医疗环境，亲切的同事朋友等，我很庆幸能在这样的医院度过我的住院医师成长的关键阶段。希望在未来的日子，自己能继续锁定目标，踏踏实实工作，为成为一名优秀的医务工作者奋斗终生。

本文作于2019年12月

（杨倩，医学学士，现为复旦大学附属眼耳鼻喉科医院眼科住院医师规培基地医师）

60. 正在行走中

田蜜　2019 级眼科基地住院医师

每个人的人生都是由许多段不同时期的经历组成，可以是儿时记忆、求学过程抑或是工作经历，其中有某段回忆可能刻骨铭心，在心中留下深刻的烙印。对于我来说，从小到大有许许多多的回忆，而目前正在经历着的这段生活，虽然辛苦却开心幸福着，这段生活叫作住院医师。

在完成博士阶段学业后，顺利进入住院医师的规范化培训阶段，此前已经从师兄师姐口中得知一些住院医师阶段的工作生活，包括管床位、值班、门诊等需要住院医师完成的事项。虽然略有所闻，但还是对未来的住院医师生活既期待又带有一丝不安，期待在这个阶段学习到更多眼科临床上的常见病诊断、处理和治疗，一丝不安来源于深知自己在这浩瀚的眼科学海中，犹如一叶轻舟，还存在许多未知之处。

刚进入住院医师的阶段，发给我们一人一件在领口印上各自名字的白大褂。这也是提醒我们：并不是穿上白大褂就是医师，而是除了需要具备专业知识外，还要有对待患者的同理心、耐心，才能成为一名合格的医师。在进入工作前，医院有关部门也对新进职工进行培训、拓展训练，让我们了解到在医院工作的大家各有所长，单打独斗并不是最好的方法，同一位患者的症状、体征，不同的医师可能有不同的看法，所以多请教前辈、同侪的意见，可以得到对患者来说最全面系统的诊断。

在住院医师阶段，每天早上的教学查房，各位科室主任们不厌其烦悉心地向我们讲解传授一些常见病的发生机制、诊断、鉴别诊断、治疗等，同时帮助我们拓展临床思路，让我们可以更加全面地了解一种疾病及其关联的其他疾病，有了更触类旁通的认知。

刚开始在病房收治患者时，师兄师姐指点了我们：在问诊时，我们不仅仅要关注眼科有关的症状，也要耐心询问其相关的全身表现、职业、外伤史等。因为面对的是一个整体的人，而不仅是一双眼睛，如此才不会遗漏任何一个可能和疾病有关的细节。在查体时，需要细心再细心，不要轻易放过任何一个微小的体征和患者主诉有关的表现。

最后，大家容易忽略的，常常不是专业知识而是对于患者的同理心。因为我们面对的患者来自五湖四海，有着不同的成长背景、文化程度、家庭情况等，在整个收治过程中，应该根据患者的具体情况给予全面的告知和带有同理心去沟通，同时给予其信心面对病痛。有时去治愈，常常去帮助，总是去安慰。虽然现今医疗科技在全世界医疗人员及科技人员努力下日新月异地进步，但仍然有一些疾病没有找到完全根治的方法，这时，身为一线医护人员的我们，应该起到总是去安慰的作用。

此外，在手术室上台时，每一个动作，如洗手、穿手术服、消毒、递器械等，都会被放大数倍来检视，原因无他，一个微小的疏忽，可能对患者造成一辈子的不良后果。所以老师们总是耳提面命地再三要求我们遵守各项规范，不只是对患者负责，也要对得起自己职业的名字——医师。

在我看来，一名好的医师需要具备专业、耐心、细心、同理心、严谨这几项良好品质，而身为第一年住院医师的我，一切才刚刚开始，在迈向成为好医师的道路上，还有很长的路要走和很多的知识技能要学习，虽然过程辛苦漫长，却感到开心幸福，尤其是当患者出院对我说“谢谢你，医生”时那发自内心的笑容，我感到幸福而治愈。我会带着这份信任与使命感更加坚定地走下去。

本文作于 2019 年 12 月

（田蜜，医学博士，现为复旦大学附属眼耳鼻喉科医院眼科住院医师规培基地医师）

61. 我的住院医师生活

毛琇玉　2019 级眼科基地住院医师

在开始住院医师基地培训的半年中，我们通过管床以及担任手术助手承担起住院医师的任务。学习如何使用住院病历系统、写病史、在手术室消毒铺巾、接管子等，从完全不懂到能够熟练运用，个中滋味仍点滴于心。在我轮转过的玻璃体视网膜疾病学组和白内障学组中，带教老师们都十分热情地给予我们咨询，特别是延续了教学查房的良好传统，让我们在问病史、写病史以及鉴别诊断时有了更多思考的方向。

每一次查房，老师们带出的问题十分多样，虽然每次当我被问倒时总是倒吸一口冷气，但在老师指引下去思考，却往往能够发现许多被一带而过的内容。知识本身十分零碎，但在一个患者身上却能拼凑成一条线索，引领我们去寻找疾病的起因以及预后。其中，一个稍显瘦弱的男子双眼玻璃体积血，一眼房水检测出巨细胞病毒，另一眼因玻璃体浑浊较重，做了玻璃体切除手术。老师指示除了玻璃体液的病原学检查外，需加检血浆中血管紧张素转换酶(ACE)以及胸部 CT。当时我的确不明所以，待查阅相关资料后，才发现可能存在“结节病”“结核病”等引起玻璃体出血的较少见病因需要我们去鉴别。

记得第一次在玻璃体切除组给患者打球后局部麻醉，抽好利多卡因的手仍然颤抖着，换了软针头，紧紧地按住眶下缘，心里暗暗默念“中外三分之一”，进针还必须紧贴骨壁，先进 3 厘米才能转向视神经的方向深入。麻药注射完毕，嘱患者深压了几分钟，有模有样地学师兄师姐那般，用一根指头在患者眼前晃了晃，询问“是否有光感”，患者轻应了一声，待我发现眼位似乎已经固定时，一颗悬着的心也落定了。从在旁观看到实际上台消毒铺巾，正好是 4 台手术，从手忙脚乱接各种吸引管到尚且能掌握手术步骤时，我却已经上了第 10 次台。有时仍免不住埋怨自己，学习曲线似乎特别长，但越来越能够跟上主刀老师的速度后，每一个小进步也能让我暗暗欣喜。

作为住院医师，我们并不会直接承担患者手术成败的压力，但术前与家属谈话却能够直接反映我们对疾病发展、疗效以及其影响因素的掌握程度。不实际的承诺可能给医护关系埋下不利的隐患，但过度强调疗效不理想则可能增加患者的不信任感。比起艺术，术前谈话更像是一场拔河竞赛中的绳索，在患者的期望以及实际疗效间来回拉扯，检验的是我们的耐心和对职业的这份热情。

感谢有这个机会能够在眼耳鼻喉科医院进行住院医师培训，医院里多样的病种、系统的诊断及规范的治疗使我们能够不断地积累经验，而丰沛的图书馆资源也极大地便利资料的查找，并更好地应用于临床实践中。如何与患者更积极有效的沟通是我们从今以往必须认真面对的问题。但能够有机会去学习、去了解甚至感受患者的苦痛和诉求，进而想办法诊断和缓解患者的不适、安抚患者的情绪，对我而言仍是相当有价值的一段经历。拥有一段住院医师的人生，幸矣。

本文作于 2019 年 11 月

（毛琇玉，医学博士，现为复旦大学附属眼耳鼻喉科医院眼科住院医师规培基地医师）

62. 杏花香浸汾阳苑

马倬瑶　2019级眼科基地住院医师

还记得第一次穿上白大褂时的期待与激动；还记得用稚嫩的声音念出希波克拉底誓言时的场景；还记得第一次接诊患者时的忐忑与兴奋；还记得做手术时的颤栗。如今，当我挂上工作牌的时候，才真正明白，作为一名医者，最不能忘记的，便是自己的初心。

什么是初心，初心是当我走了很久很久之后，抛开一切世俗的附加，离自己本心最近的那颗心。我也常常问自己，为什么要学医？我没有什么要消灭癌症、攻克世界医学难题之类的宏愿，我只是想让自己周围的人少一点病痛的折磨，尽自己最大的努力让他们更好地享受生活。

当年，我怀着无比憧憬的心情进入实习生活，以为医生的日子就像电视中的故事套路一样，患者命悬一线，手术惊心动魄，最后大获成功，患者临出院还会谢谢医生。然而，手术总有意外，抢救也总有失败。可是失败，是医生和患者家庭必然要去面对的。患者家属面对未知的焦灼无奈，面对失败时医生的束手无策和内心的痛苦，面对厄运时患者的挣扎与无助，我看在眼里，内心全是慌乱，束手无策。我甚至开始动摇，害怕有一天，我不知道怎样去面对患者及其家属渴望生命的眼光。

我开始不断地去找寻让自己坚定下去的动力，去观察我那些被患者喜爱的教授、前辈、师兄师姐们，发现他们其实有很多共同点：他们热爱自己的职业，敬畏生命，善于换位思考，有时还很较真。他们可能表现方式有所不同，或犀利或温柔，但因为他们的初心都是希望帮患者解决问题、缓解痛苦，“为病家谋幸福”。此心照彼心，因此，他们与患者关系非常融洽，他们的语言在患者那里有非常强的执行力，双方的配合十分默契，患者的病愈率也就随之提高了，他们的自我认

同感也就相应增多了。于是，我就把他们当作我的榜样。

毕业后，我来到汾阳苑，开始了为期 3 年的住院医师规培学习。在汾阳苑，我见到更多富有经验的老师、更加优秀的同学。半年来，我遵守医院及各个轮转科室的规章制度，注重提高自身职业道德修养，端正工作态度，强化业务学习，积极主动参与临床实践，不断提高理论水平及操作能力。通过规范化培训，我将理论知识联系到临床工作实际中，了解眼科各病组常见病种的诊断与治疗特点、危重症病的基本处理原则及方法，并熟悉医患沟通、医疗安全、病历书写、院内感染等相关知识。在住院医师规范化培训工作中，我深切认识到一个合格的医生应具备的素质和条件。

医生作为一种特殊职业，面对的是有思想、有感情的人类。只有具有高度责任心及同情心，才有可能当好一名合格医生。医生担负着维护和促进人类健康的使命，关系到人的健康利益和生命，而人的健康和生命又是世界万物中最宝贵的。因此，我们在临床工作中，不仅在医疗技术上要逐渐达到精良，而且面对患者时，还需要有亲切的语言、和蔼的态度、高度的责任感和高尚的医学道德情操。我在今后的工作中，时刻牢记“救死扶伤，治病救人”的光荣使命，努力使自己成为德才兼备的医生，成为一个受人民群众爱戴的医生。

诗人泰戈尔曾经说过：“天空没有翅膀的痕迹，但我已经飞过。”作为一名医护人员，我深信，丰碑无声，行胜于言。呼唤亲情和人性，是社会的要求和人生的向往。汾阳苑给我创造了学习、服务、奉献的机会，在杏花香满的汾阳苑中，我才真正体会到自己的人生价值。我们要树立高尚的职业道德，建立强烈的归属意识，做好自己的本职工作，珍惜我在汾阳苑的规培生活，爱护汾阳苑，建设汾阳苑。在激烈的竞争中与医院同呼吸、共命运，求发展。

纵是前方有再多的荆棘险阻，也无法阻碍我要成为一名优秀医者的决心。愿汾阳苑永远浸满杏花香，愿我匠心不竭，信念不息，坚守初心，不断前行。

本文作于 2019 年 11 月

（马倬瑶，医学学士，现为复旦大学附属眼耳鼻喉科医院眼科住院医师规培基地医师）

63. 风雨兼程

刘鑫　2017级眼科基地住院医师

时间总是过去得那么快，不知不觉，我成为一名住院医师已经两年了。回想起两年前刚从大学毕业时的我，还真是有些害羞，有些不自信，有些不那么沉稳，但那仍是我很怀恋的时光。人总是在怀恋过去、珍惜现在和憧憬未来中度过的，就让我从两年前开始讲述我的这段住院医师时光吧。

大学毕业了，每个人都在忙着找工作，看着他们手里的个人简历，我心里自然也有些慌了，因为自己好像还没从大学毕业中走出来，仿佛还是那个在读大学的学生，可以无忧无虑地生活着。于是没考上研究生的我，决定选择规培这条道

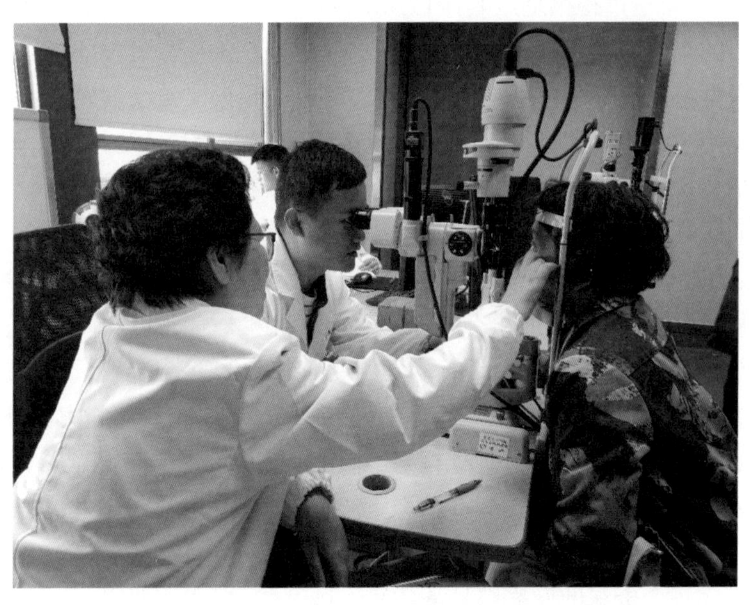

路，而不是继续考研。或许在很多人眼里看来，医学生不考研，就等同于没有前途，但是我觉得直接选择规培也没什么不好的，一样能学到很多知识。就这样，我踏上了去上海规培的道路。

刚到复旦大学附属眼耳鼻喉科医院的时候，感觉有些无助，在这个陌生的城市里，什么东西都得靠自己。我来到医院后，面临的第一大难题，便是住宿问题，那个时候我们医院还没有开分院，总院的宿舍已经没有空余了，没办法，我只好在附近的青年旅社暂住下来。住宿问题解决了，那临床上的压力也接踵而至，对于刚大学毕业的我来讲，临床两个字让我觉得莫名的紧张，因为这是直接面对患者，直接面对疾病，你所学的知识在这一刻必须运用于实践，我不由得慌了神。好在领导给我安排了一位师姐带我，这才让我这颗悬着的心，稍微放松了一下。紧接着，住院总便开始给我分配床位了，让我跟着师姐共同管理她的床位患者，先学习学习，下个月开始再独立管床。当时我的内心不知道有多开心，这样我就有了一波缓冲的时间，但是我也在提醒自己，不能放松，下个月就要自己独立了，必须认真起来。接下来的时光，师姐带着我收患者，问病史，检查患者，带我上手术，然后手把手地教我写病历，每一步都详细告知我。这让我在往后的住院医师时光中，无比受用。

一年后的我，已经成为了一名能独立收治患者、担任手术助手的住院医师了，虽然这一年里过得很是煎熬，因为那时对于我一个初出茅庐的小伙子来说，需要学习的东西太多，从问病史、写病历、体格检查、上手术等技能，都需要一点一点慢慢学习。很感谢老师们在临床上每当我犯错误时给予的教导，老师们也常说医生是一个高危职业，处处需要如履薄冰，每一步都应小心谨慎。正所谓犯错不可怕，可怕的是犯同样的错误，这是作为一个医生的绝对禁忌，我也时刻牢记老师们的叮嘱。

又过了一年，这已经是规培的最后一年了，但依旧觉得刚到复旦大学附属眼耳鼻喉科医院的那个我就如昨天一般。在这两年的时间里，我基本上轮转了所有的学组，对眼科有了比较深刻的了解，自己的临床技能也越发成熟，慢慢从开始有些被动地学习各个学组的知识，到现在开始对一些感兴趣的病例进行深入了解和学习，临床上也能更好地把握与不同患者之间的沟通。因为我了解到，与患者达成一种良好的沟通方式，会让患者产生更多的信任感，这对接下来的治疗和随访，有着重要的意义。

我相信每个资深的专家都是从住院医师开始的，在这期间，是我们了解眼科、熟悉眼科的的桥梁，为我们将来成为一个优秀的医生，打下一个坚实的基础。同时，住院医师也是难熬的，我们的知识储备不够、临床经验不足，可能会犯很多错误，也可能会挨很多批评，但是我们依旧坚持岗位，尽责敬业。因为我们知道，从选择报考医学院校的那一刻起，肩上的担子就不会轻。

本文作于 2019 年 11 月

（刘鑫，医学学士，现为遵义市中医院眼科医师）

64. 岁月磨砺，修行成长

李梦玮　2018 级眼科基地住院医师

去年夏天，在经历了 5 年本科学医生涯和 5 年硕博科研训练后，我正式成为一名住院医师了，内心既激动又忐忑。激动的是终于从一名学生的身份转变为一名医生，以及终于可以向家人“宣告”：我工作了！但与此同时，心里也有一丝忐忑，“临床”毕竟和“科研”不同，需要从头学起。我也深知，住院医师是医生成长中非常重要的一段时光，是打基础、学本领的一个阶段，同时伴随着艰辛和汗水。

早出晚归

“早出晚归”可以说是住院医生的常态。7 点半是医院交班的时间点，但住院医师到医院的时间往往要比这个时间点早很多，因为在交班前，住院医师必须为昨天手术的患者做好换药和检查，以便交班后及时向上级医生汇报患者病情变化。记得刚去青光眼组轮转时，由于每位术后患者及眼压较高的新患者都要测眼压，而病房只有一台非接触式眼压计，造成早上眼压计非常“抢手”。我们几个住院医师无形中会互相“比赛”，比谁早到，这样就能在使用眼压计时不至于排队。每当这个时候就常常感叹：要是住在医院附近该多好啊！白天，“缺觉”的我们常常需要点一杯咖啡或奶茶来补充一天的能量，我们笑称“咖啡续命”或“奶茶续命”。

住院医师，或者更准确地说是但凡医师都没有固定的下班时间，只有把手头的工作做完才能下班。对一名“菜鸟级”住院医师而言，加班更是家常便饭。记得到眼底组第一天，正逢国庆节后第一天上班，要连收 5 个新患者，其中 3 个患者要加刀上台，加之对眼底组的工作流程及眼底疾病的知识不熟悉，最后忙到

11点多才下班。但是即便再忙，我都告诉自己：对每一位患者都要认真去查体，仔细记录阳性体征，不能敷衍了事。有不懂的就要向同事及上级医生请教，下班后再翻阅专业书籍。随着时间的推移，对疾病的认识以及病史系统操作的熟练，下班的时间不会每天都很晚。但是，我们住院医师的任务不止于每天管理患者，平时在处理完门诊病房工作以外，还要整理病例、总结成文。因此，下班回家常常又要开始新的"战斗"，这个阶段经常感觉时间不够用。

每一个"第一次"

进入临床后，每天都有大量的临床新知识和新技能需要学习。依稀记得自己第一次上手术台进行消毒铺巾时，开始觉得看了几遍自己也能做好，结果一到自己铺巾时，顿时手足无措。一旁带我的师妹看不下去了，马上让我下去，再次给我做起示范，事后"批评"我："师兄，看手术要像看文献一样记在心底！"当时我脸上火辣辣的。师妹是临床型硕士，在临床已轮转了3年，可以说是我刚进临床的带教老师。临床就是这样，不管年龄、不管学历，你没做过就永远不会，看十遍不如自己亲自做一遍。经过师妹的指点，加上自己实践琢磨，很快找到了窍门，现在是闭着眼睛都能铺巾。

还记得第一次值班时，有位青光眼术后患者眼睛不舒服，我给他查体发现眼底有点红色反光，感觉眼底也看不清，我心想：糟了，是不是眼底出血了。当时还"好心"给主刀汇报，结果主刀还以为是玻璃体出血。第二天主刀一看，眼底完全能看清，只是有点前房渗出加脉络膜脱离。其实，"罪魁祸首"还是我前置镜用得还不熟练，结果"谎报军情"！

还有许许多多的"第一次"：第一次换药，换了整整一个上午；第一次看门诊，半天只看了十几位患者；第一次独立缝合结膜，感觉那双僵硬的手颤动着……每一个"第一次"都是一次突破、一次新生；无数个"第一次"慢慢磨练自己、锻炼自己。现在依然记得那些给我"第一次"机会的老师和患者们，他们就好似我的启蒙老师，感谢他们的循循善诱以及耐心宽容！

"菜鸟"不断升级中

犹记得本科在眼科实习时一位老师曾这么跟我说，3年临床经验肯定比不上5年临床经验的医生，但一位医生如果平时善于思考、勤于总结，坚持8年说不定就能超过一位10年年资的医生。尽管现在我还是一只"菜鸟"，但也渴望通过不断锻炼，有一天能在蓝天展翅翱翔。于是，在临床工作中，我除了记录病史外，每天下班后不断反思：今天有哪些收获，有哪些不足的地方需要改进。还记得我在白内障组轮转跟着蒋老师做手术助手时，蒋老师教我装“德非”人工晶体的三步骤：一“压”、二“听”、三“推”，这简单的3个字囊括了装这种晶状体的技术要领，令我印象深刻，好记且实用。于是，在装其他型号人工晶状体时，我也不断摸索，总结实用好记的方法。比如在装了十几个“Tecnis”三体式人工晶状体后，我也总结出如下技术要领：一“滑”，二“压”，三“捋”，屡试不爽。当然，自己成功安装多次以后，也因为过分自信，有时着急出错，这时候又得反思自己，哪个环节出了问题？通过不断地反思逐渐提高自己的业务水平。

清代名医赵晴初曾这样写道：医非博不能通，非通不能精，非精不能专，必精而专，始能由博而约。我的导师孙兴怀教授也曾这么对我们说：“工作态度决定工作心态。如果每天看门诊只是完成任务的话，那会觉得很累很苦；但如果抱着每天能有什么新发现的愿望，那就不会感到累，即便累也是苦中有乐。”因此，唯有自己不断脚踏实地努力，不断总结钻研，才能使自己这只“菜鸟”不断茁壮成长！

有一段人生叫住院医师，这是一段吃苦的人生，一段打“地基”的人生，一段成长的人生。这段人生学习紧、压力大、收入低，但我们不该在应当修行的时候谈委屈，因为经过这段岁月磨砺，我们会在更广阔的蓝天翱翔！

本文作于2019年11月

（李梦玮，医学博士，现为复旦大学附属眼耳鼻喉科医院眼科医师）

65. 共筑眼科梦想

李萌　2017级眼科基地住院医师

2020年，我即将完成在复旦大学附属眼耳鼻喉科医院的3年住院医师培训，这段人生中，经历了从学生身份进入医师职业的转变，经历了很多工作和生活上的"第一次"，经历了彷徨、痛苦，经历了喜悦、收获。这一段特殊的时光现在即将画上圆满的句号，百般滋味涌上心头。

2017年，我从复旦大学临床医学八年制毕业，彼时已跟随导师周行涛教授在眼视光学组学习和工作了一年半。期间，大部分时间用来随访患者、收集临床数据、辛苦地做动物实验、辛苦地写论文、发文章，最终顺利地完成了博士毕业课题。然而，都说从博士毕业到工作，就像是走出一个精致而狭小的房间看到外面宽广的世界。本以为自己博士毕业后，可以自信地应对任何事，然而进入到大眼科轮转时，我立刻就感觉到知识理论储备极其有限以及临床沟通能力的缺乏。

我们医院眼科临床工作的节奏非常快。问诊、查体、做检查、写病历和围手术期患者管理都必须弓马娴熟，才能正常下班。而轮转第一个科室时，我几乎每天工作到晚上八九点钟才能大致完成临床工作，并且期间还有出错和返工。晚上回家后，我回忆和反思当天的工作细节，并且重新捡起大学时的专业书来巩固知识，做完这一切才敢入眠。我这才意识到，准确而高效地完成眼科临床工作是建立在知识储备上，也建立在与患者、护士和其他医技人员的沟通能力上。

作为初出茅庐的小医生，独立看门诊时常感到如履薄冰。担心因自己临床经验不足和知识欠缺而造成误诊、漏诊，甚至严重时造成医疗事故，职业生涯蒙上阴影，心中的懊恼、悔恨、自责可能会令人失去信心。除了完善自己的专业知识、提高诊疗水平，强大的内心也是做医生需要修炼的重要一环。我在刚进入规培不久，为患者进行球后麻醉时总是不敢进针，生怕伤及重要的神经和血管，甚

至戳到眼球。进针的角度和手感难以把握，麻醉效果自然也不甚理想，经常需要主刀医生再补充注射。经过不断模拟练习和反思，以及向高年资医生请教，很快我也掌握了这门技术的要领，甚至逐渐得到主刀医师的表扬。遗憾和失败总是难免的，遇到困难切忌妄自菲薄、失去信心，平时多加反思和学习必能有进步和收获，做最好的准备为患者提供服务。

做住院医师最大的期待是什么？可能很多人和我有相同的答案——动手实践。有机会进行一些手术操作，即便是比较简单和基本的步骤，比如缝合角膜伤口、做小切口、电凝止血等，总会让我们兴奋不已，尤其在一些急诊手术中有做主刀的机会，脚踩踏板、手持器械，觉得自己仿佛距离成为心中崇拜的某某教授的远大理想越来越近。我非常感谢每一次值班中耐心带我上急诊手术的上级医师，他们甘做我的"一助"，耐心、细致，默默配合、帮我扫除新手障碍，并不断地鼓励和指导，给我极大的信心，让我有幸体会到手术医生的成就感和幸福感。手术结束更会有针对性地指出我的不足，提出实用的手术训练和提高方法，良师益友相伴相佐，是前进路上最大的幸福。

我们医院眼科有个传统，每周四晚上都会安排科里的老师们轮流讲课，大多是各学科主任、教授精心准备的讲座，获益匪浅。还记得徐格致教授深情地回顾那一代医生的成长之路，对未来的眼科诊疗提出了美好的展望。他说，未来，或许每一位视网膜手术医生都要掌握看3D显示屏开刀的技能。孙兴怀教授讲起眼科的发展历程，荷鲁斯之眼的神秘力量折射出眼对于人类历史尤其是医学史的重要意义与影响。周行涛教授不拘一格，让在场的每一人谈论各自在临床中碰到的圆锥角膜病例，展开了一场现场病例研讨会。在徐建江教授和张朝然教授的课堂上，我们自信满满地汇报自己的病例，她们先是笑而不语地听我们讲述，而后以极其渊博的知识告诉我们"又掉进坑里"了，很多病情其实并不像表面看上去那样简单，有些疾病表现复杂却蒙蔽了你最常规的诊疗思路。教授们打造了一艘又一艘知识的航船，带领我们在医海中遨游，用丰富的临床经验把我们从一次次迷茫中"打捞上来"，课后常有一种豁然开朗的感觉，让人直呼过瘾。即便每年的课程安排和讲者会有重复，但相近的内容只要每次认真参与都会有新的收获，因为我们在不断成长，随着在临床中的见识逐渐积累，对相关专业知识的逐步完善，对疾病的理解也越来越深刻、全面。

学海无涯，我驾一叶扁舟，越深入其中越感到医学知识浩如烟海，而新的发现和新的诊疗技术发展亦如海上风云般变幻莫测。在这个过程中，我的角色也发生了转换：我不仅是一名学生，也是一名实习医生带教，不仅自身在不断成长和进步，也将已习得的知识与技能传给学弟、学妹们，他们称我为“老师”。当我的实习同学在朋友圈表达出对眼科的浓厚兴趣，对眼科知识的活学活用，着实让我激动不已，这对我是多么大的鼓舞，甚至胜于对我的直接称赞和感谢。世界上有两项事业最幸福，为人类的未来谋福祉，并与其服务对象肩并肩时刻站在同一立场，这就是医生和老师。正所谓，教学相长，彼此照亮。

做医生最大的成就和乐趣，就是为患者切实地解决问题，解除病痛的困扰。有时是治愈，常常去帮助，总是在安慰。“生死面前，一切都是小事”，在生老病死的生命自然历程，能渡人一路，便渡人一路。最让我震撼的永远是急诊室，总能让我以新的视角审视人生与社会。那些奄奄一息的患者，痛苦无助的家属，让你不禁感慨健康如此可贵，普通人的生活是多么值得珍惜。那些因无法承担诊疗费而选择保守甚至放弃治疗的家属和患者，我看到他们内心的煎熬与无助。这些大的人生矛盾，会让你看开很多日常生活中的问题，虽说人人生而平等，而面对现实，仍有很多无奈。医疗技术快速发展，但能治愈的疾病仍只占人类已知疾病谱的一小部分，医疗保障虽已更广覆盖，但医疗资源仍然是相对有限和匮乏的。

如果把行医之路比作攀登珠峰，那么住院医师规培就好似珠峰大本营。在这里，有经验丰富的教练指导，受到方方面面的能力训练；在这里，有丰富的实战演练机会，切身体会即将独自面对的风霜雨雪；在这里，有社会的映射、生命的缩影；在这里，有温暖可爱的战友和伙伴，共同迎接挑战而不惧，收获历练与成长。

本文作于 2019 年 11 月

（李萌，医学博士，现为复旦大学附属眼耳鼻喉科医院眼科主治医师）

66. 守得云开见月明

江晨　2018 级眼科基地住院医师

2018 年夏天，我终于研究生毕业，正式成为一名眼科医生。万丈高楼平地起，医生成长的第一站就是住院医师规范化培训。

上海的住院规培不同于其他地方，在这里规培并不代表以后会留下来工作，因此刚刚毕业的我心中依然是充满了不安。值得庆幸的是，复旦大学附属眼耳鼻喉科医院的专科实力强劲，留在这里学习 3 年，即使最后仍然不得不离开，我也是满载知识和经验开启新的人生。带着这样的想法，我毅然选择留在复旦大学附属眼耳鼻喉科医院规培。

转眼之间，规培岁月已经经历了大半，回想起来，发现有太多的感触。

住院医师的工作就是管理患者，协助主刀。刚入职的我，只是对于自己研究生所学专业知识有浅薄的认识，其他眼科专业近乎一片空白。2 个崭新的住院医生一起管理青光眼组 12 张病床，一开始的 2 周是极其痛苦的，每天不光要收患者还要跟台手术，一天 24 小时感觉远远不够用。因为临床经验欠佳，每天对着各种红着眼睛叫着痛的患者，我都要纠结他们究竟是什么类型的青光眼，开角还是闭角，急性还是慢性，早期还是晚期？从护士站接过的房角镜也不知如何变化，到底怎样才能把这个放进患者的眼睛，到底哪个结构才是房角，到底这个人的房角是不是还开放着？问题是最好的老师，而且青光眼的住院总医师是最棒的带教老师。以问题为导向，我在收患者的过程中有问题及时向住院总发问，有时候写病历写到晚上 8 点多，仍然会厚着脸皮，给师姐打电话，问问题时经常会听到师姐的女儿叫“妈妈”，现在想想自己实在是有点打扰他人生活了。利用空闲的时间狂啃自己原来不愿意看的青光眼书籍，上网查阅相关的资料。那时候感觉自己既像一张白纸，又像一块海绵，虽然起初经验不足，却努力吸收着各种知识水分，到了出科时，俨然觉得这张白纸上已经有了些许轮廓了，曾经最犯怵的青光眼患者，收治起来也是游刃有余了。这不仅要归功于2个月的忘我学习，更要感谢青光眼学科组各位带教老师的辛勤指导。

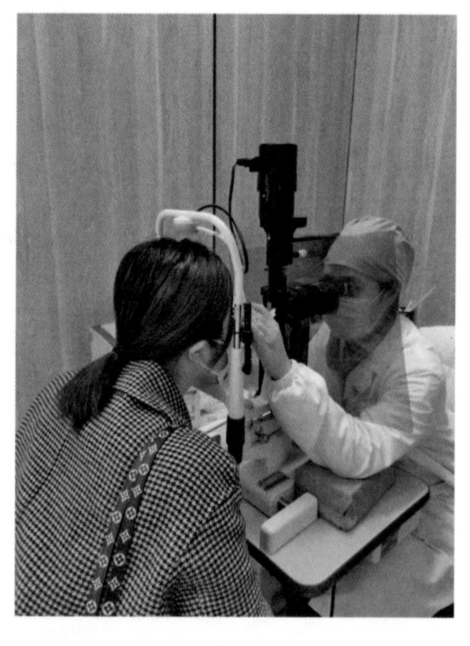

小半年的轮转让我对眼科临床工作有了大概认识，就在我认为自己已经能够熟练处理眼科临床工作时，我又来到了斜视组。斜视的病历在当时的我看来就是“天书”，连检查报告都不知道该往哪个空格里填。在前辈的指导下，开始的一两天总算学会了写病历和上台做助手。但是，光是会应付病史，这不是我想要的结果。于是我利用白班的空余时间，主动联系了相熟的斜视组师兄，开始跟门诊，希望能够亲眼看到平时抄写的检查结果是从何而来，到底该如何做最基本的斜视查体，没想到这也成为一个契机。第2个月初，斜视组尚未进入寒假高峰期，病房工作并不繁忙，师兄给我提供了一个跟随赵老师抄方和手术的机会。赵老师的门诊每天7点开始，于是那些日子每天6点半就要到宝庆路门诊报道。在那之前我印象中的门诊诊疗地半天能看诊50个患者就非常了不起了，然而到了赵老师门诊，我才发现斜视组的高效。一个医生收病历，一个医生初查患者，一个医生录入电脑，一个医生术前谈话，在大家通力配合下，每半天都能看诊100个患者。刚到那里时，我就像一块绊脚石，速度完全跟不上，但是大家也没有嫌弃我，而是让我先跟着赵老师查患者。经过一周的耳濡目染，我逐渐能够适应大家的高速运转，能够很好地配合大家工作了。在门诊，遇到复杂的斜视患者，赵老师也会亲自指导教学，能够亲眼目睹那些斜视小朋友手术效果，收益颇多。手术室就是另一个战场。赵老师的斜视矫正手术可谓行云流水，外人只看到上下翻飞的针线，顷刻间手术就完成了，让我大开眼界。而且助手在台上与主刀之间合作无间，能够及时领悟主刀的意图，我终于领悟到原来我们作为助手如此重要。

一年半的基地学习，大部分时间都是很辛苦的，但是回想起来，那段努力学习、起早摸黑的日子却是如此丰富多彩、令人甘之如怡。或许这就像中国人爱喝茶一样苦尽甘来。

虽然未来仍然扑朔迷离，不知道一年后何去何从，但是这一段基地时光就是我医师生涯的起始、基石，让我知道：路在脚下。

本文作于 2019 年 11 月

（江晨，医学博士，现为复旦大学附属眼耳鼻喉科医院眼科检查中心医师）

67. 庆生

仇晨　2018级眼科基地住院医师

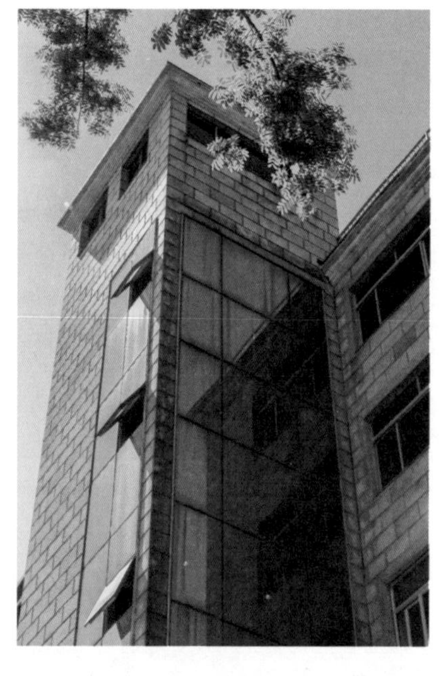

又是阳光明媚的一天。作为一名年轻医生的日常，早晨起床后以火箭般的速度穿衣、洗漱、踩着脚踏车飞奔去医院那是再正常不过了。今天是周五，但是对于心澄来说却不一样——这周末终于可以回家一趟探望父母了，尤其是为母亲庆生。

已经记不太清有多久没有回家了，上次回去是过年的时候？还是劳动节？也记不太清最近是哪一天给父母通过电话了，只依稀记得好像父亲的降压药快吃完了，得赶紧帮他再买了。对于父母，他深爱的两个至亲，心澄有着说不出的歉意……从小他有个愿望，就是长大后能带父母经常出去走一走、看一看。父母这一辈的人挺艰苦的，他们经历了物资还略有匮乏的孩童时代、肩负国家发展重任的中青年时光、老龄化日渐凸显的晚年时期。现在这个年龄本该是他们享福的时候了，但是子女不在身边、而房贷压力也逼着他们继续谋求生计。这是辛苦了大半辈子的一代人。而现实是，一向视孝道为先的心澄也并没有太多的时间跟父母好好唠唠嗑，更别提陪伴了。

“这次回去一定要多带点东西，多陪老人家说说话。”心澄心想。“降压药已经拿上了……嗯，还有保健品和水果。”

像往常一样，打了鸡血般完成了换药、检查、办理患者出院，趁新患者还没办理入院，心澄拿出手机给父母发了条短信："爸、妈，差不多晚上9点我应该就能到家啦。"

他想起小时候，父母给他庆生时的情景。每年父母都陪他一起过生日，每年都有丰盛的菜肴和蛋糕，每年都会陪着他吹蜡烛……水果、鲜奶蛋糕是自己的最爱。这珍贵的记忆似乎已经离自己太遥远了，恍惚如梦境不可及。也还记得10岁生日时宴请亲朋好友的热闹，以及当年自己许下的愿望。

"愿望实现了吗?""算是实现了吧，成为了自己当初梦想成为的一名医生，虽然还是在住院医师阶段。"

已经记不太清多久没和父母一起过生日了。似乎自从上了大学，就很少能够回家相聚。生日，在学校期间和同学一起庆祝；工作以后，如果能想起随便吃碗面也算庆生了，如果想不起也就算了。父母亲的生日，电话遥祝或者买个小礼物似乎就是常规了。年龄一年一年增长，人情味儿却似乎随着时间的冲刷越来越淡了……

毕业后，成为了一名小小的住院医师，有许多技能、知识需要学习，通过不断积累才能一点点进步。这是一个神圣而又漫长的过程，心澄喜欢这样全身心投入工作的状态，喜欢这个医院的平台和学习氛围，享受治愈患者之后的精神满足感。这就是自己喜欢的职业，尽管付出很多，尽管下班后还需要继续看文献写文章，尽管常常累到不想动、走不动，但是这的确就是自己喜欢的职业。治愈病患是每一个医生最高的荣誉。

新患者陆陆续续的来，医嘱有序不紊的开着。今天又碰到一个病情复杂的患者，心澄边工作边思考患者的病情，想着患者最合适的诊断以及需要鉴别诊断的疾病，怎样的手术方式是最合适患者的，有没有手术禁忌证，怎么样与患者沟通让他们理解病情……这些都是住院医师术前需要完善的工作。临床需要仔细和谨慎地工作，而魔鬼往往藏身于细节之中。可能一个看似很简单的病例，也会有千变万化的临床表现。一个不小心的疏忽，另一端可能就是悬崖峭壁。

"4点多了，病史也快搞定了，应该可以按时下班。"心澄想着。窗外的天空依然清澈、明朗，可以看见朵朵漂浮的白云。今天的天气是真的好啊，好像也很久没有漫步林荫下了呢。

最后梳理一遍当天的患者信息，理清病史后，心澄开始整理自己的东西，拿出书包。

嘟……嘟……嘟……手机震动铃声响了

“喂,师姐,怎么啦?”

“亲,等会儿有个急诊患者来了哈,麻烦跟我上个台吧,患者已经在办手续了。是个眼外伤患者,挺严重的:眼球被砂轮片打伤,大范围破裂,眼内可能还有异物。我们抓紧时间处理一下。”

“嗯,好的师姐!”犹豫也就在那 0.000 1 秒,他收起的书包,手机迅速地被按了几个键,往手术室赶去。

本文作于 2019 年 11 月

(仇晨,医学博士,现为复旦大学附属眼耳鼻喉科医院眼科医师,入选上海市青年科技英才扬帆计划)

68. 最美的遇见

章哲环　2012 级眼科基地住院医师

岁月如流光飞逝，今年就要结束我的住院医师生涯了。回想 3 年前，硕士毕业之际，真的面临好多抉择。是回家工作还是留在上海，是开始做一名住院医师继续医师生涯还是去医药公司放弃医生职业？纠结、动摇、迷茫的我，最终还是说服自己留下来，留在复旦大学附属眼耳鼻喉科医院做一名眼科住院医师。

作为一名临床型研究生，我读书时就已经有段相当长的临床工作时间，以为可以很轻松地转变为住院医生，而事实证明我确实是想得太简单。作为一名住院医师，除了要负担临床繁重的工作，更多的是要自我学习和提高。不断的临床实践会发现新的问题，促使我们学习进步。很多之前以为已经很懂的问题，后来发现并没有那么懂；以为很绝对的问题，后来也发现其实并非只有一个答案。尤

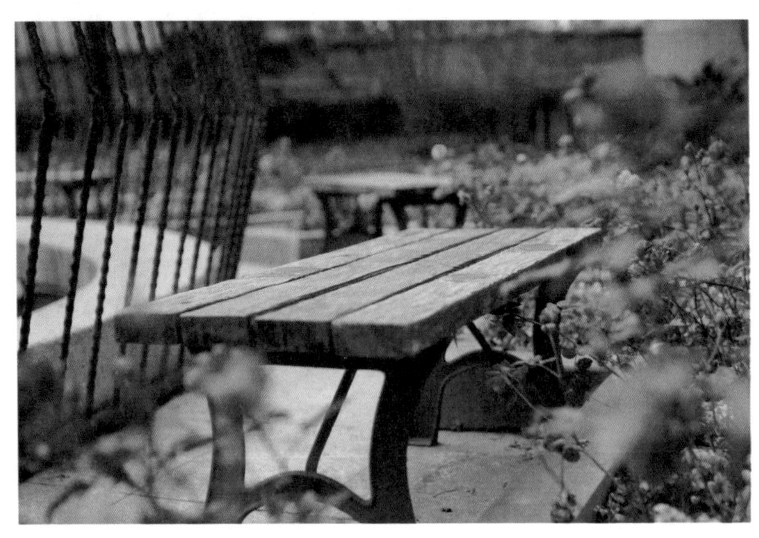

其是在我独立看门诊之后，发现跟病房的工作差别很大，像是翻开了新的一页，所需要的知识结构和思考方式都要重新洗牌，打乱后再来过。

生活有苦有累，但感受更多的是成长，是白大褂赋予的责任感。慢慢开始庆幸当初的抉择和后来的坚守，工作中同事和老师乐观积极的态度也让我受到感染。

很感谢复旦大学附属眼耳鼻喉科医院的带教老师，他们定期组织住院医师讲课，把大家召集起来，让我们有了集体归属感，也帮助我们完成了从学生到住院医师的转变。因为这个集体，让我拥有了很多可爱的队友。他们工作时是严谨团结的同事，下班后是亲密交心的朋友，孤身在上海奋斗的我并不觉得孤单，忙碌而充实的生活令人充满活力。

复旦大学附属眼耳鼻喉科医院位于汾阳路上，医院周边风景优美，格调优雅。每天上下班穿梭在著名的衡山路、汾阳路以及复兴中路，会遇见街拍的美丽幸福的新娘、涂颜料的专心致志的画家，还有慢慢走过感受美景的行人……马上要结束自己的住院医师生涯了，这些美好的事物都将变成温暖的回忆伴我走向远方。有不舍，有期待，3 年的光阴伴随着青春慢慢滑过，这里是我最美好的遇见。

本文作于 2015 年 4 月

（章哲环，医学硕士，现为复旦大学附属儿科医院眼科主治医师）

69. 有一段人生叫“坚守”

罗文伟　2018级耳鼻喉科基地住院医师

儿时脑海里的医生，一定是在他人生命垂危时，镇静坚定地抢救珍贵的生命；一定是在重大疾病暴发时，毅然决然地奔赴遥远的疫区；也一定是怀揣着当初的医学誓言，时刻准备着全心诚意为医疗付出。而此时，我真正成为了一名临床医生，我才发现，医生不像记忆中的那般荣耀、传奇，而是有着更多的故事。

我是一名住院医师，现在在复旦大学附属眼耳鼻喉科医院参加规范化培训。一年前的我还在复旦大学上海医学院从事博士课题，而现在我已经完成了从医学生到医生的转变，成为了一名合格的住院医师。

我是一名住院医师，一名初入临床的年轻医生。我稚嫩却无畏，热忱但不张扬。在这段医学生向医生转变的日子里，由于缺乏经验和阅历，自然有很多的困惑和迷茫，比如手术台上的手忙脚乱，比如被患者质疑时的不安和尴尬，以及遇到突发情况时的手足无措等。一幕幕，虽永生难忘，却又轻如云烟，从不曾动摇或放弃我的职业。我反复地翻阅书籍，观摩并学习手术，给每一个床位患者进行专科检查，学习高年资医生与患者沟通时的方法，遇到不懂的问题诚恳地请教、请示上级医生。在这段摸索并成长的岁月里，我已经能逐渐胜任手术助手的工作，并熟练地处理患者的问题及情绪，专业知识也有很大提升。临床能力的提高让我庆幸自己的选择。因为坚持，我内心更加强大、执着。

作为一名住院医师，一名工作在临床一线的医生，我知道身穿白大褂的我对患者的影响及价值，哪怕一句话、或者一个眼神。我庆幸我是一名医生，也感恩我拥有柔软而敏感的内心，常常不经意地带给患者温暖。因为善于观察人们的感情变化，我常常能感知患者内心深处的害怕、担心、抗拒或期望，也常常发现年老患者的孤单无助，小朋友的恐惧、惊慌。因此，我会用最轻柔的话语、最柔和的微笑鼓励他们。他们脸上跳跃着的温暖及明亮眼神也让我欣慰。因为他们,我在平常的生活中,慢慢变得更加平和、宽容。

我是一名年轻的住院医师。我的生活平淡而规律,没有危急时刻仍然气定神闲,但我一直在全心诚意地为我们祖国的医疗事业付出。我的生活普通而平凡、辛勤而忙碌。我每天奔波于医院与单位的集体宿舍,白天的工作是在病房完成患者的病史、处理患者的各种情况,晚上看书、学习、看文献、写文章,还要时刻忧心目前的医疗现状。我与爱人相距不到 2 公里,却只能在周末抽空见一面。我的父母与我相隔千里,可能连春节仅有的见面机会也要用来守护患者。

我是一名住院医师,我处于一个并非完全我理想中的工作环境。医患矛盾偶有发生,有些人选择了退出,有些人在徘徊,但绝大部分的同行在坚守!他们坚持工作在临床一线,为我们国家的医疗事业奋斗。其中,也包括正在坚守中的你我。在这段艰辛的时期,需要我们同行的一起坚守,尽可能对患者友善、耐心,我们的一个微笑会化解很多的不安、焦虑。

我依然和你们一样坚定地热爱我的选择,热爱我身穿的白大褂,热爱我们的医学誓言。我也依然和你们一同在坚守!

本文作于 2019 年 11 月

(罗文伟,医学博士,现为广东省人民医院耳鼻喉科医师,入选上海市青年科技英才扬帆计划)

70. 许多的第一次

梅红林　2014 级耳鼻喉科基地住院医师

一直比较喜欢看《实习医生格蕾》，记得第一集中医生曾说“今天，你们就是医生。你们作为外科医生在这里工作的 7 年里将尝尽人生苦乐……这是你们的起跑线，是你们的竞技场。你们表现如何，全看你们自己。”虽然我们已不是实习医生，但上面这句话我觉得还是挺适合我们的。

不知不觉，进入基地培训已近一年，也经历了一些故事。虽没有影视剧中那么惊心动魄和跌宕起伏，却也给我们留下了深深的印记，在成长过程中，值得思考和学习。

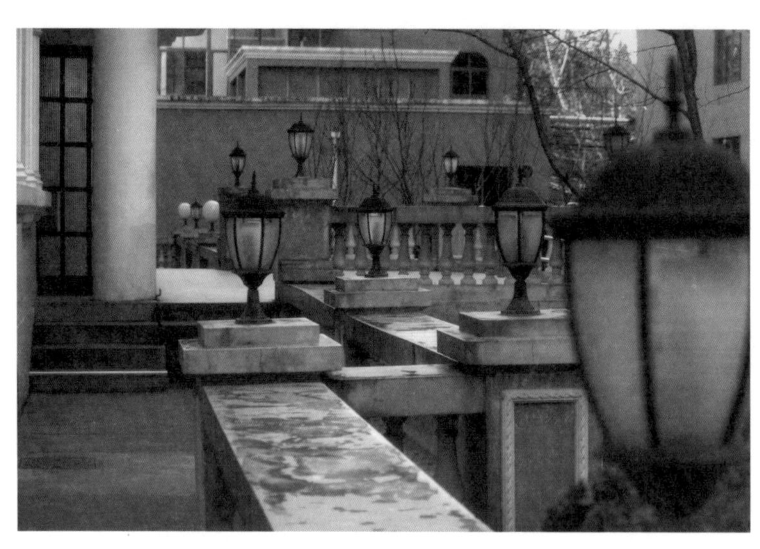

每个人都有自己的故事，作为住院医师，我想“第一次”的这种故事应该是让我们印象最深刻的了。我就讲讲自己的“第一次”吧。

第一次“不知所措”。晚上值班也值了有段时间了，基本没遇到过应付不了的大问题。有一次晚上值班时，朦胧中被护士急匆匆地叫醒，说有个患者不舒服。在走廊见到了患者，看样子很虚弱，脸色苍白。走过去，正准备问他怎么不舒服，他突然就倒地失去了意识，怎么也叫不醒，当时我就有点慌了，不知道是什么原因，也不知道该怎么处理。慌乱中赶紧给患者吸氧并上了心电监护，血压很低，明显是休克性昏迷。不过还好，正当我考虑是不是用肾上腺素以及怎么用时，患者慢慢恢复了意识，算是有惊无险。事后，我才找到了原因，是由于患者白天做过增强CT，发生了对造影剂的迟发性过敏。这一次的不知所措让我懂得疾病的病因有时候很难琢磨，而只有练扎实了自己的临床技能及应变能力，才能以不变应万变。

第一次感觉“无能为力”。之前床位上有个鼻咽癌患者，平时情况都还好。有一天突然大出血，那时我正好在，就赶紧给他止血处理，根本止不住。幸好科室人都在，基本都叫来了，麻醉医师也叫来了。可是患者出血太猛烈，虽然我们这么多人，每个人都急匆匆地投入抢救中，插管、吸氧、输液等，但一个生命还是在我们面前消失了，只有几分钟的时间。看着满床单的血，我突然感觉，医生不是万能的，有时候也是无能为力的。

我们还继续着住院医师的生活，每天的经历虽然不是都那么难忘，就是这种一点一滴的经历让我们学习，让我们思考，让我们成长。

本文作于 2015 年 1 月

（梅红林，医学博士，现为复旦大学附属眼耳鼻喉科医院耳鼻喉科主治医师）

71. 医路成长

郭瑜　2019 级眼科基地住院医师

本科毕业后都要经历的一段时光就是住院医师规范化培训，这是成为一名合格医生的必经之路。

生活里的小惊喜永远都是这样的不期而遇，就这样我来到了复旦大学附属眼耳鼻喉医院学习生活。初入眼科，我被眼科的快节奏惊呆了。看着师兄、师姐们娴熟地问诊、查体、写病历，准确开出必要的检查项目及治疗医嘱，高效地完成收诊，并且辅助主刀完成手术操作。一个初出茅庐的我，在这追求时间效率的地方，面对高强的工作、对专业要求双语的教学，突然间倍增压力，可是我告诉自己，所有人都是靠自己的努力一步一步走到现在的，不要沮丧，只要好好学一定能得到丰盛的收获。在眼科，有一套规范、完整的临床诊疗流程。从入科开始，就在师兄、师姐的指导下熟悉并遵照流程进行诊疗和处理。都说万事开头难，我便从最基本的开始学，查找课本记录，反复观看教学视频，结合临床所见及辅助检查，一点一点地摸索，抽时间学习自己不会的，一步步地熟悉眼科检查流程。

规培与实习完全不同，我不能再什么都依靠老师，只是跟着老师学习，规培进入科室后，所有人都是分床管，患者从入院的那一刻起全程都得由自己负责，患者的全身情况如何，眼睛局部的不适症状、体征、临床表现都需要自己去观察了解。随着日渐学习积累了越来越多的知识和经验，也越来越熟悉眼科疾病的处理，知道来了一个患者应该如何检查、处理，能简明地询问病史了解病情，不同的患者观察也不同，辅助检查也不同；而且管床过程中要反复比对患者病情的变化、上级医师的医嘱与书本知识的异同点。从中意识到，在临床工作中要主动学习和思考，不仅要知其然，更要知其所以然，思考的过程也是建立临床思维的过程。

眼科是一个专业性极强而又特殊的学科，不仅需要专业知识，更需要爱心、细心、耐心。对于眼科患者，他们都有视力下降、视物不清的烦恼，给生活带来了很大的不便，所以患者一般都比较焦虑，特别有些年龄较大的患者，又有全身性疾病更需要我们付出爱心、细心、耐心。期间我也经历了大大小小的各种手术，眼科的手术不同与大外科，有很多的显微器械，每种器械看似相同但都有不同的用法，而且手术的操作都在显微镜下完成。一开始完全不知道怎么做，不熟悉显微器械、操作台整理，如何与主刀打配合，以及在显微镜下如何更精细地操作。对我而言一切都是从零开始，不懂就多学多看，自己抽时间去手术室看别人上台跟手术，观察不同的助手是怎么做的，如何跟不同的主刀打配合。在旁细心观察学习，手术结束虚心求教，结合自己上手术的情况归纳整理。随着手术量的增加，看得多做得多，也越来越熟悉，伴随着高节奏的工作脚步，我慢慢地在手术台上找到了感觉。面对每一次手术，我的精神都保持高度集中，专注于台上的每一个动作，观察术中的每一个细节，学会观察手术的进展情况，知道主刀下一步要做什么，做到很好地配合，顺利完成手术。每次手术操作不仅仅只是手术技巧上的提升，更多的是一种心态的历练。我想，这或许是成长的必经之路。

除了临床知识及动手能力的积累，医院还定期组织专业课题学习及实践操作讲课，老师向我们传授不同的专业知识、诊断思路、检查技巧、科研经验、医德医风等，我每次聆听都有新的收获，同时，每天查房都会针对特殊病历进行讨论，不同老师从各个方面进行讨论，令人受益匪浅。

随着接收不同患者，看了不同病例及大大小小的手术，看着患者康复出院及开心的笑容，我才知道老师的严格要求是必须的、是一种对患者负责任的态度、是一种对我们规培医师负责任的态度、是一种对临床医生负责任的态度！也为我以后进入工作岗位打下了坚实的基础！我为遇到这样的老师感到由衷的幸运和感激！我很庆幸我来到这里后遇到的所有人，是他们在不知不觉中改变了我学习的方法、思路，让我不断进步。虽然现在才是刚刚开始，但接下去的 3 年肯定会带给我更多的不一样体验，也会成为一段美好回忆。

本文作于 2019 年 11 月

（郭瑜，医学学士，现为复旦大学附属眼耳鼻喉科医院眼科住院医师规培基地医师）

72. 梧桐无声，岁月静好

张旭　麻醉科副主任医师

我是麻醉科的一名普通麻醉医师，23 年的行医生涯并不长，适逢今年建院 70 周年，亲历汾阳苑这些年的蜕变，见证的是我院及麻醉学科的飞速发展，伴着一群慢慢变老的同事，不变的是深植于内心的"爱国、爱院、爱家"情怀。

住院医师的"小白"体验

1998 年，我从复旦大学上海医学院（原上海医科大学）临床医学专业毕业，来到了被梧桐树环绕的汾阳苑。涉足未知的麻醉领域，几乎是一名"小白"，手术室里是一个全白的世界，老专家们带着白色的棉布口罩，穿着白色的手术服，脚踩白色的运动跑鞋，配上白色的手术床单，白色的开刀巾……虽手术台上血光隐现，台下医护却配合默契。带教麻醉老师给我的印象，是屏幕后专注生命体征变化的眼神，是危急情况下安慰外科医师继续前行的话语，是手术结束庇护患者安全苏醒的港湾。做了麻醉医师，才知道，阳光成了奢侈的记忆，生命之托的责任感让我们不敢有一丝怠慢。也是这一年，我们被纳入上海第一届住院医师规范化培训，科里有资质的麻醉医师当时不到 10 名，每天安排的全身麻醉手术也就 10 余台，"人员不足"成为"全麻"手术的瓶颈所在，许多手术都是在局部麻醉下完成的，如食道镜下异物取出，成人鼻腔新生物和扁桃体摘除术，乳突成形术，直接喉镜下声带息肉摘除术，眼球摘除术等。虽然人员如此匮乏，但当时的科室主任陈英子老师，还是先后将我们几名住院医师派出到中山医院和儿科医院，接受住院医师的轮转培训。一年的时间，我们已能熟悉掌握普外科、胸外科、儿科麻醉及 ICU 的临床要点，更深切领悟到专科麻醉的特殊性，感受到麻醉不仅是新兴的学科，更是一门庞大的学科，涉及多专业的方方面面，从术前预案的制定，到麻醉方案的实施，到术后并发症的随访，麻醉如同是一门艺术，麻醉医师的工作平凡而伟大。当我们这些住院医师们遇到临床疑难问题时，会共同寻找国内外参考文献，到敞亮的开放式阅览室，从最新报刊杂志和书籍中寻找答案。当翻到图书阅览证里也写着老教授王薇、黄鹤年等老专家的名字时，心情就特别激动。偶尔会前往历史保护建筑 10 号楼，看王正敏院士做的手术麻醉，诺大的房间里陈列着最高端的手术器械，有许多前来学习的医生，搬开小板凳端坐，屏气凝神，观看学习屏幕里的手术操作，安静得连针落地的声音也能听到……住院医师阶段，很少听到有医疗纠纷，患者对医生充满了信任，而如今，科技发达，信息共享，也是一面双刃剑，如何让患者相信医生而非百度搜索，也是面临的一大难题。

汾阳苑内的生活

我们医院的食堂在所有复旦大学附属医院里颇有名气，中午点心窗口排满了长队。经常年底科室聚餐，就在食堂里操办。要改善伙食，会选择去对面的面包房。住宿的小伙伴们，买菜就选择附近的嘉善路菜场。当年的新职工，但凡家里比较远的，都可以申请住宿，4 人一间房。每天晚上 5 点过后，走道里就飘出各种饭菜香味，我们科内的 3 位住院医师小伙伴，也开始了搭伙的日子，买菜、记账、烧菜，一直持续到各自组建家庭为止。当时每个月一次的党组织生活，因为所属支部的不同，领略了汾阳苑不同的医疗场所，从药房制剂间、放疗科圆桌会议室、化验室、中心实验室等，随着党员队伍的不断壮大，直至最后拆分支部，建在了科室上，让支部活动能与业务紧密联系，落地生根。如果说科室就是一个小家的话，多年来大家相伴一路的探索追求和初心使命，现在已经成为挂在荣誉墙上的牌匾，让这个“家”蓬荜生辉，鼓舞人心。

“家”的壮大

通过几代麻醉科主任的不懈努力，打造了科室的人才梯队。目前的李文献主任，更是积极引导我们多去国外医院学习，多参与国际会议，围绕如何做好气道麻醉、建立讲师队伍，走出了一条有专科特色的麻醉品牌之路。目前声门上气道、吸入麻醉培训已经在业界小有名气，美国心脏病协会认证的基础生命支持(BLS)培训课程，也已经让院内外 500 多名同仁受益。患者的舒适度是麻醉质量和患者住院满意度很重要的评判指标，有效控制术后疼痛也是我们追寻的目标。生活在改善，人民对健康生活的美好需求也在与时俱进的。岁月流逝，“家”

业兴旺，从10余名成员扩展到了近100人的大家庭，每天的全身麻醉手术量也在150台左右，鼻颅底、达芬奇机器人和数字减影血管造影(DSA)等高精尖手术越来越多，复杂程度和手术时长的记录不断在刷新。当初接受培养的这批住院医师，给了科室持续进步发展的核心动力。各种可视化技术的开展，如可视喉镜的应用，让狭小的气道不再是"管中窥豹"，超声引导下深静脉穿刺和神经阻滞让麻醉操作实施更为安全可靠。对于围手术期心脏功能评估和肺部疾病的鉴别诊断，超声让麻醉医师处理危机情况更加有章可循。纤维喉镜和各种指南更新、气道培训项目让我们面对困难气道时不再"谈虎色变"，我们科室也成立了气道培训中心，打造了一支精良的讲师团队，创建了"上海气道"公众号，5年来在线上线下培训了国内近千位同行。我们的团队每天穿梭于病房、手术室、麻醉复苏室和术后观察室，从术前、术中和术后全方位介入，除了避免任何形式的医疗差错或事故，还秉承"服务至上，精益求精"主动为患者服务的意识，从日常工作的细节做起，把工作做精，"润物细无声，细致服务多方位覆盖"。以我们科室术前访视团队为代表的"消灭手术室的哭声"的专题活动，获得了上海市"移动互联网时代，伦理视野下的医疗服务模式创新与和谐医患关系构建"的优秀案例奖(市级)，连续两年获得院级党员示范岗称号，2017年复旦大学的十佳医疗团队和院级的十佳班组，并在2018年获得上海市党员示范岗和全国巾帼文明岗称号，2020年获得工人先锋号，2021年获得上海教卫系统"先进基层党组织"。

看着许多我做住院医时还戴着绿领巾的小朋友，目前也已经来到汾阳苑，开始了住院医师的生涯，想告诉你们：时间是人生最好的馈赠，对有目标理想的人，它很仁慈，努力奋斗必将有所回报；而对慵懒散漫的人，会让你如黄粱一梦，徒有空空的回忆。但愿汾阳苑发生的一切，都能如你所愿，值得期待！

本文作于2021年11月

(张旭，医学硕士，现为复旦大学附属眼耳鼻喉科医院麻醉科副主任医师)

73. 异国十年

赵臻扬　2002 级眼科七年制研究生

前些日子和莫老师通电话，问我有没有兴趣写一些关于在美国住院医师培训期间的感悟，我欣然答应。这才想起来，弹指一挥间，离开复旦大学附属眼耳鼻喉科医院已然十年有余了。这些年，走南闯北经历了不少，而唯一没变的大概就是我这个眼科住院医师的身份和对这份事业的热爱与执着吧。

在进入正题以前，先简单地做一下自我介绍吧。我是复旦大学临床医学院七年制本硕连读 09 届毕业生，研究生毕业后在美国范德堡大学（Vanderbilt University）从事多年关于老年黄斑变性发病机制的博士后研究，其后通过美国执业医师资格考试，并申请到德州大学附属医院眼科成为一名住院医师，目前是培训的第三年（PGY3）。我在复旦大学的最后两年是在复旦大学附属眼耳鼻喉科医院度过的，一边完成眼科的硕士课题一边接受临床技能的培训。常青教授是我的导师。由于当时国内住院医师规范化培训尚未启动，暂且就当那两年算是我在国内接受的住院医师培训吧。

于我而言，复旦大学附属眼耳鼻喉科医院是一个让我很有归属感的地方。我和爱人王艳也是在医院结识的，我们同一年进科，毕业后又一起到美国。虽然离开医院多年，但每每提及，我们还是会不自觉地脱口而出我们医院怎样怎样，那是一种家和牵挂的感觉。在美国的这 10 年间，我们对于复旦大学附属眼耳鼻喉科医院的那份关注也从未减少。时不时会向以前的同事还有老师问候一下，每年美国眼科大会（ARVO）有我们医院的海报和大会发言，总要去看一看、听一听。每当和美国同事聊起以前在国内的培训经历，我总会自豪地向他们介绍一下我们医院。这些年借助网络的发展，我和王艳还经常一起在线观看一些复旦大学附属眼耳鼻喉科医院主办的学术论坛和手术演示直播。每每看到那些熟悉的面孔、听到熟悉的声音，总有一种莫名的亲切感。

在我心目中，复旦大学附属眼耳鼻喉科医院绝对不亚于任何一家美国第一梯队的眼科中心。就医院的硬件而言，复旦大学附属眼耳鼻喉科医院所拥有的临床检查仪器之新、升级换代之快，是美国很多眼科中心望尘莫及的。比如我在美国培训至今还没有使用过广角激光扫描检眼镜（Optos）以及超声生物显微镜（OCTA），而我以前复旦大学附属眼耳鼻喉科医院的同学多年前都已经配备了。从患者人数角度考虑，复旦大学附属眼耳鼻喉科医院眼科的门诊量和手术量更是稳稳地超过了任何一家美国眼科中心。一名美国眼科医生，每天如果预约20位患者已经基本达到极限了，这还是在由护士、住院医生、眼科技术员组成的团队支持下才能完成的工作量。而复旦大学附属眼耳鼻喉科医院一名眼科医生，一个人单枪匹马每天的门诊量都至少是这个数量的4～5倍。这固然和两个国家的国情与医疗体系的差别密不可分，但是国内医生额外的付出和辛劳也可见一斑。当然，医院最宝贵的资源还是那些业务过硬的专家、教授们。正是由于有大量的临床积累和经验总结作基础，复旦大学附属眼耳鼻喉科医院的诊疗水平绝对可以媲美任何一家国际一流眼科中心。就拿我的导师常青教授为例，任何疑难杂症在她那里都会柳暗花明。很多次我向她请教某一疾病，她都会在给我讲解后加一句：再去看一下 *Retina* 第几章第几页吧。私底下，我们都爱称她为行走的百科全书。当年还有幸跟随王文吉教授查房并且给她抄方过几次，对于她的学识更是佩服无比。记得在美国面试住院医师的时候，有两家眼科中心的教授听说我来自复旦大学附属眼耳鼻喉科医院后，立即问我是否认识王文吉教授。这些优质的软、硬件对于培训中的年轻医生而言应该是最大的资源了吧。回头看来，颇有些后悔当年没有更好地珍惜这得天独厚的优势，多学习、积累一些。

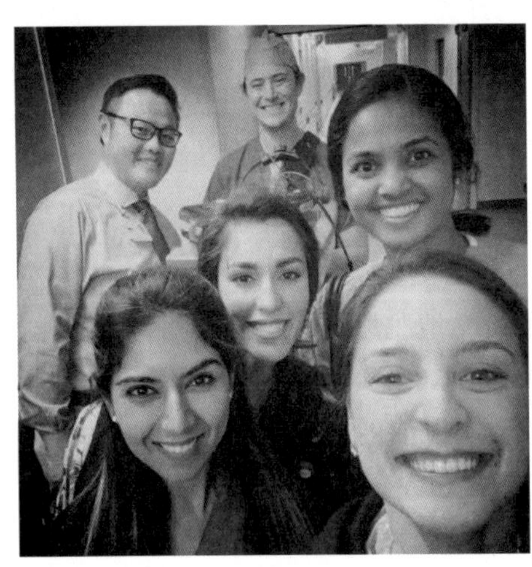

作者（后排左一）与其他住院医师的合照

接下来聊一聊我在美国做眼科住院医师的经历吧。眼科在美国也属于小而精的学科，与大内、大外科相比，美国每年培训的眼科医生人数并不多。以 2020 年为例，全美近 35000 名住院医师中眼科住院医师只占 495 个名额，这样的录取比例算是非常低了，所以竞争异常激烈。美国眼科住院医师培训一共分 4 年，包括第 1 年的内科或外科、全科培训以及后 3 年的眼科培训。当然，如果想要成为角膜、眼底病等眼科专科医生的话，则还要完成为期 1～2 年的专科医生培训。第 1 年的内、外科训练貌似与眼科专业不太相关，但却为后续的培训做了很好的铺垫。我当时选择的是内科大轮转，包括 3 个月的内科病房，2 个月的重症监护，1 个月的急诊，2 个月的全科医生门诊，2 个月的全院病房夜值，1 个月的病理，和 1 个月的科研。培训期间，上级医生不但不会因为你将来要从事眼科而降低对内科轮转的要求，相反，还会因此给你安排更多在关键岗位轮转的机会，力求在 1 年之内让你能够掌握尽可能多的内科诊疗技能，比如气管插管、中央静脉置管，以及指挥急诊心肺复苏等。这其实是很符合美国住院医师培训理念：首先要培养一名合格的医生，然后才是眼科医生，最后才是专科眼科医生。事实证明，这些看似与将来职业不太相关的培训，对后续职业生涯确是大有裨益的。眼睛虽然是人体最小的器官之一，却不是孤立存在的，很多眼科疾病与全身其他疾病息息相关，而首发的眼科症状也可能提示身体其他系统的疾病。工作中这样的例子比比皆是，比如一旦发生医

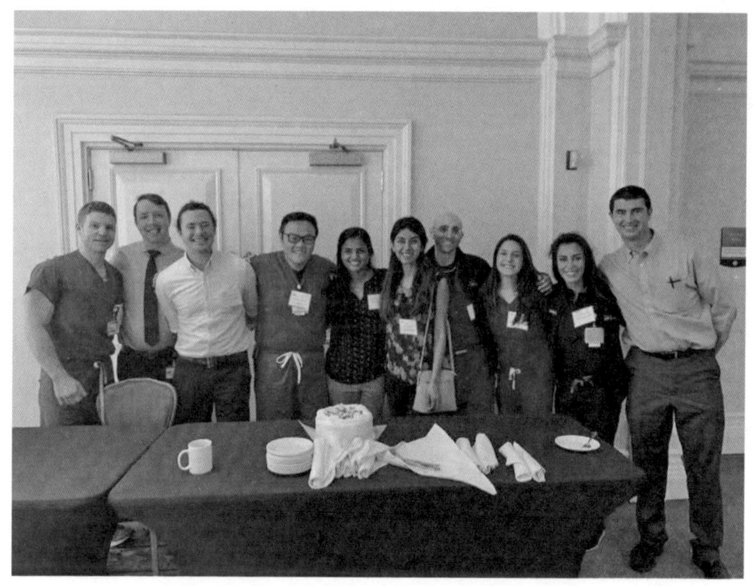

作者(左四)和其他住院医师共同庆祝生日

疗纠纷，眼科医生是会因为没有建议对一过性黑朦的患者进行脑卒中(中风)排查而负有医疗过失责任的。我也接诊过好几个以眼科症状为主诉的患者，在详细了解了病史和完成检查后，我建议对患者进行肿瘤指标筛查，帮助患者早期发现了肿瘤。近期，美国新冠疫情令人堪忧，多地眼科住院医师在完成了十几个小时的在线培训后，就被安排到了一线病房，急诊和重症监护治疗新冠患者，他们之所以能够在短时间内迅速转换角色并出色完成任务，是和美国住院医师第1年扎实的内、外科培训密不可分的。我也接到过几次类似的通知，不过培训完成后目前还没有被安排到抗疫一线，算是后备人员吧。

在眼科专业培训方面，美国住院医师培训有一套非常成熟和完善的体系和标准。这一培训体系是经过125年的演变和发展而得来的。培训首先非常注重眼科理论知识的提高。每个住院医师在入科的第一天就会拿到一套由美国眼科学会(AAO)出版的教材 *Basic and Clinical Since Course*(BCSC)，被誉为眼科住院医师的红宝书。这套教材一共13本，包括1本内科学进展概要以及12本关于眼科各亚专科疾病的详细讲解。教材每年都会更新，由各学科的顶尖专家负责修撰，涵盖了临床最前沿的诊疗进展。自从进入眼科起，无论多忙，每周都必须雷打不动地完成至少200页的阅读和学习计划，每周一系里会安排统一考核和答疑，每年的3月份还有一次针对BCSC的全国统考，4小时完成200个考题，最终成绩是会记录入档，作为培训是否合格的重要考核标准。这场考核不仅关乎住院医师本人，对培训医院也是一种考评。如果住院医师在考核中表现太差，其接受培训的医院是可能被调查甚至被剥夺培养住院医师资格的。3年的培训，每位住院医师都至少会把这本红宝书精读3遍，伴随着临床经验的不断积累，每次阅读学习也会有新的认识和收获。除了非常注重培养住院医师扎实的理论基础，整个培训过程对手术的要求也是异常严格的。每位住院医师都必须在3年内主刀完成规定数量的各类手术，才能顺利毕业。因此，每位主治医生都很有带教意识，会尽量创造机会让住院医师得到手术锻炼的机会。手术的训练步骤是由眼外到眼内逐步开展的，从最开始的眼眶外伤手术，到胬肉、角膜移植，再到青光眼、白内障手术和玻璃体、视网膜等内眼手术。以我所在的培训医院为例，第1年培训结束时，每位住院医师平均能主刀完成40～60台眼眶外伤和整形手术，待到3年培训结束时，每位住院医师至少独立完成240台超声乳化白内障手术。在这样大量、系统的手术培训下，每一位结束培训的全科眼科医生都会成长为能够独当一面的眼科主治医师，熟练地完成白内障手术。而如果想要成

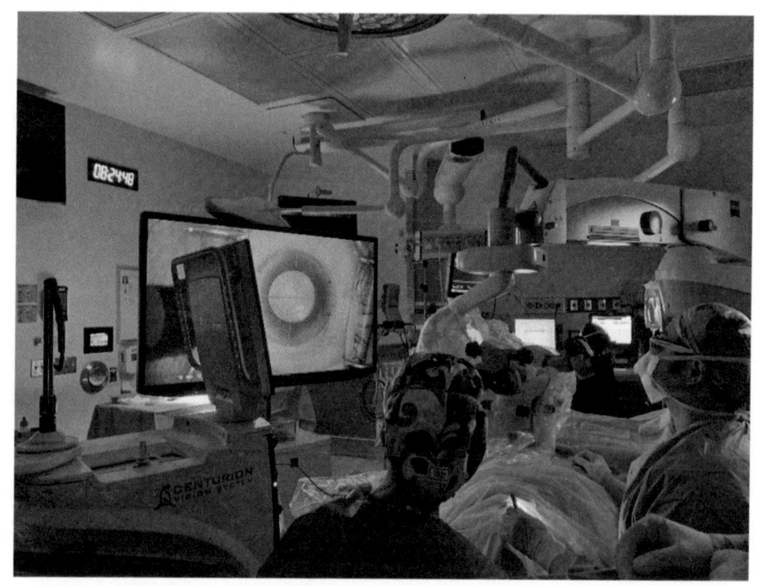

作者(右一)手术工作照

为角膜、青光眼、视网膜、眶整形的专科医生，则需要继续完成更为系统和专业的专科医师培训。

除了成熟完善的临床技能培训体系，美国住院医师培训还有一个重要特点是非常注重对住院医师交流能力和领导能力的培养。交流能力主要体现在学术交流和与患者有效沟通两方面。每位住院医师每年至少要完成4～6次全院规模的病例讨论或研究项目汇报，这对学术交流能力的提高有着非常大的帮助。在与患者沟通方面，学会用通俗易懂的语言和患者解释他们的病情是基本功，在此基础上，还要关照患者的情绪、喜好、文化背景和信仰等方方面面。我们常说医学的本质有时治愈，时常缓解，始终关怀(to cure sometimes, to relieve often, to comfort always)，可见一位合格的住院医师除了能够帮患者明确诊断解除病痛，还需要在生理和心理上给予他们足够的关怀。我们经常会收到患者就诊后的反馈，其中大部分都是评价和医生沟通得如何，可见在患者心目中，良好而有效的沟通是就诊体验中最重要的方面。领导能力的培养也是贯穿整个住院培训过程中的。带教就是其中很好的体现，随着年资的增长，从带教医学生、见习医生到带教低年级住院医到最后一年有机会成为住院总，带教的过程不但促使我们要不断提高自己的专业技能来胜任这一职责，也让我们的团队领导能力得到

了很好的锻炼。高年资住院医师每年还有机会去华盛顿特区国会山上，游说国会议员给眼科医生和科研提供更多的支持。以我所在的培训医院为例，一共12位住院医师，每年都会有2个名额出席国会听证会给议员传达眼科医生的诉求。这就会促使我们在接受专业培训的同时需要时时关注医疗体制、医院运行中尚待改进和提高的地方，思考学科和行业长远发展的需求。

我很庆幸，无论是当年在复旦大学附属眼耳鼻喉科医院还是如今在德州大学附属医院，都遇到了很多好的老师，接受了高质量的培训，为我将来的职业生涯打下了坚实的基础。也许十年的摸爬滚打在很多其他行业都足以让一个新手成长为一名专家，但医学有其独特性，是真正的学海无涯，自踏入医学院的那一天，我便已经做好了终身学习的准备。如今，我给自己的要求是每天学习三样新知识并做好笔记，从疾病诊疗到手术技巧。我相信，只有日积月累，才能厚积薄发。除此以外，作为高年资住院医师，我也积极参与给低年资住院医师的定期讲座和交流中，希望能把我的经验分享给他们，帮助更多年轻的医生成长。

在文末，我想再一次感谢复旦大学附属眼耳鼻喉科医院那些带教过我的老师，也要感谢我的家人一路陪伴我，给予我最大的信任和支持，让我得以十年如一日地专注在医学这条道路上，慢慢前行。我也想寄语复旦大学附属眼耳鼻喉科医院的学弟、学妹们，请在最好的年华珍惜你们所拥有的资源，去汲取、去成长吧！

本文作于2020年7月

（赵臻杨：于美国德州大学附属医院完成住院医师规范化培训，现为密歇根大学Kellogg眼科中心主治医师，密歇根大学临床讲师）

74. 我眼中的美国住院医师

王艳　2007级眼科硕博连读研究生

最近，经朋友推荐看了一部热播的青春校园剧——《我才不要和你做朋友呢》，又正值高考季，倒是莫名勾起了很多回忆。恍惚间，仿佛看到了那个18岁刚进医学院的自己。一晃眼，18年过去了。回望这18年的医学之路，我一路从本科读到博士，而后又做了博士后，再到如今从事临床研究工作。虽然职业发展的轨迹和最初设定的要成为一名医生发生了一些偏离，但还一直在医学领域里航行，而且这一路跌跌撞撞、走南闯北，倒也是一番别样的风景。

医学院本科毕业后，我获得了复旦大学的保送生资格，有幸成为了复旦大学附属眼耳鼻喉科医院的眼科研究生。硕博连读一共5年，但我最后2年的博士课题是在美国联合培养完成的，所以我真正在复旦大学附属眼耳鼻喉科医院学习的时间是3年。复旦大学附属眼耳鼻喉科医院并非我学习、工作时间最长的地方，却是我最牵挂的地方，因为有我最敬重的两位导师，孙兴怀教授和莫晓芬教授，还有很多美好的回忆。我和我的爱人赵臻扬也是在医院相识，后来一起到美国发展。他经过多年努力也申请到美国的眼科住院医师。前段时间和莫老师联系，她提起医院正在征稿，准备出版一本关于住院医生培训感悟的书籍，问我们有没有兴趣写点这些年在美国学习、工作的感悟。我的爱人当然是合适的人选，而我却并没有正儿八经在美国做住院医师。可是这些年耳濡目染了一些身边熟悉的人做住院医师的经历，倒也觉得很值得记录、分享一下，便积极要求也写上一篇，希望可以从不同角度呈现美国住院医师。

我来美国之前，对美国住院医师的认识都来源于美剧《实习医生格蕾》。当时就觉得那一个个脑外科住院医师都好牛啊。然而，还是孤陋寡闻限制了我的想象。到了美国之后才知道，我的导师Jeffery Goldberg教授才是史上最牛住院

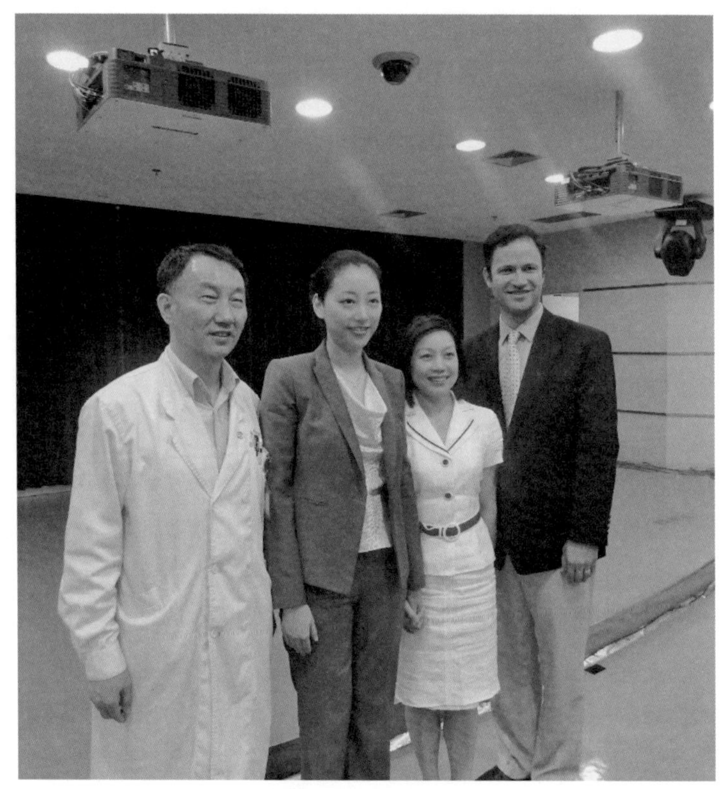

作者博士毕业答辩与3位导师合照(左二为作者)

医师啊！我刚加入实验室时，Jeff 刚完成他的住院医师和专科医生培训不久，是一位新晋的主治医师和助理教授。而他做住院医师的经历是我们在实验室最津津乐道的话题之一。Jeff 是斯坦福大学毕业的 MD, PhD，他发表在 *Science* 上的博士课题论文被当年 ARVO 选中大会发言，他高质量的研究成果和精彩的发言引起了当时美国排名第一的 Bascom Palmer 眼科中心院长的关注，会后便诚挚邀请他到 Bascom Palmer 眼科中心接受住院医师培训，还承诺破格给他助理教授的职位，给他提供启动资金、实验室、博士研究生名额，还有 20%的科研时间，让他一边完成住院医师，一边继续自己的课题研究。据说当年 Jeff 还拿到了哈佛、斯坦福的住院医师邀约，但只有 Bascom Palmer 眼科中心可以同时满足他对于科研时间、资金和人员的要求。所以，他最后选择了这里。要知道，美国的眼科住院医师是很难申请的，大部分申请者的 Step 1 考试都在顶尖的 1%，竞争异常激烈。像 Jeff 这样不但拿到全美排名最好眼科医院的培训资格，还能让医院破格给他在住院医师培训期间提供科研平台和资金的，真是闻所未闻。这一方面是因为 Jeff 足够优秀，另一方面也说明 Bascom Palmer 眼科中心的确不拘一格地惜才。Jeff 没有辜负医院的期待，4 年的培训时间，他不仅出色地完成了繁重的临床培训任务，还申请到了 NIH 课题，培养了 2 名 PhD 学生。每天，他都是一早先到实验室，和学生交流过后再去医院开始临床工作，学生的所有实验技术都由他亲自教导，他和学生一起摸索实验条件，讨论实验结果。最终，他的第一位 PhD 学生的博士课题论文也发表在 *Science*。这样的成绩，如果不是亲眼所见，我都不敢相信。虽然年纪轻轻就取得了如此成绩，但 Jeff 从来没有高高在上的架子，他会和我们一起去听感兴趣的学术讲座，座位不够，他便示意我们入座，自己却站在角落里听得聚精会神，还不时与主讲者互动，提出很棒的问题。你能感受到他对科研那种发自内心的纯粹的热爱。如今，Jeff 又重回母校，成为斯坦福大学附属眼科医院院长，成为该院历史上最年轻的院长。10 年，他从一名住院医师成长为业界知名的教授，这自然离不开他自身的努力和聪明才智，但医院对他的培养和对人才的重视也是功不可没的。这应该就是一家顶尖医院所具有的格局吧。

Abby 应该算是我到美国后认识的第一位真正的住院医师朋友。当时我们的实验室已经搬到加州大学圣地亚哥分校。医院每年都会安排一个科研日让住院医师汇报自己的研究项目。作为系里分管科研的主任，Jeff 经常会介绍一些住院医师给我们这些博士后，让他们参与我们的课题并协助完成某一部分实验。这些住院医师们虽然不一定有很多科研经验，却都很有想法，学习能力也很强，能够很快融入课题中。我喜欢与他们合作，因为他们总有一些打破常规的想法，能在科研上碰撞出不一样的火花。Abby 和我就是这样相识的。

她在住院医师的第 2 年申请到 6 周的科研轮转，经 Jeff 介绍参与我的课题中。Abby 是一位和我年龄相仿的亚裔姑娘，从小在美国长大。我们有很多共同的兴趣爱好，很快便成了聊得来的朋友。我带她做实验，她给我讲很多临床上遇到的趣事。6 周的时间很快过去，Abby 的收获很大，她学会了细胞培养，能够独立完成小鼠玻璃体腔注射、冰冻切片、免疫荧光染色、拍 Confocal 照片，这些足以让她能够独立完成一项很不错的小课题，做一份漂亮的年度研究汇报。回到临床轮转后，Abby 依旧一有时间就来实验室帮忙。她真的很努力，也很聪明，好多次她值完夜班又工作完一天，下班后顾不上休息就跑来实验室完成她之前安排好的实验。我会很心疼地劝她回去休息，但是她会露出招牌式的笑容，说她不太累，安排好的实验要完成。天道酬勤，在科研日，她的研究汇报很精彩，Jeff特别高兴，我也像一个看到自己的学生考了100分的老师一样，莫名有一种欣慰感。后来Abby临床工作越来越忙，便不能经常来实验室了，但是我们依旧保持联系。她结束住院医师培训后去了杜克大学接受青光眼的专科医生培训，之后又申请到了俄勒冈健康与科学大学（OHSU）的临床信息学的研究员（fellow），这个为期2年的项目旨在培养临床信息学方面的学科带头人，能申请到很不容易。我为Abby的每一步成长感到高兴，可以说我见证了一个住院医师是如何通过好的培训一步步成长为一名优秀的眼科医生和学者的。而我见证的又何止Abby一人呢？

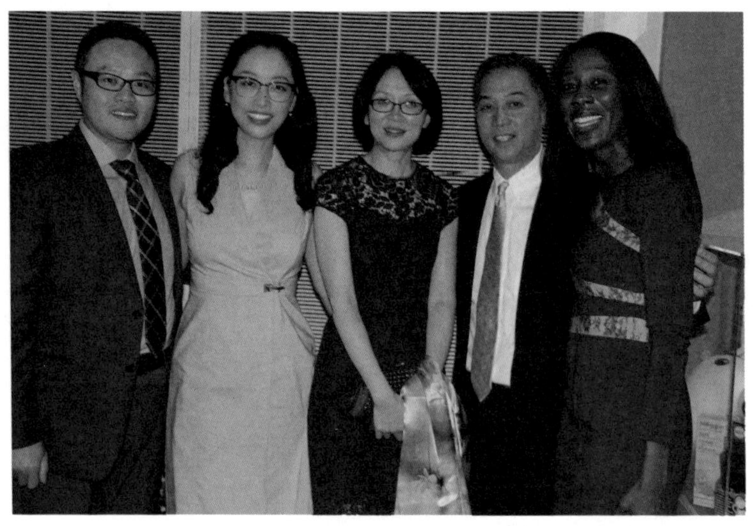

得克萨斯大学安德森癌症中心科室合照(左二王艳)

我的另一个闺蜜Melina，是一位来自阿根廷的美女，比我小2岁。她在阿根廷读医学院的最后1年申请到在美国为期3个月的实习机会。这段实习经历让她下定决心毕业后要申请美国的住院医师。她成绩优异，是当年医学院毕业生排名第一的学霸。毕业后，她报名参加了美国执业医师资格考试的学习班，用了一年的时间把Step 1到Step 3的考试全部拿下。但是作为国外的医学生，要想在美国申请到眼科住院医师，光有考试成绩还是远远不够的。所以她申请到我们实验室来，希望可以一边积累一些科研经历，一边在临床观摩学习。就这样，我们成为了同事，而后又成了室友。她聪明、美丽，也特别勤奋、务实，骨子里有一种向上的拼劲。她不仅很好地完成在实验室的课题，还坚持每周去临床跟半天门诊，跟随主治医师写了好几篇病例汇报。她还协助一位眼科医师建立了一个关注双眼弱视患者的公益网站。功夫不负有心人，在实验室积累2年后，她终于成功申请到塔夫茨大学的眼科住院医师。在她培训期间，我们经常电话联系，她会给我讲述培训的各种经历，从第一次给患者打电话问诊时的紧张，到如何在模拟眼球上练手术操作，到完成人生第一台白内障手术，再到在AAO上她的研究汇报被选为最佳发言……住院医师培训结束后，她后来又申请回Bascom Palmer眼科中心完成了角膜病的专科医师培训。今年正式成为了一名塔夫茨大学的眼科主治医师，专攻角膜病和屈光手术。短短的4年培训，让一位年轻的住院医师快速地成长起来了，成为了可以独当一面的学科精英。

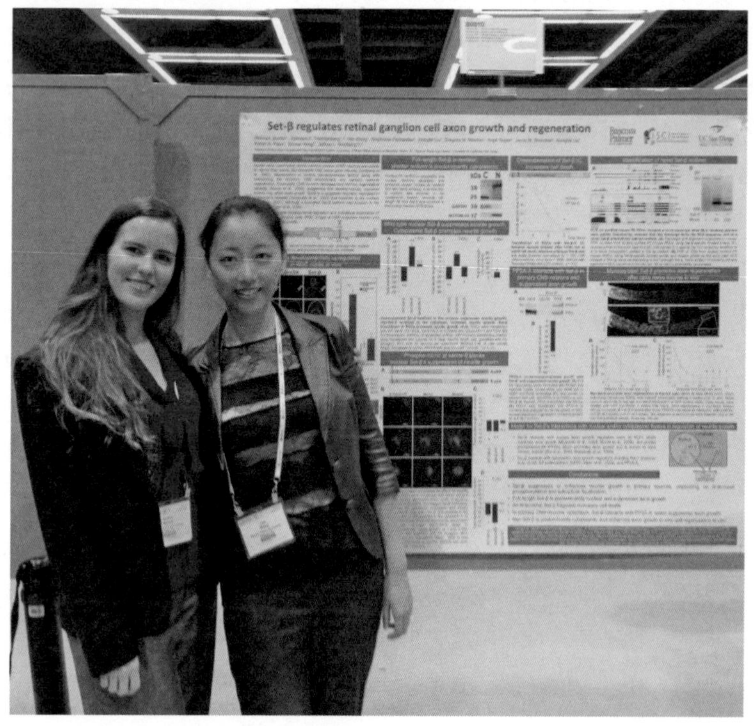

作者(右一)与美国住院医师 Melina 在 2013 年 ARVO 的合影

当然，我最熟悉的住院医师要数我爱人啦。他在复旦大学附属眼耳鼻喉科医院研究生毕业后就来到美国做博士后研究。后来通过了美国执业医师资格考试，并申请到德州大学医学院附属医院眼科的住院医师。我特别为他高兴和骄傲，不仅因为当年全美国只招收18名国外医学生成为眼科住院医师，而他是其中之一；更因为我是一路陪伴他、目睹他为此付出多少努力的那个人。这背后是多少个独自在图书馆埋头苦读至凌晨的夜晚，是明知路途艰险却迎难而上的倔强与自信，是对热爱的事业坚持与执着。这些都是十分宝贵的人生经历。不过，申请到住院医师仅仅是一个开始，如何很好地完成住院医师培训，真正成为一名优秀的眼科医生还任重道远。美国住院医师的培训强度很大，临床工作只是其中的一部分，每天还需要完成大量的阅读才能顺利通过每周的例考和年度考核，还有例行的病例汇报和讨论会，可以说一天24小时，除了6小时睡眠以外几乎所有的时间都是在工作和学习中。虽然很忙碌，但是我们却很享受目前的生活状态，仿佛又回到了以前在复旦大学附属眼耳鼻喉科医院读书时那般，经常会一起研究病例、讨论新的研究进展，一起观看手术视频，或者只是安静地各自读着书，原来医学早已经是我们生活的一部分了。最近，新冠在美国横行，他恰好被安排在休斯顿 Methodist 眼科轮转。作为休斯顿最大、最好的综合性医院，每天收治很多患者，而其中不乏新冠阳性患者。看着他每天披星戴月地奋战在临床一线，平均1周4天待命，穿梭于急诊和病房之间，担心自是难免的，但我们都明白：这大抵就是作为一名医者的使命吧。

这就是我所相熟的几个美国住院医师的故事，当然还有很多其他住院医师和即将成为住院医师的朋友的故事，篇幅关系便不一一列举了。我的每一位住院医师朋友都有自己独特的经历和故事，但是在我眼中，他们也拥有一些共同的特质：好学、自信、坚定、专注、又勇于突破自我。正是这些特质让他们能够最终成长为一名优秀的医生。当然，成熟、完善又因材施教的培训体系也为每一个有想法和追求的年轻医生提供了成长的土壤，让医学可以这样在一代又一代人的努力下得到传承又不断突破。

本文作于2020年7月

（王艳：现为得克萨斯大学安德森癌症中心临床研究主管）

第三章

杏林誉满
医路光大

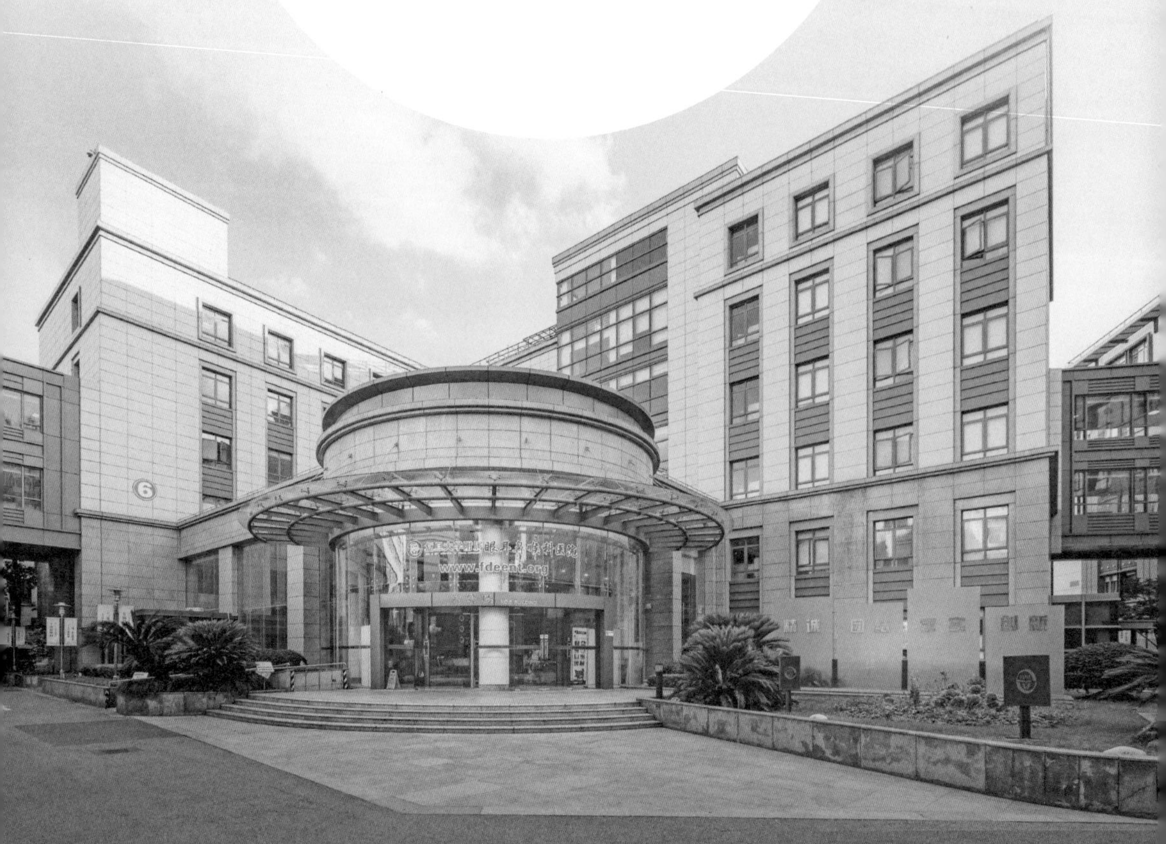

75. 住院医师必须多读书

褚仁远　眼科

1962 年 9 月 1 日，我从上海第一医学院医疗系本科毕业，分配到附属眼耳鼻喉科医院眼科，时任眼科主任郭秉宽教授接待我和周海源医生，说：热烈欢迎你们来做住院医师，从事实践工作，但一定要多读书，才能用正确的理论指导好实践。

第二天，我们就跟一位上级医生，学看眼科门诊了。先来一位红眼患者，整个眼白充血，眼屎很多，诊断为急性结膜炎；接下来的一个患者怕光流泪，眼刺痛，视力下降，刚起病一天，眼白处（球结合膜）充血很轻，但眼黑处表面（角膜）有小白点，我信心十足地叫"急性角膜炎"！上级医生一愣，说：我从来没有听说过，角膜炎还有急性和慢性之分的，你应该去翻翻书吧！一下班，我赶紧到图书馆看郭秉宽编著的《眼科学》，理解到，疾病名称分急性和慢性，是按病情的转归而定的，像角膜炎要么痊愈结瘢，要么角膜穿孔，从来没有慢性的，何来"急性"角膜炎呀！为此发了狠心，一个月内，读完我院图书馆中所有的中文眼科书（当时国内中文眼科专著不是很多）。这一段经历丰富了理论知识，开阔了临床思维，使我获益匪浅。一个月后，我开始阅读 Duke Elder 主编的英文版眼科全书 *System of Ophthalmolog*。令人印象深刻的是，眼病治疗多用眼药水，眼药水滴进结膜囊内才起作用。全书上详细列出各人种和各年龄段的结膜囊体积，总之仅 30 微升左右，而一滴眼药水的体积为 50 微升左右，到底应该滴 1 滴，还是现今绝大多数人滴 2 滴或更多滴数？时至今日近 60 年了，竟然还有多人在争论，充分说明科技的发展是无穷尽的，作为担负医教研重任的临床医生来说，必须终身多读书，才能读好书，作为住院医师更应该如此，基础打好了，道路就宽广了。

本文作于 2021 年 5 月

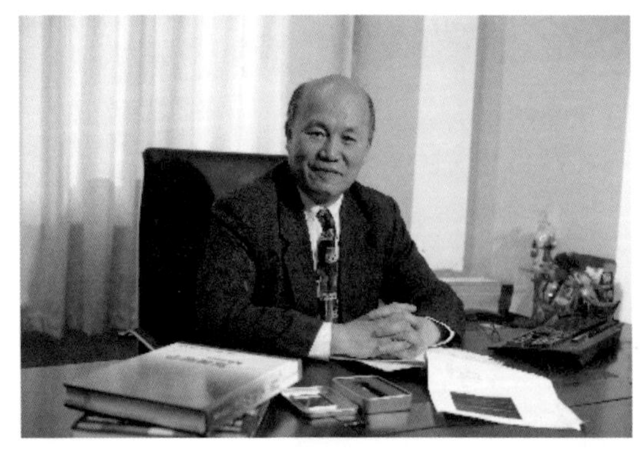

褚仁远：复旦大学附属眼耳鼻喉科医院终身教授，博士生导师。亚太眼科学会研究院资深院士；全国服务标准化技术委员会第一届眼镜验配服务分技术委员会（SAC/TC264/SC4）主任委员；上海市眼视光学研究中心学术委员会主任；原卫生部近视眼重点实验室主任，原上海市眼科学会主任委员，原上海市临床眼科质量控制中心主任，原复旦大学眼科研究所所长、复旦大学附属眼耳鼻喉科医院眼科主任；是我国现代眼视光学的奠基人物和开拓者之一；2002 年提出并创立“医学验光”；2007 年提出“建立儿童屈光发育档案”；2006 年获国家科学技术发明二等奖；2005 年获国际当代生命科学学会高度近视遗传研究杰出成就奖；2006 年获美中眼科学会金钥匙奖；2010 年获中华眼科学会杰出成就奖；2017 年 12 月荣获上海市医学发展终身成就奖。

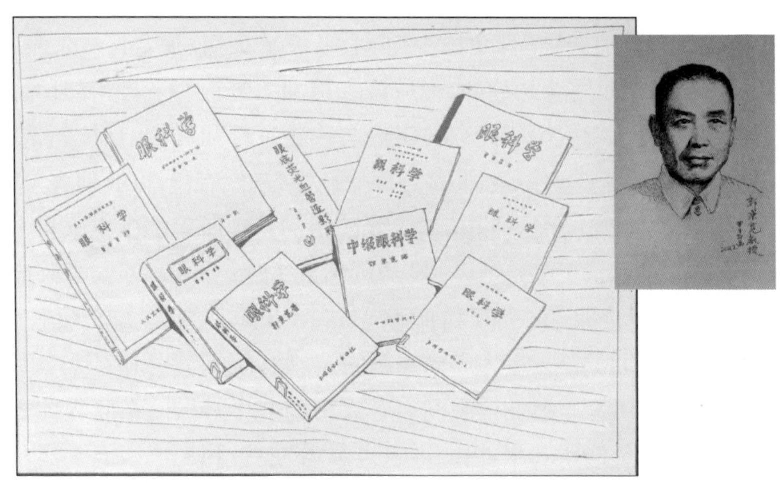

图片说明：郭秉宽教授一生编著、主编、编写、审阅了许多眼科专著。特别是在解放初期，国内尚无一本适用的中文眼科学教科书，于是郭秉宽教授在自编的眼科教学讲义的基础上，于 1950 年编写并出版了一本较系统的《眼科学》，成为了国内第一本系统的眼科学专著。

（绘画作者：华夏眼科医院集团、上海和平眼科医院罗丰年）

76. 撷取桂冠上的明珠
——我与住院医师的不解情缘

罗怡　眼科

在眼科从医逾30年，而住院医师这段人生经历在我心目中一直有着不可替代的特殊地位，犹如一颗璀璨的明珠，至今熠熠生辉，照耀着、引领着我不断前进。与住院医师结下的不解情缘，来源于初为医师时怀揣对医学的新鲜好奇感，学以致用后治愈患者的自豪满足感以及虚心请教、积极探索后突破自我的成就感，在这一阶段培养的缜密临床思维和解决未知问题的逻辑思维能力，为我日后的从医生涯持续助力，可谓终身受益。

抽丝剥茧，主动学习——回眸青葱岁月

1989年，大学毕业后我进入了上海市五官科医院工作，成为一名眼科住院医师。初为医师，一切都非常新鲜好奇，尤其是看到书本上的知识成为活生生的案例，觉得非常有意思，总是要反复多角度观察患者的各种体征和特点，就怕有所遗漏。我周围许多医师是工农兵大学生，他们是工作之后再考大学读书的，绝大多数临床和手术经验都很丰富，感悟会更深，我常常与他们交流。他们鼓励我多看、多学、多问，才能更快地成长。

每周王文吉教授的大查房，大家既期待又忐忑不安。让我们期待的是，王教授一谈到专业知识总是充满了热情，讲课总是激情洋溢、语惊四座，让我们感受到眼科的奇妙和多姿。查房的时候，整个病区的医生都跟着，从年轻的住院医师、主治医师到高年资专家都在一起。让我们紧张的是，王教授会从住院医师开始一级一级往上提问，从最基本的临床表现到目前最新的进展，带领着大家一步步揭示疾病的全貌。刚开始常常回答不上来，于是只能逼着自己下功夫迎难而上，看书、看文献、跟着上级医生学习、再结合理论知识积极思考。经过一段时间

的努力，不知不觉学习了很多眼科的知识，我们也慢慢领悟了如何主动去学习，从害怕被提问转变为主动思考、主动提问，临床思维能力得到了很大的提升。

勤思好问，学以致用——踏梦扬帆起航

我们当年并没有住院医师规范化培训，全靠大家自己积极主动去学习，如何培养良好的临床思维，培养基本的手术技能，以及锻炼探索未知的能力，都不像今天有详细的教学培训计划，而是靠我们自己在临床实践中去感悟和摸索。以前大家管床较多但周转也慢，早晚查房不管是不是我管的床，上级医生来看患者、来查房，我们都会跟着去看、去检查。王文吉教授、陆国生教授等查房时常深入浅出、旁征博引，吸引了住院医师争相去学习。针对疑难病例，老师常常会从多个维度、层层递进地提出启发式的问题，引导大家深入思考、全面剖析病情。遇到不能解释的问题，回家进一步查阅各类文献资料，再结合临床特征进一步分析，带领大家一起讨论揭晓谜底。上级医生还特别强调要仔细询问病史和进行体格检查，通过各项检查和资料综合考虑分析，注重临床思维的培养；手术时要注意在做助手时就养成良好的习惯，从主刀的角度考虑下一步要进行哪些操作，勤思考、勤练习。在各位老师的鞭策下，我养成了良好的学习习惯，勤思好问，学以致用。

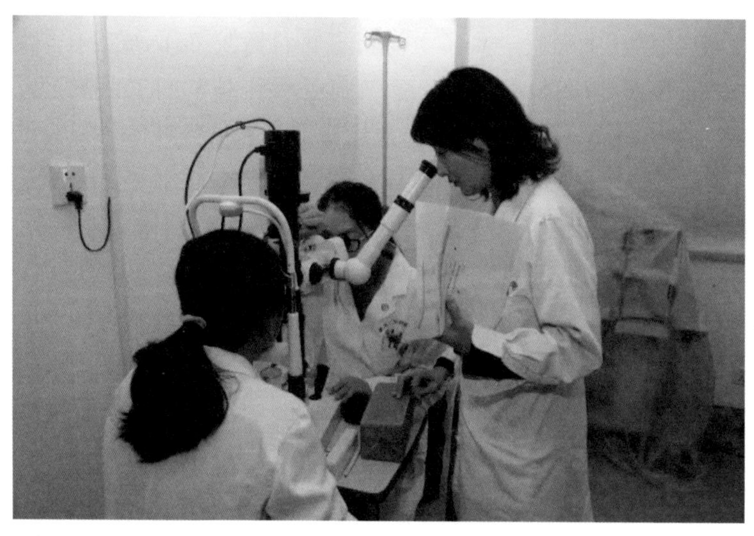

教学查房

你追我赶，勇攀高峰——撷取桂冠上的明珠

作为全国知名的专科医院，我们医院病种非常多，在临床上遇到特殊的案例，尤其是查了文献也是发病率较低的案例，都会学着写案例报道。平时在临床中注意观察、注意收集，在收集案例中也向年长的医生讨教、求教。大家都在主动学习，你追我赶，不断进步。

记得我在住院医师期间难得有手术的机会，刚开始做手术会遇到很多问题，也经历了最痛苦的抉择，就是发生了并发症。这时我的上级导师陆国生教授劝解我，他说这是每个医生都会经历的阶段，当经历了并发症和痛苦后，再学习、再总结，就能避免以后发生类似的情况。陆教授也提醒我在临床工作中，要学习理论、实践、再学习。所以，在临床工作中，我深深体会到临床的循序渐进和理论指导实践的过程，一定的经验积累后，一定要再学习理论知识，这样才会提高得更快、更好，不断攀登高峰。

中西合璧演绎哈佛典范，多元发展锻造上海模式

我一直非常感激在住院医师阶段各位老师对我的培养，因此在自己一步步成为主治、副主任和主任医师后，成为硕导、博导后，我一直注重住院医师、进修医师和硕博士的医学教学培养，积极参加院内外的各种教学活动，也希望探索出一种更适合新时代需求的住院医师培养模式。

2010 年，上海率先在全国开展了住院医师规范化培训，我有幸担任了复旦大学附属眼耳鼻喉科医院首届眼科住院医师规范化培训基地负责人。院领导高瞻远瞩，委派我带队赴美国哈佛大学交流学习，深研代表着住培教育最高水平的哈佛先进理念，并融入中国特色。基地的各位带教老师以身作则，因材施教，多年来不拘一格鼓励多元发展，最终千锤百炼锻造出上海模式。我们率先在国内开拓了住院规培的眼科实践，并不断创新，让新时代的医学继续教育与国际接轨迈上新的台阶。这一眼科住培的上海模式在全国范围得到广泛认可和推广，为培养我国下一代眼科人才提供理论和实践支持。在北京召开的 2019 年住院医师规范化培训高峰论坛上，我有幸荣获“全国住院医师规范化培训优秀带教老师”，入选全国百人之一。获此殊荣，也激励着我继续坚持德艺双馨的教学模式，为住院医师规培教学添砖加瓦。

回眸 30 年前的住院医师生涯，我怀揣着对医学的敬仰和好奇，脚踏实地、勤

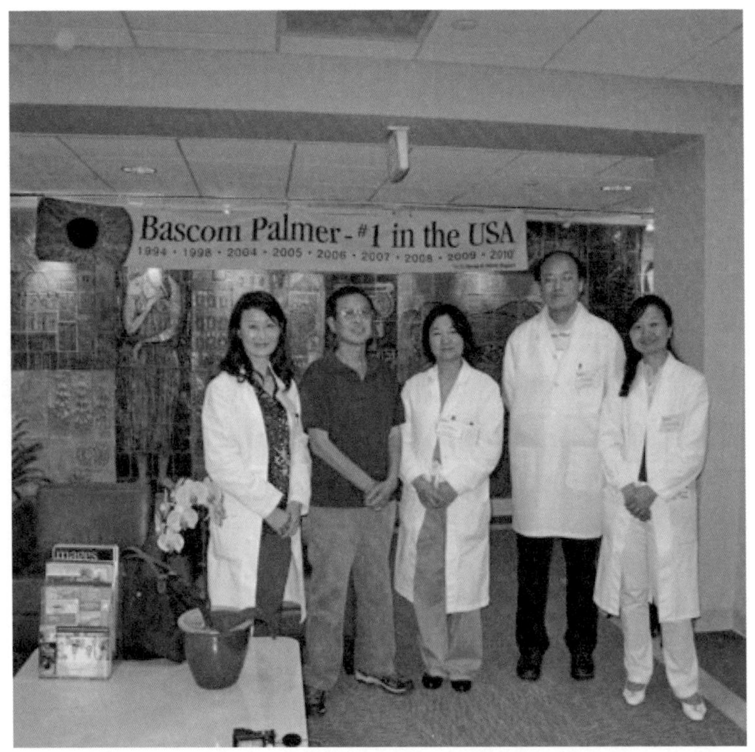

罗怡教授带队赴美国 Bascom Palmer 眼科研究所交流学习

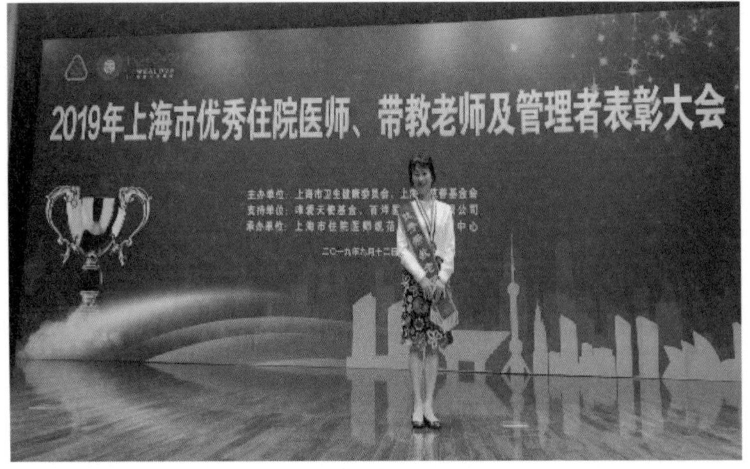

罗怡教授荣获 2019 年“全国住院医师规范化培训优秀带教老师”荣誉称号

勉认真、不断探索，一步一个脚印，为我的眼科从医生涯奠定了坚实的基础，踏着梦想扬帆起航。从事眼科住培的教学工作后，我又带领着年轻医生们在思想品德、临床和科研领域同步成长，始终保持昂扬的奋斗精神。教学相长，年轻医生们朝气蓬勃、奋发向上的精神，严谨踏实、勤勉认真的态度，也一直激励着我与他们共同成长。我们一起不断披荆斩棘、攀登高峰，撷取眼科桂冠上的明珠！

本文作于 2021 年 5 月

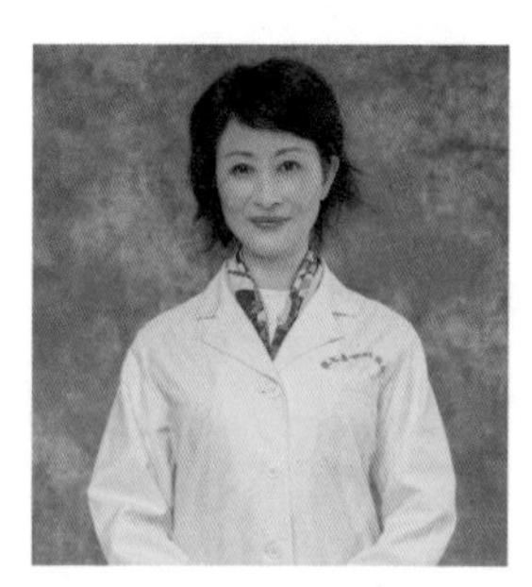

罗怡：教授，主任医师，博士生导师，复旦大学附属眼耳鼻喉科医院眼科主任，白内障与晶状体疾病学科副主任。担任中华医学会全国防盲学组委员、中国医师协会显微外科医师分会眼显微外科专业委员会委员、中华医师协会女医师协会委员、上海医学会视觉康复学组副组长等。长期致力于白内障病因及治疗的临床和相关基础研究工作。2010—2018 年担任复旦大学附属眼耳鼻喉科医院眼科住院医师规范化培训基地负责人。主持国家自然科学基金面上项目 2 项，完成上海市科委西部合作项目 1 项。荣获上海市科技进步二等奖 2 项，全国及上海市住院医师规范化培训优秀带教老师，“复旦—复星健康梦基金”复旦大学上海医学院优秀教师奖，上海市教学成果二等奖等奖项。

77. 在时间缝隙里寻找临床实践的机会

干德康　眼科

在和住院医师谈到眼科手术操作技巧的时候，经常听他们说，“没有时间练习”“没有机会操作”，我就会回忆起20年前自己在住院医师阶段，怎么练习显微操作，怎么学习手术的。

20年前的住院医师生活和现在差不多，每天都忙忙碌碌，病房、门诊、手术室来回轮转，还要兼顾研究生的课题。那时候眼科病房床位周转率没有现在快，一位患者从住院检查、手术、术后观察、出院要1～2周时间。现在的住院医师会觉得以前的日子好幸福，其实，那时每位住院医师要管6～8张床位。在人手不足的情况下，有些住院医师要管10张以上的床位，每天观察患者情况、写病史、上台做助手，忙得“稀里哗啦”，对现在的住院医师来说，又是难以想象的苦日子。有时候碰到急诊手术需要助手，还要放下手头工作，马上和主刀医生一起做急诊手术。同时，要轮转门急诊，门诊患者虽然没有现在“汹涌如潮”，但很多门诊治疗的小操作都是由住院医师完成，还要完成临床研究的患者随访工作。遇到自己不懂的病例，还要及时请教上级医生，虽然那时候没有“首诊负责制”的概念，但老师们已经教会我们“对患者负责”。

在繁忙的临床和研究工作之余，我也会想，怎么练习眼科手术操作？如果上级医生在手术中能多教教，我应该就会进步很快。有一次跟着做一台角膜穿通伤缝合手术，主刀医生终于教我“缝了一针”，这是我学习眼科显微操作的“第一针”，但是砸锅了，没想到每次看主刀医生在显微镜下那么轻巧的缝合，在我手里就显得极其费劲。主刀医生缝合结束后对我说，要自己想办法多练练。对啊！台下不练好，手术台上主刀医生怎么会放心地教我缝合！能想什么办法多练呢？当时和另外一位同级别的住院医师周旻商量了，自己找显微器械、显微镜、练习用的猪眼球(老百姓说的“猪全身都是宝”,唯独少了一个“猪眼球”,这是眼科练习显微操作的经典道具,眼科界把这个“宝”配齐了)。显微器械哪里有? 那时候的眼科显微器械很紧缺,也没有充足的科研经费购买,我就到设备科找淘汰下来的器械,左挑右选,好不容易配了一些基本器械。显微镜在当时也是奇缺的,除了手术室配备的,只有研究所的小房间里有一台陈旧的显微镜,只要能用,虽然很多“精细的调节功能”不行,我们也就坚持用下来了。现在医院的 Wetlab 显微技能培训室配备了多台很好的显微镜,另外实验中心也配备了显微镜,想想真是另一种幸福啊。最后要落实猪眼球了,这个要自己到菜市场买,也是费了很大劲才买到。为什么呢? 因为猪眼球在老百姓的生活中是没用的,菜市场平时没有的,要提前商订好,过几天的一大早清晨去菜场拿,回来还要自己修整成可以练习手术的猪眼球。材料、器械、设备终于凑齐了,就开始努力学习显微操作了。和现在的住院医师一样,没有多余的时间,平时上班的时间都排满了,晚上和周末要做课题、看书学习,但不管怎么样都要挤出时间来练习。有时候在周末选个半天时间,有时候在下班后花几个小时,到那个小房间里练习。冬天的时候特别冷,房间里没有取暖设备,穿着厚厚的衣服,哆嗦着手也要多练。脑子里想着平时上级医生“怎么教”,自己就“怎么练”,碰到不明白的或者反复做不好的步骤,再请教上级医生,他们会很耐心地画图指点,或者自己找资料学习。以前网络没有现在发达,搜索资料很不方便,也是尽可能找相关学习资料。

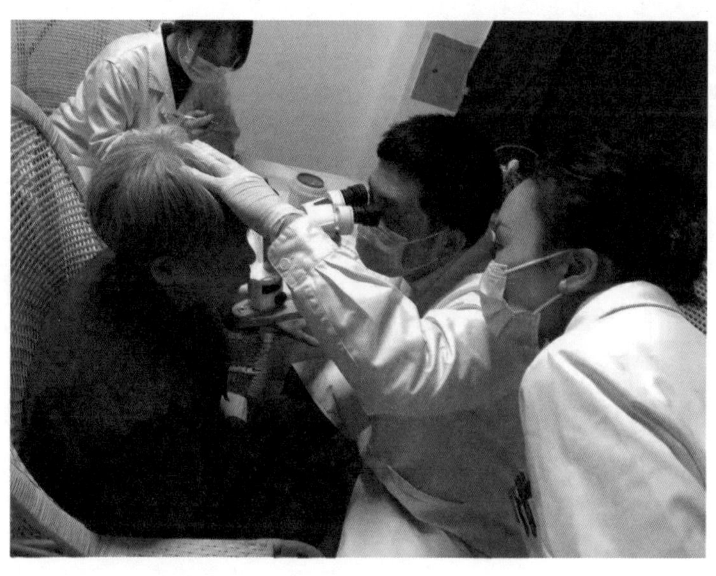

自己挤着时间学习了几个月后，终于对显微手术操作有了感觉。就想办法在临床开始实践操作了。每次值夜班，都自告奋勇请上级医生指导下进行眼球缝合手术。白天上班的时候，跟负责急诊手术的医生商量好，只要我有时间，就来做助手，因为当时的住院医师不多，急诊手术的主刀医生有时候要花时间才能找到助手，所以我就常常勤奋地多做助手，其实是更多地练习临床操作。实际上我“有时间”来做助手，也是把手上可以缓一缓的工作先放一下，等做完手术，再完成工作，把能休息的时间用于工作，把白天没有干完的工作放在下班后继续，晚上8、9点钟，甚至深更半夜回家都是家常便饭。在老师们的悉心指导下，我的眼科显微操作技能得到了显著提升。

住院医师的生活确实辛苦，各方面的工作和学习压力都很大，时间一直是不够用的，只有想办法在缝隙里寻找“多出来的时间”，多锻炼，提升自己。所有的努力都会苦尽甘来。

本文作于2021年5月

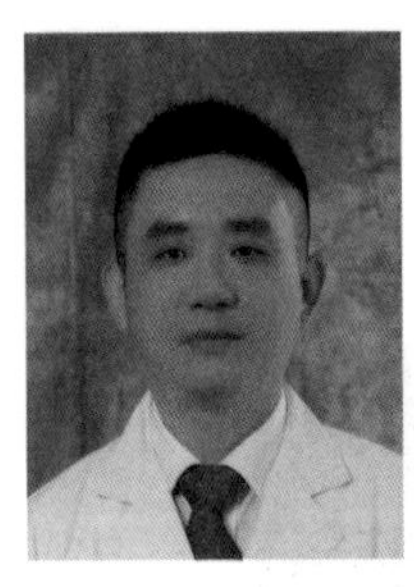

干德康：眼科学博士，主任医师，硕士生导师，复旦大学附属眼耳鼻喉科医院急诊科副主任。主要从事玻璃体、视网膜疾病的基础及临床研究。1999年4月至2005年6月任复旦大学附属眼耳鼻喉科医院眼科住院医师

78. 夜间守护者

竺向佳　眼科

2008 年，我有幸入选了复旦大学附属眼耳鼻喉科医院与悉尼大学的联合培养博士项目。在登上国际航班前，我还是一名经验尚浅的研究生，当时我的导师卢奕教授对我的谆谆教诲和悉心指点还犹在耳畔。在澳洲的 2 年时光，虽然实验室生活忙碌而又充实，但是我最为憧憬的还是回国后的临床工作，这也是我一直努力的方向——成为一名光明使者。正式回国前，国家出台了规培基地政策，我成为第一批基地住院医师中的一员，和小伙伴们共同在眼科医生的道路上成长与奋斗。3 年的规培基地时光转瞬即逝，从病房管床到门诊看诊，从病房一值到急诊白班，从旁观到一助，经历了许多，成长得更多。在成功进入专培基地之后，我正式迎来了急诊夜班，成为一名“夜间守护者”。

在许多个夜晚，我接诊了各种角膜异物、眼球破裂伤、眼眶骨折的患者，也遇到结膜炎、角膜炎、睑板腺囊肿的患者，真假混杂、轻重缓急各不相同。急诊室与平日白天的门诊大不相同，病患众多但检查措施有限，需要眼科医生锻炼出的灵活应变力和敏锐辨别力。但也有一些时候，患者的病情并不如预料的那般顺理成章，诊断并非易如反掌，治疗也并非一帆风顺。

5 年前的某个夜晚，眼科急诊一如既往地繁忙。形形色色的患者在走廊上来来往往，在许多轮看诊检查配药后，我稍稍喘了口气，一边在电脑上翻看前面就诊患者的异物片报告，一边聆听窗外随时可能出现的救护车声音，想着可以待会解决一下晚饭问题。

彼时刚刚过 7 点，只见一对年轻夫妇抱着一个小婴儿进入了诊室，我立刻收起了当下吃晚饭的念想，积极投入一线“夜间守护者”状态。小婴儿被薄毯严严实实地包裹着，只听到一阵阵轻微的呜咽声。年轻妈妈满脸通红，似乎刚刚擦过眼泪，一边哄着怀里的小婴儿，一边让一旁满头大汗的爸爸讲述前因后果。在这位爸爸焦急而稍显混乱的讲述中，我大致复原了事件的经过：2岁小婴儿在半个月前不慎摔倒，右眼撞到了桌角，当地医院说是并无大碍，不需要手术治疗，就拿了些眼药水回家点滴。4天前，家人发现小婴儿右眼特别红，黑眼珠雾蒙蒙的，滴了几天眼药水也不见好转，在外院做了些眼科检查后，医生给出了“玻璃体出血？眼内炎？”的诊断，并建议至上一级专科医院就诊。所以年轻夫妇立刻马不停蹄地从外地一路开车过来，晚上才抵达复旦大学附属眼耳鼻喉科医院。

小婴儿检查起来并不太配合，借助手电我依稀看到患儿除了结膜充血和角膜水肿之外，并没有明显的伤口，瞳孔散大对光反应迟钝。趁小婴儿没有哭闹之际，借助裂隙灯细看，一晃而过的前房里有些白乎乎的细胞，但并无积脓。是否需联系二值做眼球探查加打药呢？我一边思考一边翻看外院的B超报告，看着似乎并不像平素的玻璃体出血和眼内炎表现。年轻夫妻此时又翻出了外院CT片，我立刻拿出在基地轮转期间学习阅片的那股努力劲儿，想着在这张分辨率并不高的CT片中找到一些蛛丝马迹。逐图仔细查看之下，发现眼环后部有不易察觉的斑块状高密度影和软组织影。鉴于患儿眼前节的表现和影像学检查，我内心隐隐有什么预感，前房细胞、钙化灶、占位，莫非是“伪装”？我抬头望向这对眉头紧锁忧心忡忡的年轻夫妇，他们是否能接受这一转换呢，并非外院所说的眼内炎，小婴儿可能是有更为严重的眼病。

我迅速完成思考，跟家属说明手术探查的可能和风险，提到了我所担心的病因猜测，把日后眼球摘除的可能也谈到了，同时联系二值老师，申请开住院单将小婴儿收入院，在前述所有的可疑诊断之外还写上了我心中的病因。

次日一早，这个伪装了多日的神秘病因终将揭开面纱。我院B超报告怀疑是眼内实质性占位，复查CT提示后极部颞侧球壁钙化团块、晶状体脱位。经眼眶组教授会诊，认为该占位是视网膜母细胞瘤(RB)的概率大，立即安排家属术前谈话、风险告知，眼眶组教授给患儿全身麻醉下完成了右眼眼球摘除＋左眼球探查，手术顺利。我一直持续关注着这位患者，看到一周多后病理报告出来，证实了先前的猜测，是RB，肿瘤已侵犯脉络膜及视乳头表面，视神经断端则未见肿瘤累及。至此真相大白，伪装卸下。

多亏了基地轮转期间的学习、锻炼和经验积累，我庆幸自己没有放过那些蛛丝马迹，没有被这个狡猾疾病的伪装所欺骗。同时，我也为这家人感到深深的遗憾和揪心，惟愿小朋友此后能平安顺利，一家人的生活不会再起波澜。此后每年家属都定期带小朋友来复查，并于 4 岁时在我院二期植入眼座，直至今年复查都是一切安好。

日复一日，夜复一夜，在我后来许许多多个急诊夜班里，有更多的谜团等待解开，这也成为我人生中不可缺失的一段经历。当然还有更多和我一样，深夜留守在岗位上的“夜间守护者”，就像一盏明灯，为众多黑夜中的患者带来了希望，指明了方向。愿每一位眼科医生，都能够细心观察和全面思考，从规培基地开始不断成长，直至成为一名见微知著、明察秋毫的光明使者。惟有匠心，不负光明！

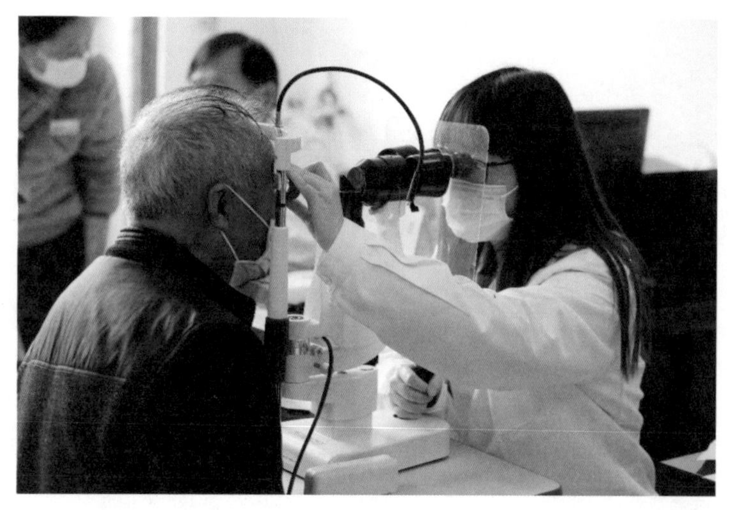

本文作于 2021 年 5 月

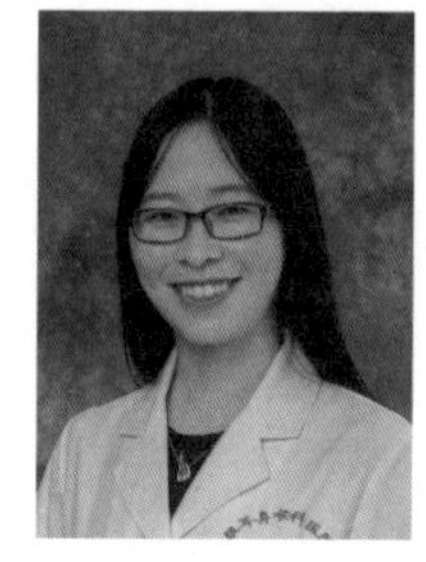

竺向佳：主任医师，博士生导师，副教授。现任复旦大学附属眼耳鼻喉科医院白内障与晶状体疾病学科副主任，中国康复医学会视觉康复专委会副秘书长，上海医学会眼科分会青年委员兼秘书，上海市眼科临床质量控制中心秘书，国家优秀基金获得者。以第一或通讯作者发表 SCI 收录论文 83 篇(总 IF＝323.77)；参编英文论著 2 部；授权发明专利 2 项，实用新型专利 7 项。获教育部及上海市科技进步二等奖。获上海优秀青年医师，复旦大学十大医务青年，复旦“十佳百优”优秀青年医师称号等。

79. 温柔敦厚　严谨务实

——深切缅怀恩师嵇训传教授（节选）

孙兴怀　眼科

2021年6月6日早晨，我正准备去参加上海市医学会眼科学专委会与视光学专委会联合组织的爱眼日活动，突然接到信息：北京时间七点十五分，嵇训传医生在澳大利亚墨尔本因病不幸去世了。我顿时惊呆了！不会吧？不会吧！原计划待疫情缓解就去墨尔本看望恩师的，想不到竟这样永别了……当我强忍悲痛来到爱眼日活动现场，面对台下人群讲着课，忽然心生感念：敬爱的嵇老师，作为眼科大家，您特意选了爱眼日这天离去，分明是要将今生和来世都献给眼科事业呀！

他的身份很多，但大家都习惯叫他嵇医生。在公众面前，他是德高望重、温文儒雅的学者，令人肃然起敬，又如春风拂面；在患者面前，他是妙手回春的救星，是黑暗中光明的使者；在年资尚浅、经验不足的年轻医生面前，他是指点迷津、指挥若定的前辈；在初出茅庐、勤奋求学的学生面前，他是循循善诱、学问渊博的老师。嵇医生深深地影响着身边每一个人，尤其是青光眼学科的医生们。正是他的言传身教，造就了复旦大学附属眼耳鼻喉科医院青光眼学科每位医生耐心、细致、关爱患者的行医风格，形成了低调做事、严谨做学问、不事张扬的文化氛围。

作为学生的我，被嵇老师渊博的知识、儒雅的气质、正直的品格、谦逊的作风所深深感染，因榜样的激励而多年不懈努力追赶，今天取得了一些成绩，算是对得起嵇老师的栽培。惜别恩师，思绪万千，特写此文，聊慰缅怀之心。

和蔼可亲的恩师

我非常有幸，职业生涯伊始就能在嵇教授这样德高望重的老师身边学习和

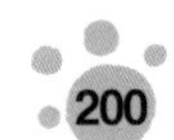

工作，并成为他的学生，一直得到他的悉心指导，不断成长。

1984 年 7 月，我从当时的上海第一医学院毕业，被分配到医院眼科工作。当时，导师是分配的，先前分配的一位导师不愿带，我很迷茫。好在时任医院院长的嵇训传教授接受了我，我有幸成为他的第三名研究生，结下了一辈子的师生缘。

刚跟随嵇老师时，我就被他和蔼可亲的魅力所感动。虽然院长政务繁忙，他却是学生们崇敬的好老师。嵇老师认真接待来自全国各地的眼病患者，对每位青光眼患者都是亲自做房角镜检查，完全没有院长的架子。每当有典型体征或少见表现时，嵇老师总是先征得患者同意后再示教给其他医生看，并耐心地讲解，直到每位医生都明白理解。年轻医生做房角镜检查时往往对鼻侧和颞侧的房角观察感到困难，嵇老师就一遍又一遍地示教，并将相关的技巧告诉我们，使年轻医生能够较快地掌握这项技术。

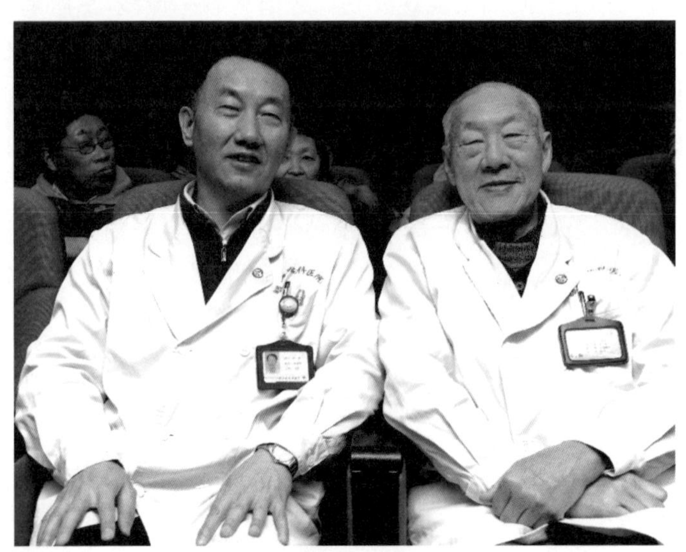

作者(左)与嵇训传教授(右)合影

嵇老师身上特有的学者儒雅气质，使得年轻医生遇到问题都愿意向他请教，并探讨不同的学术观点。嵇老师总是那么耐心、那么有条理、那么谦恭，即便学生的观点有错误或偏颇，他也那么包容地与学生交流讨论，给予指点和启发，从不给他们权威的压力或枯燥的说教。在他面前，学生们完全没有在著名教授面前的畏缩和拘谨，他真是一位可敬可爱的良师益友。

1988年，我父亲因患病来到上海住进中山医院手术治疗。一天晚上，我正在病房陪伴，突然看到嵇老师和他的夫人赵老师带着营养品来到了病房。由于事先不知情，我们措手不及，父亲激动得满头冒汗。真没有想到百忙之中的大教授、大院长还这么关心我这个学生的家事，在忙碌一整天后的休息时间还亲自来病房看望，问长问短，安抚我们，帮助我们。嵇老师夫妇来看望病中的父亲，不仅使我们全家感动之至，还让我们难忘他的关爱之情。父亲说："我何德何能，劳烦这么有名又这么忙的嵇院长亲自来病房看我。"事后，父亲一直叮嘱我："你一定要好好学习，做出成绩回报老师。"

严谨治学的导师

关于房角镜检查，有件事我至今记忆深刻：那时我刚开始看青光眼专科门诊，为一位患者做了裂隙灯检查后，我认为前房中轴不浅，就武断地诊断为开角型青光眼。嵇老师复查时细致地观察到周边前房有些偏浅，在做了房角镜检查后观察到患者虹膜根部有高褶并有局限性前黏连，就扶着房角镜示教给我看，并意味深长地说："我们临床诊断不能想当然，一定要见到依据，对每例青光眼患者都要做房角镜检查，这对正确诊断青光眼是很有帮助的，查一查房角往往会有意外收获的。"谨记嵇老师教导，我对房角镜检查的重要性从此铭记在心。即便是有先进的UBM或OCT检查，房角镜的观察并没有被淘汰，因为前两者是间接的观察，而房角镜检查是最直观、最细致的方法，也是我们眼科医生的基本功。

当年我的博士研究生学位论文课题是原发性慢性闭角型青光眼的临床规律探讨，确定这个内容是源于嵇老师严谨细致的临床观察。20世纪60年代，医院在全国率先成立了青光眼研究室，袁守隅教授带领嵇训传、陈淑初等医生就原发性急性充血性青光眼（即原发性急性闭角型青光眼）的临床转归进行了系统研究，总结的临床分期、转归发表在1966年的《中华眼科杂志》，其指导性的治疗原则一直被同道们普遍接受和采用。尤其是针对临床前期和间歇期眼做周边虹膜切除术，预防和阻止了闭角型青光眼的急性发作，大大减少了这类青光眼患者的致盲率。经过多年的临床随访观察，嵇老师发现当时施行过周边虹膜切除的术眼有一小部分发生了缓慢的房角黏连关闭，眼压逐步上升并造成视神经、视野的损害，而且患者丝毫没有意识到。他查阅了当时的手术前病例记录，这些眼的确没有任何房角黏连。为什么会发生这种预期之外的结果？

嵇老师反复观察思考，发现这部分的患眼似乎存在某种有别于那些有急性发作症状眼的特征，大多数是缓慢地、不知不觉中病情发展的，值得深入系统研究。因此他给我提议，就这个问题作为博士课题来进一步探讨。通过我们系统的研究比较，最终揭示了原发性慢性闭角型青光眼与原发性急性闭角型青光眼的房角关闭黏连有着不同的发生机制，慢性者多是虹膜末卷处或多或少有一些虹膜嵴突，在中等度狭窄的房角中，瞳孔的经常扩大就使得其嵴突容易与小梁网碰触、摩擦，发生潜在的组织细胞损伤，久而久之就会在嵴突的地方形成局部周边虹膜的前黏连。随之，从黏连中心点开始如同拉链一样，这种黏连逐步向两侧扩展开来。因为这个过程发生得很缓慢，房角的关闭黏连也是“由点到面”地进展，因此患眼有足够的时间适应这种缓慢的眼压升高而不表现出相应的高眼压症状。这完全不同于急性闭角型青光眼因瞳孔阻滞引起的房角“全或无”的突然关闭形式，造成眼压的突然升高而引起相应发作症状的临床表现。这一研究成果充实了对原发性闭角型青光眼的系统研究，在《眼科学》全国统编教材的修订中被吸收采纳写入青光眼一章。

这些事例体现了嵇老师严谨的治学要求和敏锐的科研意识，这些源于他细致的临床观察和提炼科学问题进行系统研究的能力，反映了前辈们临床扎实的基础、认真踏实的作风。这种宝贵的财富，值得我们代代传承。

文采出众的医师

医院老员工都知道嵇训传医生的文笔好，是医院的“一支笔”。全国很多有影响力的专著、书籍和杂志，比如《中国医学百科全书》《中华眼科学》(原《眼科全书》)《眼显微手术学》《实用眼科手术图解》《中华眼科杂志》等都能见到嵇医生撰写的文章。嵇医生在文章中确立的观点，一定有充分的依据做支持。他不仅参考大量的专业文献，更具特色的是密切结合医院自己的大量病例临床观察和随访。他的著作文章贴近临床，又给临床工作以具体指导，理论联系实践，加之条理清晰的分析，深受广大眼科医生们的喜爱。

阅读嵇老师的文章，不但能获得专业学术上的进步，还能得到文学修养的熏陶，是眼科医生们汲取知识时的一种享受。这方面我深有体会。做住院医师和研究生的那些年，嵇老师很关注国外的眼科学术进展，看到好的文献就及时拿来叫我翻译并投稿中文期刊发表，与国内眼科同道们共享。对学术文献的翻译，嵇老师非常注重用词用字的准确表达，往往一篇译文要修改几次才最后定稿。文

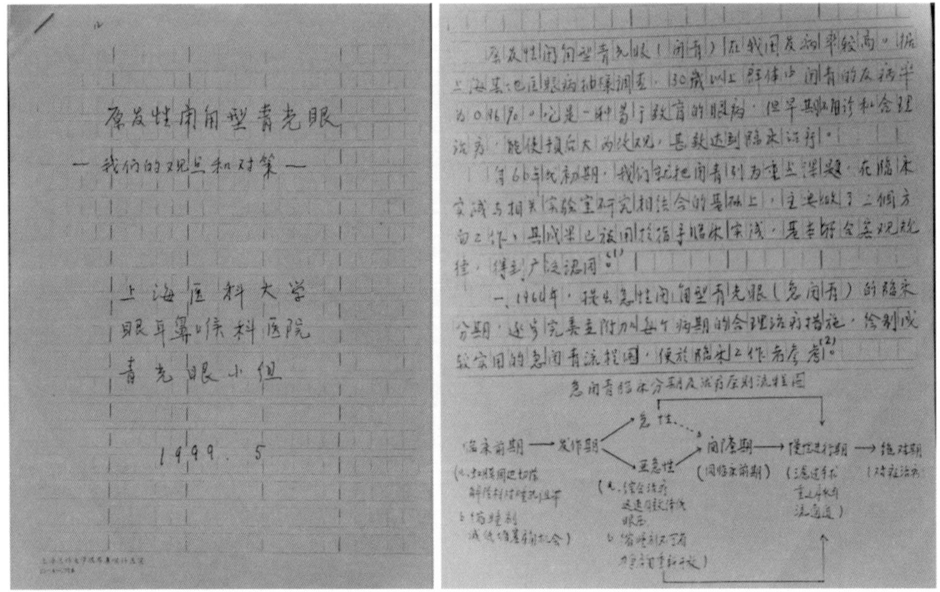

原发性闭角型青光眼
—我们的观点和对策—

上海医科大学
眼耳鼻喉科医院
青光眼小组

1999. 5

原发性闭角型青光眼（闭青）在我国发病率较高。据上海某地区眼病抽样调查，30岁以上群体中闭青的发病率为0.46%。它是一种易于致盲的眼病，但早期诊断和合理治疗，能使预后大为改观，甚或达到临床治愈。

自60年代初期，我们就把闭青列为重点课题，在临床实践与相关实验室研究相结合的基础上，主要做了三个方面工作，其成果已被用于指导临床实践，是符合客观规律，得到广泛认同[1]。

一、1964年，提出急性闭角型青光眼（急闭青）的临床分期，逐步完善并附加各个病期的合理治疗措施，绘制成较实用的急闭青流程图，便于临床工作参考[2]。

急闭青临床分期及治疗原则流程图

作者保留的嵇训传教授的手写文稿

献的翻译过程，不仅使我懂得了对英文词汇的准确理解，还教给我如何用中文做到信、达、雅的表述。至今我还保留着嵇老师亲笔修改过的所有文章底稿，这是嵇老师对我直接教导的财富，值得珍惜、品味。同样，对我博士研究生论文的修改，嵇老师也是不厌其烦、反复斟酌，既要将问题和研究过程说清楚，又要有充分的支持依据来阐述自己的观点，直到满意表达为止。当时是手写的方格纸，抄写一遍就是几十页，最后成文时，一共改了 8 遍。虽然抄写几百张稿纸的确很辛苦，但每次重写时细细品味嵇老师修改的地方都有启发和收获，心情是满足的，如今回想起来感受仍深！这篇博士学位论文精简后投稿到《中华眼科杂志》时一字未改就被接受发表了，可见嵇老师带教水平之高。

嵇老师写得一手好字，即便是书写病历，他那工整、娟秀的字体不仅清晰易认，而且给人一种艺术的享受。作为医院终身教授的他，病历书写依然一丝不苟，那是一种人文精神的体现，更是一份工作认真的态度。这在当今只擅长键盘输入、提笔忘字的背景下，从高一些的层面说，嵇老师的书写风格，是中华传统文化、学者风采的体现；从实用角度说，要使医疗文书达到档案和作为执法依据的要求，嵇老师手书的病历是可供年轻医生参照的范本。

作风朴实的大师

嵇医生始终恪守医生的职责，即便在担任 8 年院长期间也一直坚持定时到病房查房，组织疑难病例讨论，耐心地给年轻医生讲解，细致地做好每台手术。退休后，嵇医生随家人去澳大利亚居住，但他仍然记挂医院的发展，眷恋着一生为之奋斗的眼科事业。他每次回到上海，稍事休整就来到医院“上班”，帮助会诊复杂的青光眼病例，给年轻医生指导、解难。

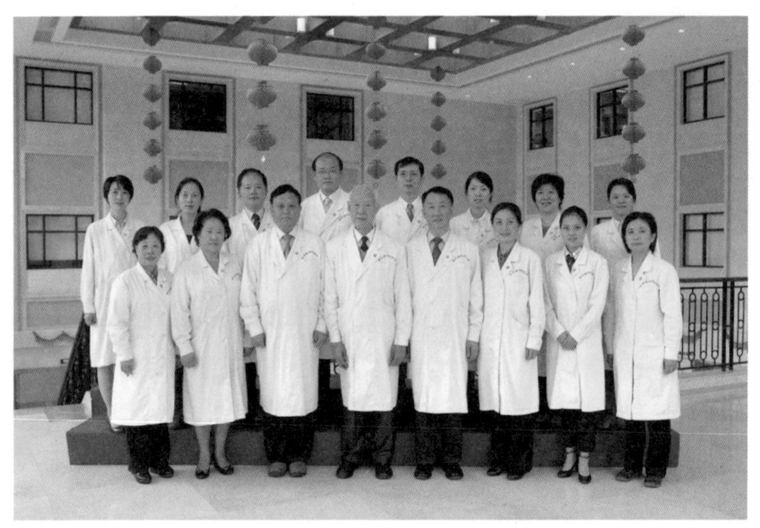

嵇训传教授与青光眼学科组合影

尽管嵇医生离开院长岗位已经多年，但至今在广大医院员工心中，嵇医生仍然是位深受爱戴的老院长。只要遇见他，大家都会主动亲切地叫一声“嵇医生”，以表达发自内心的敬佩和信赖。这样的口碑地位，已经与职务本身脱钩，真真切切地反映了嵇医生的高尚品质、德艺双馨，也体现了广大员工对嵇医生的肯定和敬重。在我们眼中，这位安详豁达、睿智而又平易近人的师长，走在清静、优美的汾阳苑中，是那么的协调、从容，散发着令人景仰的榜样光芒！

恩师虽然离我们而去，但他的音容笑貌将始终鲜活，那份师生之情将永驻心间，赋予我智慧、温暖和力量。

马志中教授的悼文《嵇训传先生千古》诗意地传达了大家的心声，引录如下：歌词有云，“如果有一天我悄然离去，请把我埋在这春天里”。他把骨肉缩成一块不记名字的砖石，垒进一个象征；和着灵魂和血汗修筑着还未竣工的伟大；中华青光眼没有嵇训传的名字会是缺页的史卷；而他挑选“六·六”这个日子，分明是暗示把他埋进光明战士的坟茔。

本文作于2021年6月

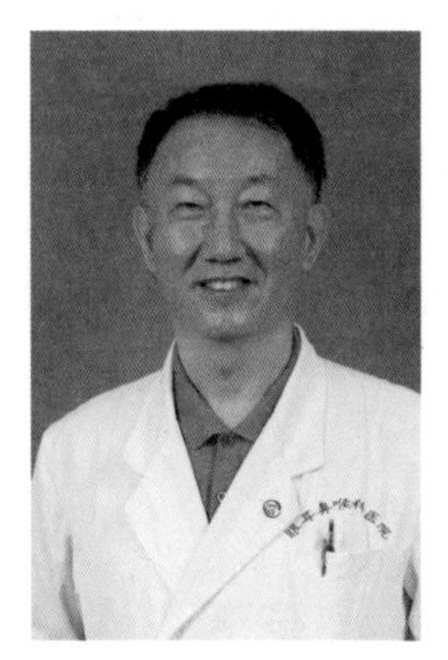

孙兴怀：主任医师，教授，博导。现任国家卫健委近视眼重点实验室主任，复旦大学上海医学院眼科学与视觉科学系主任，复旦大学附属眼耳鼻喉科医院青光眼与视神经疾病学科主任，中华医学会眼科学分会候任主任委员等。创建上海市青光眼患者俱乐部（国内首家）；率先在国内开展多项复杂性青光眼新手术；承担国家重点研发计划、“973”项目、科技部国际合作项目、国家自然基金委国际重大合作项目及重大重点项目、卫生部行业科研专项及临床重点项目、上海市政府公共卫生三年行动计划等课题。发表专业论文300余篇，主编专著20余本，担任教材《眼科学》副主编及双语教材 *Ophthalmology* 主编。获国务院政府特殊津贴，入选国家卫生计生委突出贡献中青年专家、上海市优秀学科带头人、上海领军人才，获亚太眼科协会杰出贡献奖、上海市科技进步一等奖、中国优秀医院院长、中华眼科杰出成就奖、上海市科技精英、全国优秀教师奖、上海市科普杰出人物奖、国家科技进步奖二等奖、中美眼科学会“中华眼科金苹果奖”和亚太眼科协会成就奖等。

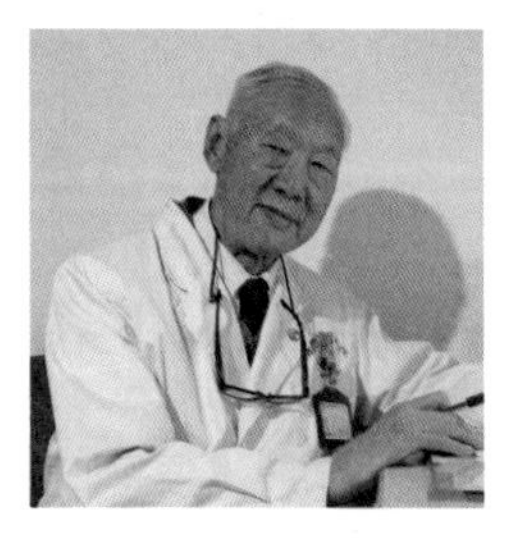

嵇训传：我国著名眼科专家，尤其擅长各类青光眼的临床诊治和研究。1955年毕业于上海第一医学院，历任我院眼科秘书、副主任、主任，1984—1992年担任我院院长，2002年被聘任为我院眼科终身教授。曾任中华医学会眼科学分会副主任委员（1984—1996）和《中华眼科杂志》副总编、国际眼科咨询委员会委员、上海市医学会眼科专委会主任委员（1988—1994）、《眼科全书》第二分卷主编、《中国医学百科全书》眼科分卷学术委员，主编《眼科显微手术学》等专著，是《眼科学》高校全国统一教材编委，发表学术论文数十篇，享受国务院特殊津贴。

80. 医路漫漫而修远，吾将上下而求索
——致钱江老师

马睿琦　2017 级眼科基地住院医师

住院医师的工作是繁重而琐碎的，不仅需要接诊患者、诊治病情，更需要挤时间出来看书学习、进行自我提升。在这一过程中，少不了导师的指点和帮助。我的导师钱江老师，就是我住院医师生涯中最好的引路人。他科学严谨的研究态度和认真谦虚的治学理念，深受广大同学的喜爱和尊重。对于我而言，他既是良师又是益友。从他的身上，我看到了一个真正值得爱戴的好导师的风范。

教育胜在创新

德国著名教育学家斯普朗格曾说过：“教育的最终目的不是传授已有的东西，而是要把人的创造力量诱导出来，将生命感、价值感唤醒。”以前的我并不懂这些，觉得把无聊的课本知识讲得生动、引人入胜，就是一名优秀的老师。可是实际上，我们在课堂上学到的知识是有限的，教育的目的是要学会如何学习的能力。钱老师正是这样一位善于挖掘学生创造能力的好导师。

钱老师在对我们的培养上，给予了更多的信任，也赋予了更多的期待，这一切激发了我们内在的动力。他从不拘泥于条条框框，常有些天马行空的新奇想法，鼓励我们努力创新，畅所欲言，积极探索科学研究中未知的领域。就拿我个人来说吧，钱老师对我个性化研究的支持和鼓励，让我充满了动力和踏实感，觉得有一股强有力的能量在支持我。记得有一次，我有一个专业的科研问题向钱老师请教，但他并没有直接告诉我他的想法，而是引导我学会怎么分析问题和解答问题，告诉我如何运用一些研究方法和研究工具，鼓励我独立思考、独立去完成研究。这次求教让我学会了肯定自我价值，开始变得更自信，敢于积极主动地去研究和探讨问题。经过不断训练，我在独立研究方面变得越来越得心应手。

钱老师在平日里鼓励我们多阅读，不仅是眼科专业的，而且要涉猎一些其他领域的书。广泛的阅读能开拓人的视野，让我们能站在更高的角度俯瞰人生。他常说人的眼睛很小，如果一个劲地盯着这么细小的东西看，时间久了会限制眼科医学生的思维。时常与其他领域的人才交流，一定会发现大自然中一些相通的道理。还记得有一次他问我们，“为什么人会有眉毛?”在座的学生都被问傻了，因为我们从来没有考虑过这样再正常不过的生理表现。眉毛长在我们身上20多年了，但是我们竟然没有想过为什么我们会长眉毛、眉毛长在身上有什么作用。就是这样一个看似简单的问题，引发了同学们无尽的思考，身体构造是相当奇特的，我们对这些奇特的结构又有多少了解？一个简单的问题使学生们茅塞顿开，钱老师就是用这样活跃的思维，源源不断地激发青年学生的思辨力，在生活中、实践中细微观察、寻找问题，在研究中、学习中孜孜不倦解决问题，培养我们的创新思维和科研能力。

先学做人，再学做事

钱老师不仅培养学生如何做学问，而且教导学生如何做人，让学生树立正确的人生观、价值观。钱老师的为人处世，很受我们敬仰，是我们学习的榜样。钱老师对待学生就像自己的孩子一样，随时关注着我们的思想动态和生活状况。他经常会发邮件给正在出国深造的学生，关心他们的生活，并且拜托国外的朋友给学生提供帮助。在学生出国前，钱老师经常组织学生与外教交流活动，创造机会锻炼学生的口语表达能力；在学生因为临床工作无法兼顾实验研究时，他会灵活调整日程以保障学生学业顺利；在学生面临人生重大抉择时，他会以自己的睿智和远见，为学生指引方向；为了给学生创造更好的学习机会，钱老师运用自己多年积累的国际合作关系将学生一一送出国门，学习新知识、新技能，开阔了学生们的眼界。

有什么样的导师就有什么样的学生，导师的一言一行都无时无刻不在影响着学生的言行。记得钱老师曾在我们的微信群里发过这么一段话：“技不在高，而在德；术不在巧，而在仁。医者，看的是病，救的是心，开的是药，给的是情。”这段话，深深地影响了我们。回想2010年，我的师姐韩宜男，作出了人生中最难忘的决定。那一年的她，陷入了两难的抉择：一边是考博的日子，另一边是接到骨髓移植配型成功通知她参加骨髓捐献。为了挽救那名正在上海治疗的白血病患者的生命，她毅然放弃考博机会，走进病房捋袖捐献了骨髓。她的义举一时在上海高校中传为佳话，上海市红十字会向她颁发“博爱奖章”，共青团上海市委授予她“上海市优秀青年志愿者”荣誉称号，并颁发上海市优秀青年志愿者证书。面对荣誉，学姐只是轻松地说：“作为医生，挽救患者的生命是再平常不过的事。有什么事能比帮助别人更开心的呢？”

钱老师正直善良、平易近人的人格魅力，无时无刻不在感染着我们。他以身作则地告诉我们，当医生首先要当一个大写的“人”。钱老师发自内心地希望学生们的成长与进步，愿意帮助学生们打下坚实的科研与临床的基本功，并由衷地为我们的成长与进步感到骄傲和自豪。他经常风趣地说：“等你们都超过我了，我就轻松了，我很希望你们都超过我。”在疾病的诊断中，他从不吝惜讲出令人茅塞顿开的关键点；在手术中，他会把区别平庸手术和完美手术的秘密毫无保留地告诉学生们，并手把手地加以指导。他总是把学生的利益放在第一位。

支持个体多元发展

钱老师因材施教的引导式教育方法，让学生们获益良多。虽然对住院医师来说，当务之急是完成临床能力的培养。但毕竟大家的职业规划是不一样的，有些同学选择规培结束后不再继续临床工作，因此重点可能会放在积累工作经验上；而有的同学可能更愿意未来投身于学术，那就需要夯实基础理论，把握学科前沿。面对这样的情况，钱老师提出了“基本专业和学术要求一体化”的概念，就是要求自己的学生，不管你将来选择什么道路，有一些基本的专业知识和学术研究的规范和方法必须掌握。同时，他适当地让倾向就业的学生把侧重点放在临床工作中，而倾向于学术的同学把侧重点放在基础理论方面，给两个方向的同学分别列出阅读书目，并分别予以指导。

钱老师在教育方面，不仅善于指导学生，而且善于启迪学生，引导学生挖掘自身的潜能。回想刚进入临床工作时，对自己专业的认识可以用无知来形容。看着专业书的内容，读着专业的相关文章，无法想像该如何面对患者、如何进行诊疗工作。钱老师了解到这一情况后，会主动约聊我们。两年前的我刚踏入规培工作的第一天，钱老师就主动约我畅谈了一下午，这为我今后临床工作的顺利开展打下了扎实的基础。钱老师不仅鼓励我们积极进取，自己也始终没有放弃对知识的追求。直到现在，他每天依旧学习到很晚。常常在办公室钻研最新文献。每次深夜发邮件给他，都能得到第一时间的回复。即使每天晚上都工作学习到深夜，第二天钱老师又会精神饱满地早早地来到办公室。跟着这样的导师，我们怎能不加足马力呢?

3年规培快接近尾声,但钱老师对我的教导仍历历在目。钱老师以他严谨求真、科学求实的学术精神告诉我们,科学来不得半点虚假;以他因材施教、引导式教育的理念,把我们引入社会、科学的华丽殿堂;以他诚实谦和的为人态度告诉我们,不仅要学好知识,更要善于请教、乐于分享。高山仰止、景行行止,是学术严谨、手术精湛的钱老师;桃李不言,下自成蹊,是育人无数、学子天下的钱老师。这就是钱江老师,我心目中的好导师。

本文作于2019年11月

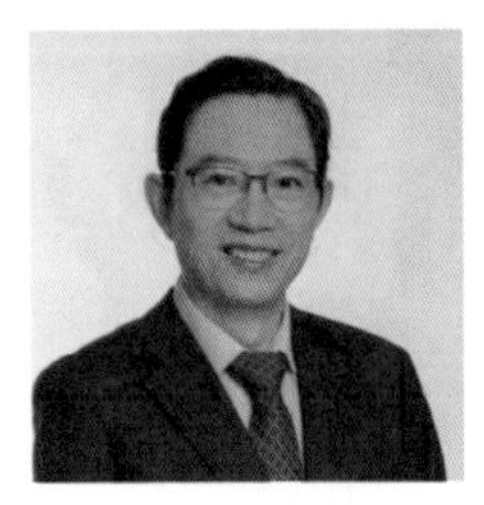

钱江:教授,主任医师,博士生导师。复旦大学附属眼耳鼻喉科医院眼科副主任、眼眶及眼肿瘤学科主任、美国眼科学会(AAO)会员、美国眼整形学会(ASOPRS)会员、中华医学会眼科分会眼整形眼眶病学组委员、中华医学会上海分会眼肿瘤眼眶病学组组长(2013—2019)、《中华眼科杂志》《中国眼耳鼻喉科杂志》编委,*Acta Ophthalmologica*、*Orbit*、*Ophthalmic Plastic & Reconstructive Surgery*、*BMC Ophthalmology* 等杂志审稿人。钱江教授的眼眶病眼肿瘤团队为国内知名的临床和科研团队,具有严谨的科学态度、扎实的理论基础、丰富的临床经验,在临床诊疗水平、国内学术地位、国际影响力方面均名列前茅。团队工作范围涵盖眼眶、眼睑、眼表、眼内、泪道、颅颌面等复杂疾患的诊疗工作。优势项目包括视网膜母细胞瘤、葡萄膜黑色素瘤、虹膜睫状体占位等眼内肿瘤的保眼综合治疗;泪腺及泪道系统肿瘤、甲状腺相关眼病、眶尖肿瘤等高危眼眶疾患的眶病、整形联合治疗;原发性获得性黑变病(PAM)、眼表鳞状细胞癌(OSSN)、结膜黑瘤等眼表肿瘤的显微微创手术及根治性治疗等。团队秉持精准化、个性化的治疗理念,追求小切口、微创化的治疗效果,在成功治愈的同时最大化保留功能、提高外观,其高质量的医疗水平国内领先、获业内广泛好评。

81. 指点迷津“领路人”

——致蒋永祥老师

景清荷　2017 级眼科基地住院医师

医路漫漫，经过 5 年本科、3 年研究生阶段的医学理论知识学习，我终于穿起白大褂，迎来了住院医师的规培生活，可是理论知识再丰富也无法消除我真真切切面对患者时的彷徨和无助。初入科先被分到了白内障组，眼科出身的我却连看裂隙灯都不会，更遑论观察眼部的病变特点。当我迷失在医学的海洋中时，我遇到了一位带我走出迷津的“领路人”——蒋永祥老师。

那是我第一次收治先天性白内障患者，小患者配合得不好，怎么哄都不能很好地配合检查，束手无策的我环顾四周，看到旁边正在给术后患者做检查的蒋老师，只好红着脸请蒋老师帮忙，蒋老师很爽快地就答应了，他先过来帮我安抚好小患者，然后迅速给患者做了裂隙灯检查，一边检查一边还给我描述患者的白内障类型和特点，并且将裂隙灯调整好位置和角度，让我去观察患者的白内障特点，使我对这位患者的白内障类型有了直观的了解，也知道了以后对这类患者的关注点应该放在哪里。小患者走后，蒋老师详细地给我讲解了裂隙灯的使用方法和注意事项，并叫来一位同学给我做示范，引得很多和我一样的住院医师围过来听蒋老师讲解。听完蒋老师的讲解，我们对裂隙灯的使用有了全面的认识和了解。自古以来，临床医学就是“手把手”式的师带徒，在实践中不断学习进步。实践加理论学习才能事半功倍。可是，刚从学校踏入医院大门的我们却只会纸上谈兵，临床经验少得可怜，面对真实的患者不知该从何下手。俗语有云：“师傅领进门，修行看个人”，我们最需要的就是领我们踏进临床大门的带教老师。蒋永祥老师就是这样一位给我留下深刻印象的“领路人”。

韩愈《师说》中说：“师者，所以传道授业解惑也”。蒋老师身体力行地为我诠释了“师者”的概念。在平时的教学查房中，他常常采用启发式教学，不仅要求我们给出问题的答案，还要求我们说出其中的机制。如果我们答不出来，他就会换种提问方式，将大问题拆成小问题，根据我们的回答调整所提的问题，一步步引导我们说出最终答案，这种教学方式使得我们不仅"知其然"，更"知其所以然"，在一次次的提问回答中渐渐学到了蒋老师的诊疗思路，我们的临床思维能力也进步飞快。蒋老师的讲课风格也是自成一家。同学们特别喜欢蒋老师的讲课，因为他不仅风趣幽默，而且经常会理论联系实践，幻灯片上不仅有最基本的知识点，更有大量的临床图片和手术视频，如果病房中恰好有收治他所讲疾病的患者，他就会直接带我们到患者床边，与患者沟通好之后直接在床边带教，他会为我们一一指出患者的疾病特征，亲自示范检查手法并手把手教我们做体检，这种教学方式使我们对疾病有更直观、立体的了解。

学高为师，身正为范。蒋老师不仅教给我们临床知识和技能，更在平时的学习生活中以身作则，教我们如何做人做事。在工作中他一直兢兢业业，早上很早到病房对自己术前、术后的患者亲自检查，住院医师做得不对的地方，他都会委婉地指出并耐心地告知应该怎样处理。在生活中他对谁都是谦和有礼、有求必应。一次，我请他推荐几本白内障相关的专业书籍，蒋老师不仅告诉我书名，还特意将书的封面拍下来发给我。他不仅在学习、工作中给住院医师以指导，在生活中对我们亦是关怀备至。一次，我重感冒、声音嘶哑，说话都成问题，蒋老师很热心地从家里带了各种感冒药并叮嘱我保重身体，照顾好自己。

学医途中，我遇到了许多有趣尽责的老师，蒋永祥老师是对我影响最大、让我印象深刻的一位老师。他将我领进"眼科临床"的大门，并且为我指明了前进的道路，谨以此文记录我心中的好老师——蒋永祥老师。

本文作于 2019 年 10 月

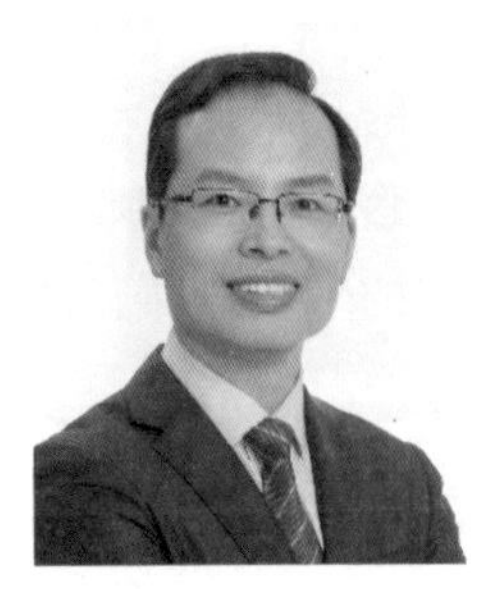

蒋永祥：教授，主任医师，博士生导师，复旦大学附属眼耳鼻喉科医院特需病房主任，白内障与晶状体疾病学科副主任，上海医学会眼科专科委员会白内障学组副组长。研究方向：悬韧带相关晶状体疾病的基础和临床研究。专业特色：悬韧带病变的临床诊断和手术，如马方综合征、球形晶状体、外伤性晶状体不全脱位的晶状体超声乳化、飞秒激光辅助的超声乳化联合改良囊袋张力环

(MCTR)及人工晶体植入术。各种原因引起睫状体分离(房角漏)合并白内障采用创新的超声乳化联合 MCTR 睫状沟内顶压法手术。以第一或通讯作者国内外发表论文 67 篇,其中 SCI 收录论文 29 篇。目前主持国家自然科学基金 2 项,上海市科委课题 1 项,国家重点研发计划项目子课题 1 项,主编专著 1 部。

82. 汾阳情，赤子心

——致蒋家琪老师

王家佳　2015 级耳鼻喉科基地住院医师

有一份职业叫悬壶济世，
有一种乡愁叫赤子之心，
有一腔情怀叫汾阳之情，
有一段人生叫住院医师。

住院医师是每个医学毕业生走出校园、踏入临床工作的必经阶段，是医者之路扬帆起航的标志。在这样一段特别的日子里，在这样一段并存着苦与乐、误解与成就的日子里，住院医师用自己对这份职业的热忱和对患者的赤诚之心，谱写着一个又一个有关生命和健康的乐章！

回忆起在汾阳路五官科医院那段难忘的住院医师岁月，我的导师蒋家琪教授一方面感叹着在设备紧缺的年代，医生们以高超的技艺，手持简陋的支气管镜，靠着漆包线焊接的小灯泡照明，便能熟练地进行气道探查和异物取出术，抢救一个又一个年幼的生命；另一方面又发现当时各种疾病的诊疗过程中也存在很多困难：例如旧式支气管镜检查照明不足，间接喉镜下部分患者声带暴露不清，上颌骨截除术后的面部缺损，以及全喉切除术后患者发音功能丧失等。

为了学习先进的医疗理念和技术，蒋老师于 1985 年前往美国依阿华大学。学习的过程中，他发现很多问题都有更好的处理方式：光钳的使用实现了视频下气道异物的手术操作，不仅提高了异物取出率，也减少了并发症的发生；电子喉镜的应用解决了间接喉镜声带暴露欠佳的弊端；半面修复的手术方法令上颌骨截除的患者重获完整的容颜，重拾对生活的信心；而发音管、发音钮则让无喉患者重新“说话”……诸多的新技术、新设备令蒋老师喜出望外，他迫切地想将这些医疗技术引进至国内，让中国的患者们受益。

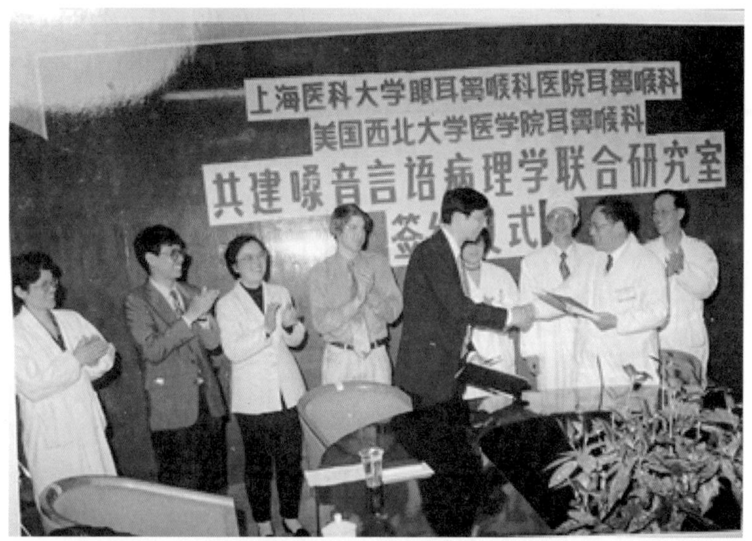

蒋家琪教授在 1996 年和医院建立了合作关系，创建了喉功能检查室

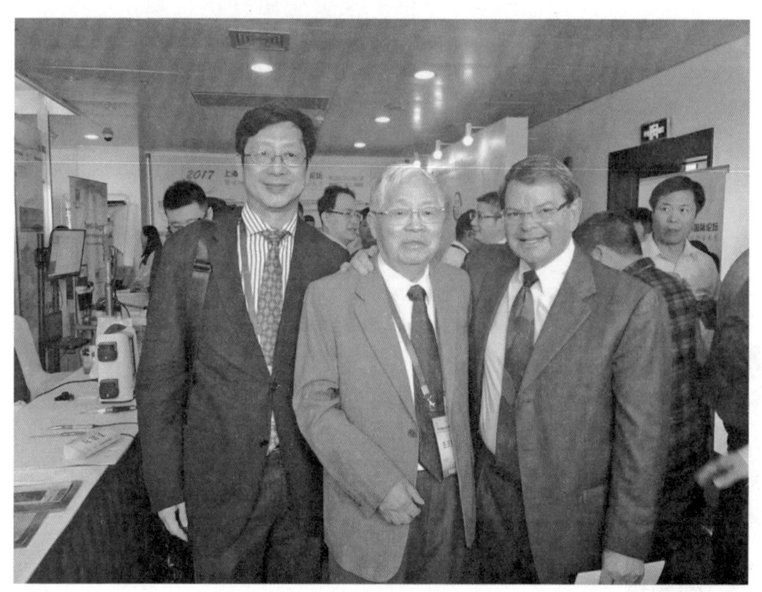

自左向右分别为：蒋家琪教授、王正敏院士、依阿华大学耳鼻喉科主任 Bruce Gantz。Dr Gantz 是蒋家琪教授在美国最早的老师

在当时的科主任王正敏教授和医院领导的支持下，蒋老师于 1987 年将发音管技术引入我院，1995 年又成功引进视频喉硬窥镜检查设备。喉硬窥镜检查提

高了疾病的诊治率，现在已成为我院咽喉疾病诊疗特色辅助检查。近来，蒋老师又主持开发了支气管镜检查模拟训练系统，旨在对临床住院医师的支气管镜操作进行规范化培训，以弥补住院医师缺乏实践机会的不足，同时提高其操作技能，为他们成为合格的耳鼻喉科临床医师打下夯实基础。

俗话说：善始容易，善终难。30 年期间，蒋老师坚持奔波于中美两地。每次回国，顾不上调整时差，便投身于医教活动和学术会议。耳濡目染着他不辞劳苦的工作，作为学生的我们，深切地体会到导师胸怀里饱含的对医院的浓浓深情、对咽喉科学的深深热爱。

回首住院医师的生活，蒋老师觉得那段经历更有利于他从临床视角看待科学问题。作为美国 *The Laryngoscope* 等多个专业著名临床杂志的编委，他认为，之所以能取得今天的成就，与当时住院医师的经历密不可分：他知道临床医师们会存在哪些疑问，需要解决哪些问题，因此也能更好地将先进的科研成果转化为临床新技术，更有效地为临床工作服务。多年来，在中美两地一流教学医院的工作经历使蒋老师深深体会到，复旦大学附属眼耳鼻喉科医院的医生们不仅仅是在手术台上与病魔一较高下、急诊室里与死神争分夺秒的医务工作者，同时也是一流医学院的授业解惑的严谨师者。他们致力于创新研究、成果交流、技术推广、促进医学进步、为社会培养更多的医疗人才，取得了令人尊敬的成就。

本文作于 2015 年 11 月

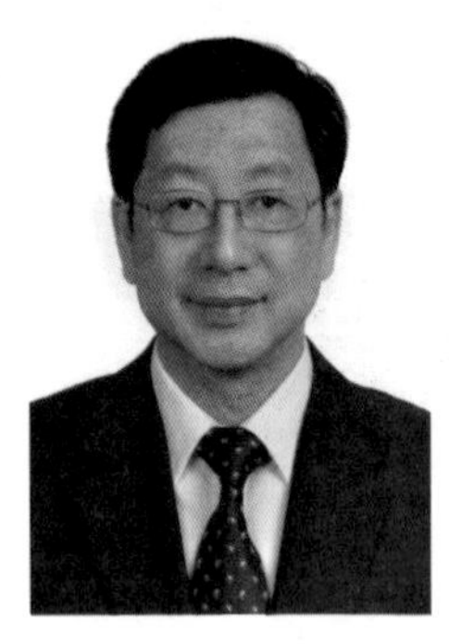

蒋家琪：博士生导师。美国听力言语杂志(JSLHR)编辑，《中华耳鼻咽喉头颈外科杂志》国际编委，美国嗓音协会顾问委员会成员，文化部中国艺术医学协会理事。2002 年度获得美国白宫青年科学家总统奖；2009 年度获得上海市“白玉兰荣誉奖”，上海市国际科技合作奖；2011 年获得中华医学会—国际合作奖。迄今发表 SCI 收录论文 300 余篇，被引次数 9 416 余次，h 指数 55，i10 指数 184。

第四章

青年之光
医路传承

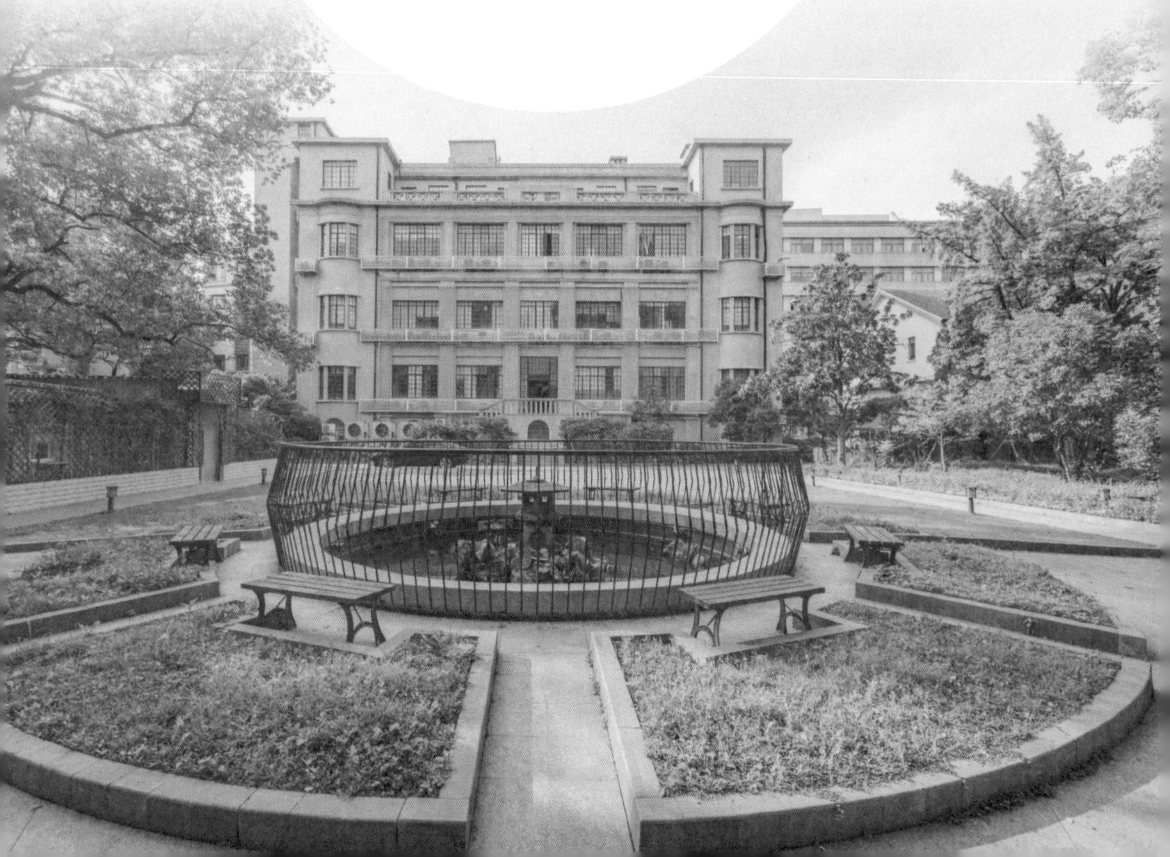

青年是医院的未来，医院历来重视青年人才的培养和发展，为迎接党的二十大胜利召开、庆祝中国共青团成立100周年，进一步营造学术氛围，加强学术交流，激励和培养青年人才，复旦大学附属眼耳鼻喉科医院在建院70周年之际，定期举办“青年之光”系列学术论坛，邀请院内外杰出青年医师、学者进行临床、科研或教学成果的分享。首期“青年之光”学术论坛于2022年5月4日成功召开，至本书截稿时，已经举办5期。汇聚青年学术思想，彰显新生榜样力量，本章将撷取精彩内容作一回顾，以展示青春力量，体现学术传承，实现思想的汇聚和碰撞。

83. 第一期“青年之光”学术论坛

本期主讲嘉宾为“国家优青”获得者、遗传性耳聋精准诊治中心主任舒易来医生和上海市科技启明星获得者、上海市“医苑新星”李美燕医生，探讨学术前沿，共话青年未来。医院党委书记钱飚，院长周行涛，眼科主任、眼科研究院院长卢奕，耳鼻喉科主任、耳鼻喉科研究院院长李华伟莅临指导。

周行涛院长首先为本次活动致辞。他指出：青年之光为青年而设、为学术引航，国家的希望在青年，民族的未来在青年，医院的未来也在青年。他鼓励青年人在科学探索路上，一路奋斗向前，同时欢迎全国同道积极参与“青年之光”学术论坛系列活动。

第一节主讲嘉宾舒易来医生围绕“耳聋治疗新策略：基因治疗”，向云端各位同道分享了他多年来在“从临床问题到临床治疗”的研究过程中，对耳聋前沿治疗的探索与成果。以基因敲除策略成功纠正 Myo6 显性遗传性聋的听力，开发出基于同源重组修复对 Klhl18 隐性遗传性聋的新策略，并发现以 Htra2 为靶点进行基因编辑，可以实现对新霉素引起的后天性药物性耳聋的损伤保护等案例，层层递进、深入浅出的讲解吸引众多青年听众对当前耳聋基因治疗进展和临床转化的关注。最后，他以“无奋斗，不青春”对青年学者进行鼓励。

第二节主讲嘉宾李美燕医生以“小透镜，大视界”为主题，围绕全飞秒 SMILE 矫正近视/远视术中取出的常规术后即被废弃的角膜组织透镜，从动物实验、在矫正屈光不正和治疗角膜疾病中的应用、透镜保存、透镜库建设等方面娓娓道来，汇报了团队 12 年来在透镜保存和再利用中的研究成果。李美燕医师以“小透镜”致敬青春，并表示在医院的大力支持下，终将拥有“大视界”的未来。

耳鼻喉科主任、耳鼻喉科研究院院长李华伟教授和眼科主任、眼科研究院院

长卢奕教授分别对两位讲课嘉宾进行点评。李教授指出年轻人朝气蓬勃，科研临床应双手抓，在诊治临床患者的同时，要不断思考和勤于探索，走在世界前沿，在取得科研成果的同时，大力应用转化和开展临床，最终造福患者，同时也希望将来涌现出更多像舒易来医生一样优秀的青年学者、青年医生。卢教授在点评中对年轻人提出殷切期盼。他指出，眼科一直在蓬勃发展中，长江后浪推前浪，在前辈奠定的基础上，年轻医师努力奋斗，才使得眼科生生不息，薪火相传，希望年轻一辈以梦为马，努力奋斗，也祝愿祖国繁荣富强。

在活动互动环节，两位嘉宾回答了多位观众的提问。最后，钱飚书记对本次活动总结致辞。钱书记认为本次活动最大的目的就是厚植医院的学术力量，通过“青年之光”学术论坛为青年人搭建平台和舞台。他勉励年轻人要勇于克服困难，不断突破提升自我，医院也会持续支持青年发展，为青年搭建更好的舞台，听其所想，讲其所思，让青春之光更加闪耀，让学术之帆更加远航。

本次活动主办部门为我院院长办公室、科创中心、发展规划与“双一流”办公室，协办部门为党委宣传部、团委、教育科、院研究生会。论坛由院办主任舒易来、院办副主任洪佳旭、科创中心主任孙珊和发展规划与“双一流”办公室主任莫晓芬联袂主持，院内外近 3 900 人次青年同道在云端参与和讨论。

“五四”青年节只是青年思想的伊始，绝不是结束，我们的“青年之光”学术论坛，也将开启新的传承，今后将每周六晚定期举办，致力于打造我院学术交流的又一新高地，为院内外的广大青年提供一个学术交流和展示的平台，鼓励和带动更多青年人，展示青春力量、激发创新活力、凝练学术思维、提升学术水平，为医学发展贡献力量。

青春闪耀，梦想起航，学术之光，薪火相传！

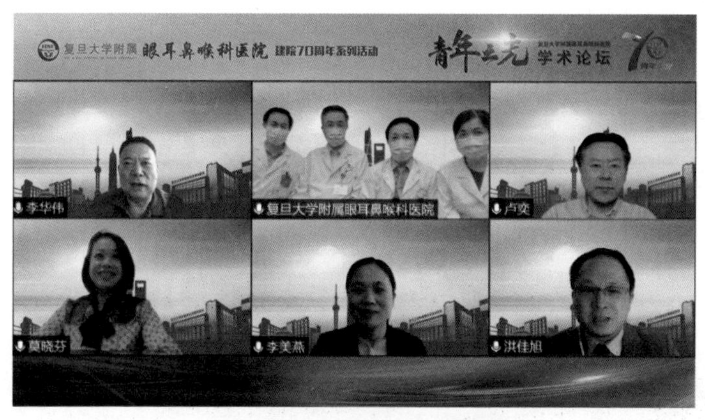

“青年之光”首期嘉宾大合影

84. 第二期“青年之光”学术论坛

第二期“青年之光”论坛，邀请了眼科和耳鼻喉科两位青年才俊：洪佳旭教授和李万鹏医师，与大家进行线上学术交流。

洪佳旭主任围绕临床医生科研工作的两个核心问题，为什么做和怎么做，从一位青年眼科医生的角度提出了自己的见解。尽管重大的科研突破有一定的偶然性，但更重要的是要持之以恒，对自己感兴趣的临床问题追求不倦。

李万鹏医生以“鼻咽癌探索之路”为主题，分享了他读博期间在复发性鼻咽癌内镜手术领域的相关工作，及非编码 RNA 参与调控鼻咽癌进展的机制研究。同时，李万鹏分享了他求学过程中的科研感悟：以热爱科研为内在驱动力，脚踏实地，立志向世界发出更多的中国声音。

徐格致副院长和王德辉副院长作为本期点评嘉宾，分别对两位医师的工作予以高度评价和解读，并进一步提出了殷殷期盼。

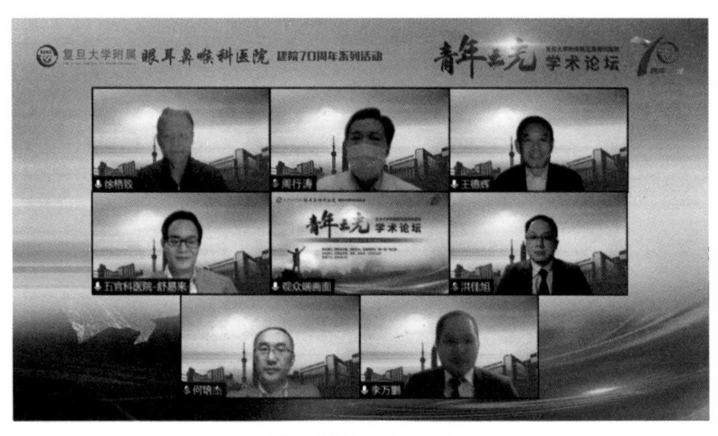

第二期嘉宾大合影

85. 第三期“青年之光”学术论坛

第三期“青年之光”论坛邀请了麻醉科和眼耳鼻整形外科两位骨干力量：韩园医生和傅窈窈医生，与大家进行线上学术交流。

韩园医生以个人留学、教学创新和科研发展为例，生动诠释了从事科学研究的价值抉择问题。从求学期间踏入麻醉学的领域开始，韩园医生就以解除患者病痛作为价值取向，以兴趣作为科研动力，寻找和定义研究价值。在不懈努力下，她不仅取得了丰硕的研究成果，也为科室和团队的科研与创新发展带来活力。

李文献主任在报告结束后做了精彩点评。他充分肯定了韩园医生在科室和团队教学科研发展中的表率作用，并鼓励青年研究者以兴趣作为科研动力，寻找和定义研究的“价值”，在不断创新探索和不懈努力下体现自己人生价值。

傅窈窈医生聚焦青年医生成长的“源头活水”这个话题，结合自身的成长经历娓娓道来。她从“追光逐梦，勇于跳出舒适圈”“勇于尝试，实现从技术到学术的不断突破”“敏锐思考，善于发现临床中的科学问题”“依靠团队，做凝心聚力的粘合剂”4 个方面进行了交流分享。

张天宇主任点评道：傅窈窈医生分享了青年医生的成长、团队建设、从技术到学术和全新学科实践探索的 4 个故事。“风起于青萍之末，浪成于微澜之间”，张天宇主任相信医学的发展会永不停歇，更好地造福于人类。

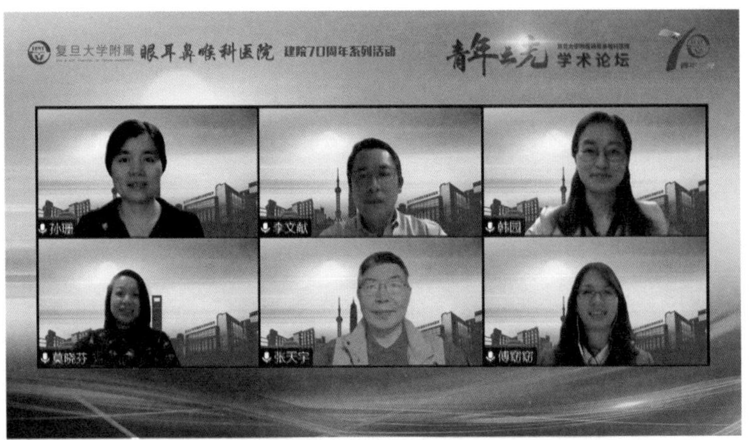

第三期嘉宾大合影

86. 第四期“青年之光”学术论坛

第四期“青年之光”论坛邀请了我院耳鼻喉科中坚力量李文妍医生和眼科青年新秀单琨医生，与大家进行线上学术交流。

李文妍医生从她自身的临床和科研经历出发，以感音神经性耳聋的发病机制和干预措施研究为具体案例，为大家分享了自己在学术之路上的所思、所想、所悟。求学之路伊始，李文妍医生就明确了自己的目标方向，她强调选择比努力更重要，只有通过脚踏实地的研究才能发现和解决科学问题，直至最终收获和成就自己。依托导师的课题，她逐步走上了自己的学术之路——在实验室建立新的研究模型，在挫折中探索新的研究方向，不断拓展研究的深度和广度，从一个研究主线出发延伸多个科研分支，对未知领域持续探索，重视团队协作发挥的能量，重视传承和培养新人。经过不懈努力，她不仅在科研方面取得了丰硕的成果，在临床方面也不断精进治疗手段，为患者带来福音。

李华伟教授做了精彩点评。他充分肯定了李文妍医生近年来所取得的科研成就，以及在临床工作中所发挥的标杆作用。李教授认为：科研工作和临床诊治相辅相成，基础研究能够为临床工作提供指导思路。他勉励青年人要培养科研思路，提升临床诊疗技术。他强调，青年医师要选择一个好的平台，充分发挥自己的聪明才智，解决问题，为耳鼻喉科研究领域做出新的贡献。

单琨医生与大家分享了自己从一名医学生成长为一名青年医生这段“过渡期”的思与悟，为许多处在人生十字路口的青年学生提供了宝贵经验。他从自己的研究内容和成果出发，分享了自己在平衡临床、科研工作方面的经验：端正科研态度，不畏辛苦，直面挑战，精益求精；培养好的学术习惯，做科研的有心人；拓展科研思路，时刻保持对新生事物的热忱；高效利用碎片化时间，平衡好临床和

科研工作。

赵晨教授点评道：单琨医生持续关注前沿技术的发展，拥有很好的创新精神和广泛阅读的习惯，在学术方面收获颇丰。赵教授结合自己的学习工作经历，分析了人生的不同阶段所面临的不同环境和不同目标，赵教授认为：每个人的成才之路不尽相同，但必须在每个人生阶段都有明确的目标，并尽一切力量努力实现，才能走得更远。他表示，平衡好临床和科研工作是医生思考的永恒话题，两者相辅相成、互相促进，不断培育积累的科研思路和成果，将让医者更有底气和爆发力。

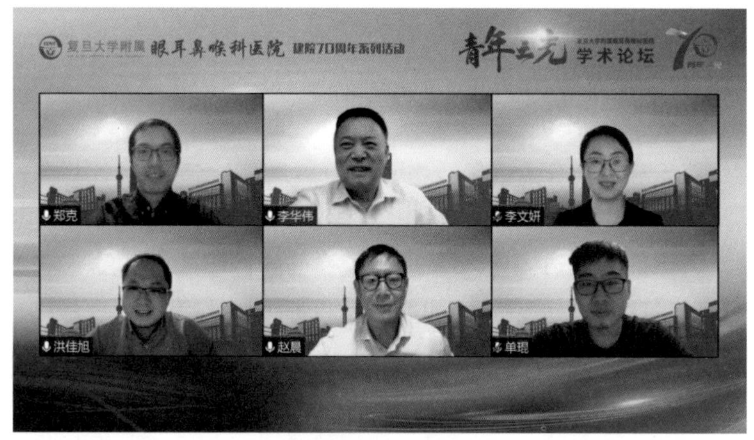

第四期嘉宾大合影

87. 第五期“青年之光”学术论坛

第五期“青年之光”论坛正值中国现代耳鼻喉科学的奠基人和开拓者之一、我院创始人之一、首任院长胡懋廉教授诞辰 123 周年。

我院周行涛院长以“仁心妙手　大医精诚”为主题，深情回顾了胡懋廉教授的一生，深切缅怀胡老为我国耳鼻喉科学所做的开创性贡献和建院功勋。周院长表示，胡懋廉教授是我国现代耳鼻喉科学的奠基人和开拓者之一，也是我国早期将国外先进医学科学，尤其是将西医治疗耳鼻喉科疾病方法引入我国的第一人。他的足迹遍布天津、北京、上海、南京、成都和波士顿，与上医情缘深厚，从年少时便立志求学，求知若渴，潜心医学，终成一代名医。作为师长，他提携后辈，师德高尚；作为领导，他关爱下属，勇于担当。先生之风，山高水长。70 年前，正

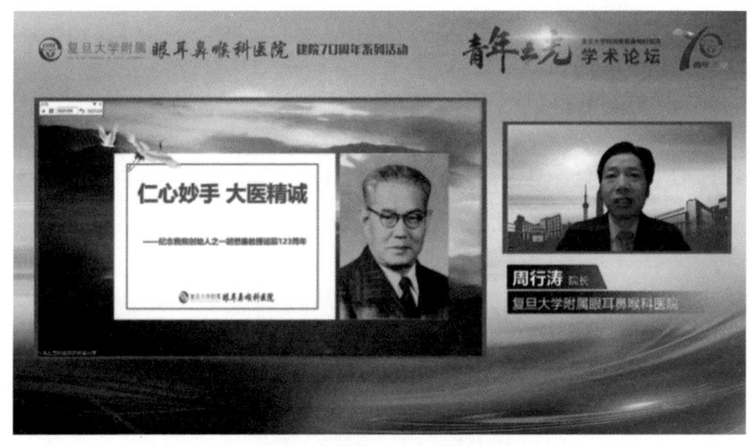

周行涛院长致辞，缅怀胡懋廉教授

是胡老这样老一批医者教授在艰苦的环境下，创办了新中国第一所眼耳鼻喉科专科医院，我们应该传承胡懋廉教授这样老一辈医者的奋斗精神，为人民服务，为人类健康卫生事业奋斗终身。

随后，周院长对我院“青年之光”学术论坛已成功举办四期、当天迎来满月表示祝贺。他指出，建院70年来，医院精神始终不变，始终为百姓健康而奋斗，让我们的民族更加有力量、有健康、有未来，这也是“青年之光”高远的目标。广大青年医生要坚守初心使命，传承赓续先辈楷模的大医精神，让“青年之光”论坛成为我院提高科创能力，展示青春力量，凝练学术思维，提升学术水平的新高地。

第五期论坛邀请了鼻颅底外科优秀才俊孙希才医生和眼科“国家优青”竺向佳医生与大家分享交流他们的成长之路。

孙希才医生与大家分享了他作为一名鼻颅底外科医生的奋斗之路。孙希才医生首先梳理了自己所取得的科研成果。回顾走过的科研之路，孙医生认为他之所以能够取得今天的成就，离不开前辈奠定的基础，导师的谆谆教导，科室领导的全力提携，团队同侪的大力支持以及医院包容的科研氛围。“求”学路上，他珍惜和争取每一次来之不易的机会，一直以“路漫漫其修远兮，吾将上下而求索”为求学信条；他奉行“知行合一”的理念，他坚信从实验室到手术室是临床创新的必由之路。他认为一名医生的成长离不开良好的科室文化，每一名成功的医生身上都烙有先辈的身影。每一代前辈的感人故事，造就了医院文化，影响着每一个青年医生的成长。锲而不舍、知行合一、锐意进取就是新一代汾阳人的精神缩影。

我院副院长余洪猛教授，从4个方面进行了点评：一是铭记前辈，传承学习。胡懋廉等前辈为我们打下了好的江山、好的平台，我们应该传承优良的基因，珍惜这个平台。二是医者仁心，甘于奉献。要向前辈们学习，对待患者不论贵贱，医者仁心，要具有医生的责任感，甘于奉献。三是充满自信，勇于创新。在鼻咽癌等颅底外科领域要不断探索新技术，并向世界进行推广。肩负国家的使命，要有领跑的底气。四是认清形势，寻求发展。要认清未来学科发展方向，重视临床医学领域的拓宽。充分利用大数据的优势，将人工智能与传统医学相结合，发展鼻科机器人等创新技术，促进学科发展。

竺向佳医生认为，科研首先要树立一个值得长期深入的目标，她的研究团队将高度近视白内障的发病机制及临床防治作为工作的重中之重，自2015年起建立了上海高度近视研究工作组，为后续各项研究打好基础。基于临床工作发现高度近视白内障的发病具有更早、更重、更大的特点，展开系列基础研究，证实其与年龄相关性白内障是完全不同的疾病表型；同时还发现高度近视白内障的治疗，具有决策困难、人工晶体测算及选择困难等难点，因此展开系列临床研究，最终形成了诸多原创性成果，具有较高的临床应用价值。她认为，医学科研需要立足临床服务临床，思维的火花需要付诸实践才能形成有质量的成果，希望大家的灵感都能像星星之火，点亮可以燎原的成果。

卢奕教授在点评中深切缅怀我院眼科创始人郭秉宽教授，作为郭教授的关门弟子，他被其医德医风和学术水平所折服，堪称后辈学习的榜样。竺向佳医生之所以能取得丰硕的成果，与她把思考付诸于实践分不开，空想百遍不如实践一遍，希望大家都能为了目标努力奋斗。

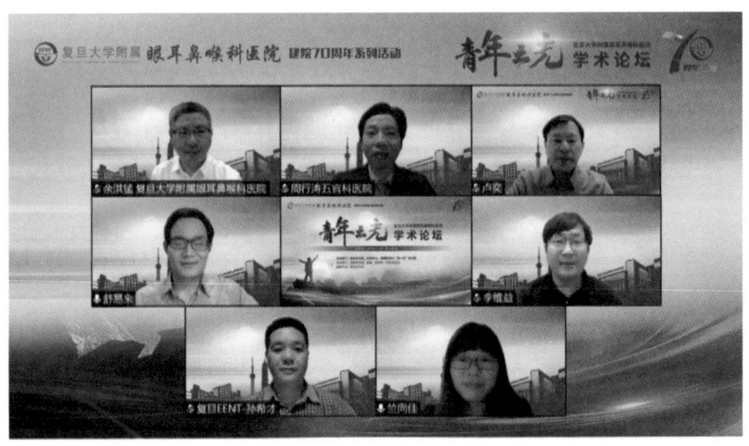

第五期嘉宾大合影

后　记

一个国际化大都市的风范，不仅是由众多著名的建筑、街道、地标勾勒而成，还是由百年来无数活动于此的人物和事件共同锻铸，他们创造的动人经典和伟大事业，成为上海生生不息的热力源泉和奋进动力。

复旦大学附属眼耳鼻喉科医院，位于上海衡复历史风貌区的中心地带，周边不仅有爱庐、黑石公寓、“小白宫”等著名历史建筑，还有聂耳旧居、上海音乐学院、上海交响乐团等充满艺术气息的人文胜地。作为沐浴在百年海派文化光环中的一家著名医疗机构，自然也用 70 载光阴，呈现了与众不同而又融入其中的时代神采。

每天，全国各地的患者，络绎不绝地慕名而来，因为这是一所集医疗、教学、科研为一体的三级甲等眼耳鼻喉专科医院，已经久负盛名。胡懋廉、郭秉宽等老一辈创建者以及建院 70 年以来众多专家、名医，用他们医德的光辉、仁心的润泽、医术的精湛、求索的砥砺，带动几代医务工作者，共同成就了上海医疗界发展历程中的精彩篇章。

今年，复旦大学上海医学院和附属眼耳鼻喉科医院分别迎来 95 岁和 70 岁生日。无论是“正谊明道”的上医院训、“为人群服务”的上医精神，还是“精诚、团结、求实、创新”的眼耳鼻喉科医院院训，都始终激励着每一个五官科人为民疗病医壶高悬，为国育才弦歌不辍。值得自豪的是，翻开我院 70 年史册，在救死扶伤、忘我奉献、艰苦探索、勇攀高峰的主旋律中，我们能十分惊喜地听见“住院医师”这一段主要由年轻一代共同唱响的乐章。“住院医师规范化培训”目的在于提高新一代医疗队伍的整体素质，占据了医学终身教育的承前（医学院校基本教育）启后（继续医学教育）的重要地位，是医学临床专家形成过程的关键所在。我院成为“住院医师规范化培训”基地，既是国家交付的光荣使命，也是踏上后继有人、持续发展康庄大道的有效途径，经过多年实践，一套较为完整的住院医师规范化培训制度和模式已经得到了确定和完善，同时，也在一波又一波前浪带后浪、后浪推前浪的努力过程中，展现出这方在银杏树下阳光灿烂的院落动人肺腑的故事。

应该说，年轻的住院医师，近 10 年来已经成为银杏树下一道靓丽的风景线，他们正日益成长为这方医学圣地不可或缺的有生力量。正因为此，院领导班子和众多前辈、专家都觉得应该对这项有意义的工作加以总结，并在建院 70 周年之际，为住院医师和指导、带教他们的前辈、师长们提供一个展示心声的平台，用发自大家内心的朴实语言，忠实记录这一段难忘的人生历程，共同思考在齐心协力、攻坚克难中凝成的奋斗精神，感悟大器始成的真谛。征稿启事一出，应者踊跃，青年人有感而发，纷纷交出了饱含热情、言之有物的感悟文字。我们精选了历年住院医师写下的体会文章，与前辈们的谆谆教诲、殷切勉励、深情展望文字一起，合编成这一本全面反映“住院医师规范化培训”成果、展现代有传承风范的《大器始成》合集。

也许是触景生情，与医院相伴相守 70 年的银杏树，成为不少作者文中无法割舍的描述对象。银杏树具有高雅圣洁的品格，气势雄伟，葱郁庄重，叶净如洗，一尘不染，一树金黄，没有遮掩，就这么平静地在时间里流动，在世界的角落里生根。正如一位作家的评价：“它有想法，那就是坚持；它有品格，那就是平静。”我想，大家都借助银杏树来抒发自己的心声，不仅是因为每天走进这个院落就会与它相伴，更是因为敬仰它所见证的五官科医院 70 年波澜壮阔的历史，认同它所代表的一代代五官科人的奋斗精神和高尚初心。正如周行涛院长所写：“让患者看见光，让患者听见音。树在，庭院也在，依稀的风骨和初心，本没有改变。”衷心祝愿在此始成的大医们，永葆初心，弘扬银杏树的品格与精神，在这一片历史街区共筑医者仁心的圣殿，“医”心向党，踔厉奋进，将五官科人的精神代代相传，为上海城市精神品格增添忠诚高尚的亮色，为祖国医疗卫生事业的光明前景添砖加瓦！谨以此书向复旦大学上海医学院创建 95 周年，复旦大学附属眼耳鼻喉科医院建院 70 周年献礼。在本书编辑过程中，我们得到了复旦大学上海医学院、出版社及众多前辈、专家和医疗同仁的鼎力支持与精心指导，在此一并表达深深谢意！

复旦大学附属眼耳鼻喉科医院党委副书记

2022 年 9 月

图书在版编目(CIP)数据

大器始成:有一段人生叫住院医/钱飚,周行涛主编.—上海:复旦大学出版社,2022.12
ISBN 978-7-309-16422-0

Ⅰ.①大… Ⅱ.①钱… ②周… Ⅲ.①医师-岗位培训-教材 Ⅳ.①R192.3

中国版本图书馆 CIP 数据核字(2022)第 188525 号

大器始成:有一段人生叫住院医
钱 飚 周行涛 主编
责任编辑/贺 琦

复旦大学出版社有限公司出版发行
上海市国权路 579 号 邮编:200433
网址:fupnet@fudanpress.com http://www.fudanpress.com
门市零售:86-21-65102580 团体订购:86-21-65104505
出版部电话:86-21-65642845
上海光扬印务有限公司

开本 787×960 1/16 印张 15.5 字数 261 千
2022 年 12 月第 1 版
2022 年 12 月第 1 版第 1 次印刷

ISBN 978-7-309-16422-0/R·1976
定价:120.00 元